CHIDUI SHIWU BU SHENGBING
CHUFANG LI DE DAYAOFANG

吃对食物不生病

厨房里的大药房

吃对食物唤醒身体自愈力◎健康密码尽在掌握中

谢文英
编著

ARTTIME 时代出版
时代出版传媒股份有限公司
安徽科学技术出版社

图书在版编目(CIP)数据

吃对食物不生病：厨房里的大药房 / 谢文英编著. --合肥：安徽科学技术出版社，2017.3（2025.1 重印）
ISBN 978-7-5337-7072-3

Ⅰ.①吃… Ⅱ.①谢… Ⅲ.①食物疗法-基本知识 Ⅳ.①R247.1

中国版本图书馆 CIP 数据核字(2016)第 302011 号

吃对食物不生病——厨房里的大药房 谢文英 编著

出 版 人：王筱文　选题策划：徐浩瀚　责任编辑：聂媛媛　黄　轩
文字编辑：张　枫　责任校对：王一帆
责任印制：廖小青　封面设计：翼倍特设计
出版发行：安徽科学技术出版社　http://www.ahstp.net
（合肥市政务文化新区翡翠路 1118 号出版传媒广场，邮编：230071）
电话：(0551)63533330
印　　制：北京柯蓝博泰印务有限公司　电话：(010)89565888
（如发现印装质量问题，影响阅读，请与印刷厂商联系调换）

开本：720×1010　1/16　印张：19　字数：260 千
版次：2017 年 3 月第 1 版　2025 年 1 月第 3 次印刷

ISBN 978-7-5337-7072-3　定价：59.00 元

前言
FOREWORD

中国很早就有了饮食养生的理论，我们的祖先在生活实践中发现，许多食物不仅能果腹，还能养生和治疗一些疾病。我国第一部医学专著《黄帝内经》载：“大毒治病，十去其六；常毒治病，十去其七；小毒治病，十去其八；无毒治病，十去其九。谷肉果菜，食养尽之，无使过之，伤其正也。”由此可见，食物养生的奥秘早已被古人发现。

在现代，人们常说，食物是最好的药。平时在饮食上多下功夫，才能让自己少生病、不生病。有的人，平时省吃俭用，结果生病住院，花了许多钱，得不偿失。有的人非常注重均衡饮食，但是不懂得食材的宜忌与搭配，使营养成分白白流失；有的人因为食用相克的食物，导致身体出现不适症状，甚至威胁到生命。

世界卫生组织指出：21 世纪对人类健康最大的威胁不是核扩散，不是艾滋病，也不是癌症，而是不良的生活方式和饮食习惯。也就是说，错误的吃法正在成为威胁我们健康的“潜在杀手”。虽然人人都会吃，但并不是人人都能吃出健康、吃出精神。如果吃错了，美味的食物也会成为诱发疾病的“罪魁祸首”。

基于此，编者阅读大量关于饮食及保健养生的书籍，并查阅多部相关的权威资料，收集了大众厨房里常见的多种食材，编纂成此书。该书的第一部分主要讲述了饮食养生的基本知识，包括食物的四性和五味、五色及一日三餐的科学吃法。第二部分从春、夏、秋、冬四个季节分别讲述了各个季节的饮食注意事项，并挑选出各个季节有代表性的食材进行有针对性的介绍。第三部分是针对男女老幼和上班族的饮食讲述了不同人群的饮食注意事项，并挑选出有代表性的食材进行有针对性的介绍。第四部分以健康、营养为原则，以科学、实用、简单为指导，详细介绍了一些厨房常见食材的性味归经、营养价值、养生功效、食用禁忌及保健食谱等内容。

如今，人们越来越关注健康与养生，而与健康息息相关的就是每天都离不开的食物。如果我们能了解各种日常食物的属性，进行合理的搭配，使厨房成为保健养生的大药房，食物才能成为身体健康的最好保障。

编　者

目 录
CONTENTS

第一章
饮食养生，吃出健康吃出美丽

第二章
饮食分四季，吃对保五脏平安

第三章 饮食分人群，吃对保健康长寿

附　录

常见中药食材妙用

第一章

饮食养生，吃出健康吃出美丽

人的生活离不开衣食住行，其中饮食与人的关系最为密切。像许多民间谚语提到的“若要百病不生，常带饥饿三分”“吃得慌，咽得忙，伤了胃口害了肠”“鱼生火，肉生痰，粗粮淡菜保平安”“冬吃萝卜夏吃姜，不劳医生开药方”，说的都是饮食与养生、饮食与疾病的关系。俗话说“病从口入”，只有懂得如何吃，吃好，吃对，才能提高身体抵抗力，减少疾病的发生。

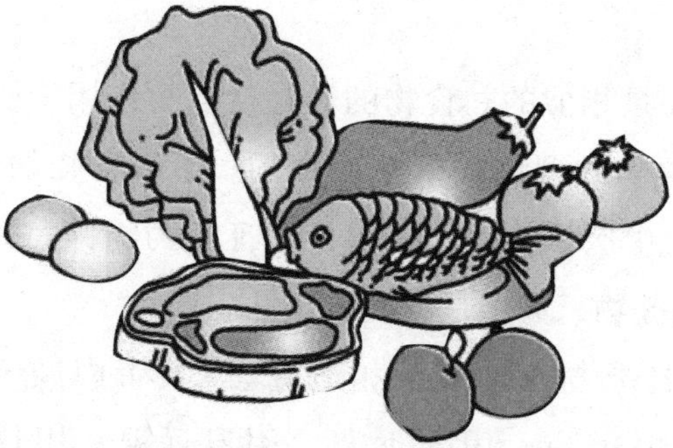

第一节 食物的健康密码

食物有四性，搭配需合理

中医食疗重视食物的不同性味和作用，就是用食物性味的偏胜来调整人体气血阴阳，扶正祛邪，以期“阴平阳秘，精神乃治”。中医认为，食物同中药一样，也有不同的属性。人们参照中药，把食物的属性分为四性：寒性、热性、温性、凉性。有些食物性平和，又称平性食物。食物的这四个特性有不同的适宜人群。寒性食物在民间一般称为“冷”食物，有去火解毒、清热解暑、减轻燥热的作用，一般适合燥热体质的人食用。热性食物一般称为“热、燥”食物，有祛寒保暖的作用，一般适合体质虚弱的人食用。因为凉仅次于寒，温与热性质相近，所以食物实际上是寒、热两个方面的性质。平性食物，其寒热性质不太明显，介于寒性和热性之间，除了过敏体质者，一般人均可食用。食性与药性相同，饮食要根据食物属性、身体素质、疾病性质合理选择。属性不同的食物，食用方法和营养价值也不同。清代医学家黄宫绣说：“食物虽为养人之具，然亦与人脏腑有宜、不宜。食物入口，等于药之治病同为一理，合则于人脏腑有宜，而可却病卫生；不合则于人脏腑有损，而即增病猝死。”所以，为了人体的健康，应根据食物属性的不同，选择有利于自己身体健康的食物。

食物的“性”与药物的“性”是相似的。食物的性是从食物作用于机体所发生的反应中概括出来的，与食物的食用效果是一致的。了解食物的性，就能很好地指导人们的饮食宜忌。中医认为，能够治疗热证的药物，大多属于寒性或者凉性；能够治疗寒证的药物，大多是温性或热性。

此外，食物的这种自然特性还要与季节变化相适应。《黄帝内经·素问·六元正纪大论》指出：“用凉远凉，用寒远寒，用温远温，用热远热，食宜同法，此其道也。”这就是说，寒冷季节要少吃寒凉性食物，炎热高温季节要少吃温热性食物。

下面是一些常见食物的属性，在日常饮食中可根据食物的属性有选择地食用。

食物类型	寒凉性食物	温热性食物	平性食物
蔬菜	黄瓜、西红柿、苦瓜、白萝卜、菠菜、冬瓜、黄豆芽、芦笋、马齿苋、百合、莲藕、茄子	洋葱、韭菜、平菇、茼蒿、金针菇、大蒜、南瓜	芹菜、胡萝卜、花菜、白菜、银耳、黑木耳、山药
果品	猕猴桃、草莓、芒果、香蕉、柚子、火龙果、梨	石榴、木瓜、杨梅、核桃、桃子、桂圆、樱桃、板栗、红枣	苹果、菠萝、莲子、葡萄、柠檬、花生、葵花子
肉蛋	驴肉、兔肉、鸭蛋	鸡肝、猪肝、猪血、羊肉、牛肉	猪蹄、鸡蛋、鹌鹑蛋、鸽肉、鹌鹑肉、乌鸡肉、猪肉
水产	海带、紫菜、扇贝、田螺、螃蟹、鱿鱼	海参、草鱼、虾、沙丁鱼、鳝鱼	泥鳅、鲫鱼、海蜇丝、鲈鱼、鲳鱼、鲤鱼
谷类	薏仁米、小麦、黄小米、绿豆	燕麦、黑米、糯米、高粱米	黑芝麻、粳米、玉米、红薯、糙米、黄豆、黑豆、荞麦面

饮食五味决定五脏安康

所谓五味，是指食物的酸、苦、甘、辛、咸五种味道，另外还有淡、涩味。中医认为，味道不同，其营养价值属性也会有所不同。《素问·宣明五气篇》说：“五味所入，酸入肝，辛入肺，苦入心，咸入肾，甘入脾。”这就是说，食物消化后，酸味为肝胆所吸收，苦味为心脏、小肠所吸收，甜味为脾、胃所吸收，辣味为肺、大肠所吸收，咸味为肾脏、膀胱所吸收。各种不同性质的食物进入人体后，分别成为各个器官的营养来源。

酸味食物——养肝血

中医认为，酸入肝，适当吃点酸味食物能起到滋肝阴、养肝血的作用。肝阴虚就会引起一系列的上火症状，出现头晕耳鸣、两目干涩、面部烘热或颧红、口燥咽干，五心烦热，潮热盗汗，或胁肋隐隐灼痛等，此时就可以吃点山楂、乌梅、樱桃、葡萄等酸味食物。但是中医又说道，“味过于酸，肝气以津，脾气乃绝”。脾为后天之本，是气血生化之源。肝是藏血的，脾是生血的，吃太多的酸，造成“肝木克脾土”的状况，这样就会把气血的源头给伤害了，那么肝血就更少了，上火的症状也会变得更重。

苦味食物——清热降火

很多人认为苦味的食物难以下咽，因此在五味中最不受欢迎的就是苦味食物。但是，从对人体的健康角度来讲，苦味食物必不可少。研究表明，苦味食物中含有某种特殊物质，对癌细胞有较强的杀伤力。此外，苦味食物能增强记忆力，提高学习效率，缓解神经，让神经松弛下来。

除此之外，苦味食物最重要的作用就是调节体内酸碱平衡。我们经常吃的食物，如谷类、米面、糖类、肉类、蛋类等都属于酸性食物，如果只食用这类食物，血液就会呈现酸性，人的手脚就会发凉、易感冒、伤口不易愈合，严重时可直接影响大脑和神经的功能。因此，要想身体健康，就要适量进食苦味食物。这些食物的碱性较强，这样就可以中和酸性，达到机体的酸碱平衡。

中医认为，苦味食物有清心降火、清热除烦的作用，而且可以增进食欲、健脾利胃，如苦荞麦、苦瓜、咖啡等。但是吃过多的苦就会伤心，因为苦味食物属于寒凉之物，吃多了就会化燥伤阴，损伤人体的阴液。尤其老年人，如果平素有形体消瘦、手足心热、午后低热、夜间盗汗等阴虚体质的表现，要避免过食苦味食物。

甘味食物——身体虚弱的“灵丹妙药”

中医认为，甘入脾，甘味的食物有健脾益胃的作用，绝大多数主食是甘味食物，如大米、小米、玉米等。这些食物不但易消化，而且营养价值也很高。但是不能吃太多，过度进食甘味，反而会化生为痰饮积聚于皮下，导致肥胖、水肿等病，而且，甘为土，土盛则水病，过多食用甘味食物会使肾气失去平衡，造成颜面发黑、骨骼疼痛、头发脱落等肾病。常见的甘味食物还包括苹果、梨、甘蔗、蜂蜜、糖、薏仁米、芒果等。

辛味食物——行气活血

中医认为，辛味食物主要有发散行气的作用，在食物中以调料居多，如葱、姜、蒜、花椒、胡椒、大料、陈皮等，有发散、行气、活血的作用，所以出现头痛、鼻塞、流鼻涕时可以用辛味食物来温中散寒、行气通阳。但是辛味食物本身就是热性的，身患热病或者是湿热体质的人群就不适合食用辛味食物，吃多了会加重上火的症状。另外，中医认为，“气病无多食辛”。辛味食物能耗散正气，气虚病人不宜多食辛味食物。

咸味食物——让身体健康长寿

咸味主要由食盐产生，食盐对维持人体健康有着重要意义。李时珍在《本草纲目》中说，五味中“惟此不可缺”。咸味食物是人体新陈代谢不可缺少的重要物质。食盐味咸、性寒，入胃、肾经，具有软坚散结、泻下通便、滋阴清热的功效。盐能协助人体消化食物，盐的咸味能刺激人的味蕾，增加口腔唾液分泌，从而增进食欲和提高消化能力。适当吃咸食能软化体内酸性肿块，防止体内微量元素的缺乏。具有咸味的食物，多为海产品及某些肉类，如猪肉、鸭肉、螃蟹、紫菜、海带、田螺、牡蛎等。

虽然咸味是“百味之王”，食盐是人类饮食中必不可少的一种调味品，但实验证明，过量摄入食盐等咸味食物，会引起高血压、心脑血管疾病和水肿等。一般成人每天吃 6 克左右盐已足够，过量反而伤肾。中医讲“肾主骨生髓”，即人的骨骼都与肾的功能相关，因此过咸的食物会损坏骨头。长期高盐饮食还会导致心脑血管疾病、糖尿病、高血压等。大约 80% 的肾病患者，也是高血压患者。而这种肾病合并高血压患者，80% 是容量依赖型高血压，即其体内钠离子浓度过高。因此，所有的肾病患者都要低盐饮食。

饮食五味，用之适宜，对人体则有益；过分偏嗜，则可发生疾病。汉代名医张仲景曾说：“所食之味，有与病相宜，有与身为害。若得益则益体，害则成疾。以此致危，例皆难疗。”《灵枢·五味论》指出：“酸走筋，多食之令人癃；咸走血，多食之令人渴；辛走气，多食之令人洞心；苦走骨，多食之令人变呕；甘走肉，多食之令人悗心。”

在五脏有病之时，也应适当调整饮食五味。中医认为，肺主气，心主血脉，肝主筋，脾主肉，肾主骨。《素问·宣明五气篇》也说：“辛走气，气病无多食辛；咸走血，血病无多食咸；苦走骨，骨病无多食苦；甘走肉，肉病无多食甘；酸走筋，筋病无多食酸。”《灵枢·五味论》指出：“五味入于口也，各有所走，各有所病。肝病禁辛，心病禁咸。”

食物的颜色与人体健康

在饮食上，我们讲究色、香、味俱全，其中的“色”指的是食物的五种天然颜色。食物根据颜色的不同，可分为黑色、绿色、红色、黄色、白色五种。不同颜色的食物其营养物质含量和营养价值也不同。如果你每天的餐桌上都“五彩缤纷”，就可做到营养均衡。这样既不会发生营养不良，又不至于营养过剩而诱发高血脂等“现代文明病”。

红色食物——养心生血

研究表明，红色食物能为人体提供丰富的优质蛋白质和许多无机盐、维生素以及微量元素，能增强人的心脏和气血的功能。常见的红色食物有红辣椒、番茄、山楂、红枣、草莓、红苹果等。由于红色食物富含番茄红素、丹宁酸等，因此，抗氧化性要比其他颜色的食物强4~8倍，这就使得红色食物具有保护细胞、抗炎等作用。经常食用一些红色食物对心脑血管、血液淋巴免疫功能颇有益处。在中医看来，五行里心属火，心主血，所以心对应的颜色就是红色。红色的食物主要功效是养血生血、清热养心，一般心神不安、心血亏虚的患者可以常吃红色食物。

绿色食物——养肝明目

常见的绿色食物主要是一些绿色蔬菜，如菠菜、油菜、芹菜、韭菜、西蓝花等，另外一些应季野菜，如马齿苋、香椿、茼蒿等也是人们经常食用的绿色食物。研究表明，绿色食物特别是一些绿色蔬菜中富含叶酸，叶酸是心脏的保护神，能有效清除血液中过多的同型半胱氨酸而起到保护心脏的作用。另外，绿色蔬菜含有丰富的维生素 C，大量维生素 C 有助于增强身体抵抗力和预防癌症。在中医看来，青入肝，绿色蔬菜有养肝护肝的功效，可以起到滋阴润燥、清肝明目、凉血养血等效果。另外，五行中木克土，肝制脾，所以绿色食物能起到平衡、调节脾胃消化吸收功能的作用。

白色食物——滋阴润肺

常见的白色食物有大米、白菜、梨、竹笋、银耳等。中医认为，白色入肺，白色食物可以滋阴润肺，最适合一些上火的人群食用。现代医学认为，白色食物蛋白质含量比较丰富，经常食用既能消除身体的疲劳，又可促进疾病的康复，特别是高血压、心脏病、高血脂、脂肪肝等患者，可以经常食用白色食物。而且白色食物的脂肪含量比红色食物肉类的脂肪含量低得多，十分符合科学的饮食方式，因此，它还是一种安全性相对较高的营养食物。

黄色食物——养胃健脾

中医认为，脾属土，土是黄色，所以脾对应的是黄色，多吃黄色食物特别是土里长出来的黄色食物可以养脾胃，如胡萝卜、土豆、山药、南瓜、红薯等。现代医学认为，黄色源于胡萝卜素和维生素 C，二者功效广泛而强大，在抗击氧化、提高免疫力、维护皮肤健康等方面更有协同作用。此外，黄色食物富含维生素 A 和维生素 D，维生素 A 能保护胃肠黏膜，防止胃炎、胃溃疡等疾病发生；维生素 D 具有促进钙、磷两种矿物元素吸收的作用，进而起到强筋壮骨的功效，对于儿童佝偻病、青少年近视、中老年骨质疏松症等常见病有防治作用。

黑色食物——养肾益智

与其他颜色食物相比，黑色食物含有更高的蛋白质、脂肪、氨基酸、维生素以及人体所必需的钙、铁、锌、硒等矿物质。而且黑色食物的营养结构非常合理，极易被人体吸收。植物性黑色食物含有较多的脂肪，其脂肪成分多为不饱和脂肪酸，可为脑细胞提供充足养分，同时也可防止血液胆固醇沉积，有利于脂溶性维生素的吸收。研究发现，黑米、黑芝麻、黑豆、黑木耳、海带、紫菜、乌骨鸡等可明显降低动脉硬化、冠心病、中风等疾病的发生率，对流感、气管炎、咳嗽、慢性肝炎、肾病、贫血、脱发、早白头等均有很好的治疗作用。中医认为，黑色入肾，黑色食物可以滋阴养肾、扶阳固本，对人体生长、发育、衰老都有很大的影响。

人体七大营养素及功效

一、水

水是人体不可缺少的组成部分，占成人体重的2/3。它维持人体正常的生理活动，与生命息息相关。人可以几天甚至1～2周不进食物，但不能连续好几天缺水，一旦机体失去20%的水分，就无法维持生命。水对于人体的作用如下：

1. 体液的主要组成部分

人体内的水液统称为体液，它集中分布在细胞内、组织间和各种管道中，是构成细胞、组织液、血浆等的重要物质。

2. 运输的媒介

水作为人体内一切化学反应的媒介，是各种营养素和物质运输的介质。

3. 参与机体的各种代谢

水可以帮助机体消化食物、吸收营养、排除废物、参与调节体内酸碱平衡和体温，并在各器官之间起润滑作用。

4. 各种营养成分的溶剂

饮用水中含有丰富的矿物质，如钙、镁、铁、铜、铬、锰等元素。适量地摄入这些元素对人体健康有益。

水广泛存在于日常食物中，尤以蔬菜和水果中含量高。当然，饮用水也是日常食物的组成部分。

二、蛋白质

蛋白质是人体组织的主要组成部分，是维持人体生长发育、修补人体组织的基本物质，也是人体激素的主要原料。它可以维持机体正常的新陈代谢和各类物质在体内的输送，并且提供生命活动的热量。

含蛋白质多的食物：牲畜的奶，如牛奶、羊奶等；畜肉，如牛肉、羊肉、猪肉、狗肉等；禽肉，如鸡肉、鸭肉、鹅肉、鹌鹑肉等；蛋类，如鸡蛋、鸭蛋、鹌鹑蛋等；以及鱼、虾、蟹等；还有豆类，包括黄豆、青豆和黑豆等，其中以黄豆的营养价值最高；此外像芝麻、瓜子、核桃、杏仁、松子等蛋白质含量均较高。

不同食物中蛋白质的构成成分（氨基酸）各不相同，所以将不同种类的食物进行搭配，比如谷类和豆类组合，可以提高所摄入蛋白质的价值。

三、维生素

维生素的种类很多，通常分为脂溶性维生素与水溶性维生素两类。脂溶性维生素溶于脂肪及脂肪剂，不溶于水，吸收后可储存在体内，排泄量少，摄入过多可致中毒，主要包括：维生素 A、维生素 D、维生素 F、维生素 K 等。水溶性维生素可溶于水，排泄率高，一般不在体内蓄积，大量服用也不会或很少发生中毒，主要有：B 族维生素、维生素 C、维生素 P、维生素 T、维生素 U 等。下面对一些常见的维生素进行一一介绍。

1. 维生素 A

维生素 A 是脂溶性维生素，它包括动物性食物中的维生素 A 和植物性食物中的维生素 A 原——胡萝卜素，胡萝卜素在人体内能变成维生素 A。维生素 A 对人体有多种重要功能，主要是对眼睛的保健作用。适量摄取维生素 A，可保护眼睛，预防夜盲症及视力减退，预防和辅助治疗干眼症、视网膜色素变性，对患有假性近视的青少年、长时间盯着电脑屏幕的上班族及视力减弱的中老年人都有良好效果。此外，维生素 A 还能保护上皮组织，维持皮肤、上皮黏膜及头发的健康，防止皮肤干燥剥落，维持鼻、喉及肺等黏膜的健康，保持组织和器官表层正常活动，预防呼吸道感染；还能降低感染性疾病的致病率及死亡率，并能预防癌变。

维生素 A 的主要来源是动物性食物，如动物的肝脏、蛋黄、牛奶、奶油、鱼肝油等；胡萝卜素的最主要来源是有色蔬菜和部分水果，如油菜、荠菜、雪里蕻、胡萝卜、番茄、豌豆苗、黄花菜等。胡萝卜素在体内可以转变成维生素 A。

然而，摄入过多的维生素 A 也会引起中毒，如儿童长期每日服用维生素 A 制剂 10 万国际单位以上。中毒表现为头晕、头痛、厌食、腹泻、感觉过敏、皮肤粗糙、面部或全身发生鳞状脱皮、毛发脱落、肝脏肿大、肌肉僵硬等症状。及时停服维生素 A，症状会很快消失。

2. 维生素 B_1

维生素 B_1 又称硫胺素，是水溶性维生素，易溶于水。它在酸性环境中较稳定，在中性和碱性溶液中遇热很容易被破坏。

维生素 B_1 在体内主要是构成脱羧酶的辅酶，参与碳水化合物的代谢过程。维生素 B_1 可维持神经、肌肉和循环系统的功能；还可以促进乙酸胆碱合成，并能抑制其分解，维持胃肠道的正常蠕动和消化腺的分泌功能。

缺乏维生素 B_1 易患脚气病，最初的症状是易感疲乏、下肢无力、肌肉酸痛、头痛、失眠、烦躁、食欲减退，以后逐渐出现对称性周围神经炎。

谷类、豆类和干果类食品中含有丰富的维生素 B_1，谷类的维生素 B_1 主要存在于谷皮和谷胚内，因而吃粗制的糙米和带麸皮的面粉能摄入较多的维生素 B_1。猪瘦肉与动物肝脏中维生素 B_1 含量也较为丰富，是维生素 B_1 的良好来源。

3. 维生素 B_2

维生素 B_2 也称核黄素，有苦味，在碱性溶液中加热后会被破坏，还易被日光，特别是紫外线所破坏。

维生素 B_2 是机体内许多重要辅酶的组成成分，参与生物氧化过程，对氨基酸、脂肪酸和碳水化合物代谢起着重要作用；促进热量释放以供细胞利用；还能促进生长发育，润泽皮肤，维持皮肤和黏膜的完整性。

人体一旦缺乏维生素 B_2 会发生代谢紊乱，出现口角炎、舌炎、唇炎和阴囊炎（俗称绣球风）等一系列病症。

维生素 B_2 主要来源于动物类食物，尤以内脏、蛋类、奶类等含量丰富，其次是豆类和新鲜蔬菜。啤酒是唯一含维生素 B_2 较多的饮料。

4. 维生素 B_6

维生素 B_6 为水溶性维生素，易溶于水和酒精，对光和碱较敏感，在高温下会迅速被破坏。

维生素 B_6 是很多酶系统的辅酶，参与体内大量的生理活动，特别是对蛋白质代谢起着重要作用，同时也参与部分碳水化合物和脂肪代谢。另外，维生素 B_6 还具有抗脂肪肝、调节神经系统、防治动脉硬化症等作用。

缺乏维生素 B_6 能引起低色素贫血、皮炎，并有抽搐现象。所以临床上常用维生素 B_6 治疗婴儿惊厥、妊娠呕吐和癞皮病。

维生素 B_6 存在于谷类及其外皮、豆类、蛋黄、肉类及酵母中。肠道细菌也能合成维生素 B_6。

5. 维生素 B_{12}

维生素 B_{12} 是已知维生素中分子含钴量最大的一种。它溶于水，能被强酸、强碱溶液破坏，并易被日光、氧化剂、还原剂所破坏。它的生理功能是促进细胞的发育和成熟，参与碳水化合物、脂肪和蛋白质的代谢。如果机体缺乏维生素 B_{12}，便会产生恶性贫血、脊髓变性及消化道黏膜炎症。

维生素 B_{12} 主要来源于在动物的肝、肾和肉类，其次为鱼、贝、蟹类、蛋类及干酪。肠道细菌也能合成维生素 B_{12}，但几乎不能被吸收。

6. 维生素 C

维生素 C 呈酸性，缺乏时可致坏血病，故又名抗坏血酸。它在酸性溶液中比较稳定，易溶于水，遇热和碱会被破坏，与某些金属特别是铜接触破坏更快，因而在烹调过程中容易损失。

维生素 C 是一种活性很强的还原性物质，参与体内重要的生理氧化还原过程，是机体新陈代谢不可缺少的物质。能促使细胞间质形成，维持牙齿、骨骼、血管、肌肉的正常功能和促进伤口愈合；能促使抗体形成，提高白细胞的吞噬能力，增强人体的抵抗力。

人体缺乏维生素 C 的主要病变是出血和骨骼变化。表现为身体乏力、食欲减退，容易出血；小儿会出现生长迟缓、烦躁和消化不良，以后逐渐出现牙龈萎缩、水肿、出血。

维生素 C 的主要来源是新鲜的蔬菜和水果，酸味水果比无酸味水果的维生素 C 含量要高。由于维生素 C 易受破坏，故烹调时间要短，并需减少与空气接触，以保证维生素C不致过多损失。

7. 维生素D

一般成年人经常接触太阳光，在保证日常膳食的条件下是不会缺乏维生素D的。维生素D能促进身体吸收和利用钙和磷来构成健全的骨骼和牙齿。如果维生素D不足，肠道吸收钙、磷能力降低，儿童会发生佝偻病，孕妇和乳母则易患骨软化症或骨质疏松症。所以维生素D又被称做“抗佝偻病维生素”。

维生素D含量最丰富的食物是鱼肝油、动物肝脏、蛋黄及夏季动物的奶。

8. 维生素E

维生素E又名生育酚，它属于脂溶性维生素。其耐热、酸、碱，是极有效的抗氧化剂。

在正常烹调温度下，维生素E受到的破坏不大。其主要生理功能有：维持机体正常的生殖功能和胚胎发育；促进人体新陈代谢，增强机体耐力，改善冠状动脉和周围血管的微循环，对延迟细胞衰老有一定作用；还能提高机体的免疫反应。此外，临床上常用维生素E来防治习惯性流产。

麦胚中维生素E含量最丰富，谷胚、蛋黄、豆类、干果、绿叶蔬菜中也有一定含量。

四、脂类

脂类分为脂肪和类脂两类，含有大量脂肪酸。脂肪酸可分为饱和脂肪酸和不饱和脂肪酸，有的不饱和脂肪酸如亚油酸、亚麻酸和花生四烯酸在人体内不能合成，必须由摄入的食物供给，又称为必需脂肪酸。

脂肪是人体不可缺少的能量来源，平时储备在脂肪组织中，不释放能量。在饥饿或血中葡萄糖浓度过低时，才将其能量释放出来，供机体利用。1克脂肪可产生38千焦能量，是糖类和蛋白质的2倍以上。脂肪对于激素平衡也是很重要的，因为有些激素是由脂肪组成的，特别是固醇类物质，比如胆固醇、肾上腺素、去甲肾上腺素、雌激素、孕酮和睾丸激素。正因为这样，我们并不推荐低脂饮食，也正因为如此，很多女性因为减肥而存在激素失衡的问题。脂肪中还含有脂溶性维生素，如果去除了食物中的脂肪，维生素也就没有了。

如果没有维生素，身体功能就会出现障碍。

但是，脂肪摄取也不是越多越好，近几年研究发现，脂肪摄入过量会引起肥胖，并导致一些慢性病的发生；膳食脂肪总量增加，还会增加某些癌症的发生概率。所以，人们对于脂肪的摄入量也要有所控制，尤其是高脂血症患者，更应该控制脂肪的摄入量。

食物中脂肪的主要来源为各种植物油和提炼过的动物脂肪。除此之外，各种常用食物中都含有不同数量的脂肪或类脂。

植物中以油料作物，如大豆、花生等含油量最为丰富。动物性食品中如猪肉、鱼肉、禽肉等，视其不同部位，脂肪含量也各异。在谷物、蔬菜、水果中脂肪量较少。

五、膳食纤维

膳食纤维是一种特殊的营养素，其本质是碳水化合物中不能被人体消化酶所分解的多糖类物质。膳食纤维有数百种之多，其中包括纤维素、半纤维素、果胶、木质素、树胶和植物黏胶、藻类多糖等。

膳食纤维是健康饮食中不可缺少的一部分，它具有多方面的保健功效。首先，它在保持消化系统健康中扮演着重要的角色。膳食纤维有很强的吸水能力，可以增加肠道中粪便的体积，促进肠蠕动，使粪便能很快排出体外，防止便秘，缩短了粪便中含有的有害物质与肠壁接触的时间，从而可以减少结肠炎、直肠炎和结肠癌、直肠癌的发生。其次，膳食纤维能够降低血清胆固醇和防治动脉硬化及胆结石形成。在膳食纤维中，以木质素结合的胆酸最多，其次为果胶和树胶，纤维素结合胆酸很少。由于膳食纤维与胆囊排入肠道中的胆酸结合，限制了胆酸的吸收，这样，机体就要消耗人体内的胆固醇来合成胆汁，使血液中的胆固醇浓度降低，也减少了胆固醇在血管壁上的沉积，防止动脉硬化的形成。同时，由于不断合成新的胆汁，加速胆汁的周转，也就避免了胆结石形成，而且减少了次级胆汁酸的促癌作用。

此外，膳食纤维具有阳离子交换作用。由于膳食纤维中含有糖醛酸的羧基，其具有阳离子交换作用，可在胃肠道中结合矿物质，如钙、铁、镁、锌等阳离子。因此，膳食纤维摄入过多，可造成体内钙、铁、镁、锌的缺乏，应该引起注意。

膳食纤维的来源，主要是植物性食品，如粮谷类、豆类的麸皮、糠和豆皮都含有大量的纤维素、半纤维素和木质素；燕麦和大麦则含有大量的粗纤维；柠檬、柑橘、苹果、菠萝、香蕉等水果和卷心菜、苜蓿、豌豆、蚕豆等蔬菜，则含有较多的果胶。

六、矿物质

矿物质中的钙、磷、镁是骨骼和牙齿的主要组成部分，钠、氯和钾是控制体液平衡的重要元素，硫参与构成蛋白质，这 7 种元素统称为常量元素。其他元素的需求量很小，仅 0.03 ~30 毫克，称为微量元素。

1. 钙、磷、镁

这三种元素协同作战，帮助我们拥有强壮的骨骼。它们各自也有着不同的作用。钙，可使神经和肌肉降低兴奋性，辅助维护人体酸碱平衡和帮助凝血。磷，参与体内酸碱平衡的调节和脂肪的代谢，同时更是细胞的基本组成单位。镁，可影响蛋白质合成，对一些激素的合成有重要作用，还可增强血管的弹性和活力。

含钙的食物有：牛奶、大骨汤、虾皮、芝麻酱、海鲜类、绿叶菜、豆类及豆制品等。磷和镁主要存在于绿叶蔬菜、豆类、干果、粗粮和水中。

2. 钾和钠

食物中钠含量一般很高，而且食盐（氯化钠）几乎是每餐必需的，所以，钠的主要问题不在于缺乏，而在于过多。人体摄入钠过多会导致血压升高和水肿。过多的钠需要更多的钾来平衡，因为钾和钠是维持体液平衡的黄金搭档。钠、钾摄入平衡对人体健康大有好处。

含钾的食物有：蔬菜类、水果类、调味料、浓肉汤等。含钠的食物有：豆类、蔬菜类、调味品、腌渍食品等。

3. 铁和锌

铁是血红蛋白的重要组成物质，缺铁性贫血是一种常见的贫血症（其他贫血症可能是因为维生素 B_{12} 和叶酸缺乏导致的）。只要不偏食，不大出血，成年人一般不会缺铁。

锌是胰脏制造胰岛素必需的元素，能促进生长，有助于性器官的发育以及帮助伤口愈合，可以保护皮肤健康。锌还是DNA聚合酶的必需组成部分，缺锌使蛋白质合成受阻，会导致侏儒症、损伤组织愈合困难、胎儿发育受影响。

铁是锌的抵抗物，即铁会抵抗锌过多地进入细胞。如果铁摄入量增加，锌也需相应增加摄入量。

含铁最丰富、最好吸收的是猪肝、猪血、鸭血，而豆制品、芝麻、蘑菇、黑木耳、海带、紫菜、桂圆等也含有较多的铁。动物性食物锌含量高于植物性食物，牡蛎（海蛎子）是锌含量最高的食物，1只中等大小的牡蛎约含锌15毫克，即达到了世界卫生组织的每日锌建议摄入量。

七、碳水化合物

碳水化合物也叫糖类，是人体热量的主要来源。碳水化合物在人体内的主要功能是供给热量。碳水化合物是生命的燃料，1克碳水化合物在体内可产生16.7千焦（4千卡）热量。成人每日所需的总热量有70%～80%来自碳水化合物。此外，碳水化合物也是大脑智能活动的最佳能量来源。因为碳水化合物可以维持脑细胞的正常功能，葡萄糖是维持大脑正常功能的必需营养素。当血糖浓度下降时，脑组织可因缺乏能源而使脑细胞功能受损，造成功能障碍，并出现头晕、心悸、出冷汗、昏迷等症状。而适当补充碳水化合物就可以提升血糖的浓度，为大脑提供充足的动力和能量。

肝脏中糖原贮存充裕时，能提高对酒精、四氯化碳、砷等有毒化学物质的解毒能力，从而有利于保护肝脏免受有害物质的损害，同时还能提高对各种细菌感染引起的毒血症的解毒作用。

碳水化合物的来源主要是植物性食物，动物性食物含量甚少。含碳水化合物最多的食物有各种糖和糖果、藕粉、菱粉等淀粉类以及谷类，如小米、高粱米等。干豆类（如赤豆、绿豆等）、根茎类（如土豆、红薯等）中碳水化合物的含量也较为丰富。

第二节 会吃才健康

合理膳食搭配，保证营养均衡

我们都知道，穿衣要讲究搭配，搭配得当，就能体现一种和谐美，使人眼前一亮。若搭配不当，就会给人一种不伦不类、毫无品味的感觉。饮食也是一样，如果单纯只吃一种食材，或者食材搭配不当，身体就会吃不消，从而以疾病的形式表现出来。

只有膳食搭配均衡，才能满足身体对各种营养的需求，这样健康才有保障。《黄帝内经》的《素问·脏气法时论》提出了“五谷为养，五果为助，五畜为益，五菜为充，气味合而服之，以补精益气”的膳食配伍原则。其中“五谷”是指稻、麦、黍、稷、菽等谷类和豆类，我们可以把这类食物统称为五谷杂粮，作为养育人体的主食；“五果”为枣、李、栗、杏、桃，也就是我们现在所说的大枣、李子、栗子、杏、桃等水果、坚果，有助养生和健身；“五畜”为牛、犬、猪、羊、鸡，也就是我们现在所说的牛、狗、猪、羊、鸡，即禽畜肉食，对人体有补益作用，能增补五谷主食营养之不足；“五菜”为葵、韭、藿、薤、葱，并非是特指，而是泛指各种蔬菜。日常饮食由多种食物组成，这样才能满足人体对各种营养的需要，达到合理营养、促进健康的目的。这个在两千年前提出的饮食搭配原则，到今天仍然是科学、完善的饮食结构，值得提倡。

研究发现，70%以上的都市白领处在亚健康状态。亚健康的具体表现就是没有精神、注意力不集中、整天昏昏欲睡、说话有气无力。亚健康除了和作息不规律有关，饮食不当也是一个重要原因。仔细留心一下这些人的饮食，早餐因时间紧迫就干脆省略，中午随便吃点快餐、盒饭，晚餐则不仅量多而且过于油腻，不易消化，这里存在的最大问题就是没有注意搭配。主食和副食的失衡是导致身体处于亚健康的一个重要原因。

在中国的传统饮食观中，主食的摄入尤为重要，认为“得谷者昌，失谷者亡”“食五谷治百病”。谷类食物就是我们常说的主食，包括米、面、五谷杂粮等。主食是人体碳水化合物的主要来源，谷类食物中的能量有80%～90%来自碳水化合物。除了主食，我们还要适当摄入副食。副食就是除了主食以外的其他食物，包括肉、禽、蛋及蔬菜、水果等。

主食摄入太少，就不能为身体提供足够的热量，而副食摄入太少则会造成某些维生素和矿物质的缺乏。因此，主食和副食缺一不可，在饮食中一定要合理搭配。否则就会失衡，导致多种疾病。

另外，不合理的食物搭配也会对我们的身体造成伤害。这些不合理的食物搭配要么是破坏了食物原有的营养成分，要么是彼此间发生了化学变化，产生了对人体健康不利的物质。而如果食物搭配科学合理，会对人体的营养吸收产生事半功倍的效果。因此，只有宜忌调配得当，才能更利于人体的营养摄入和吸收利用，并产生出独特的食补和食疗效果。

三餐吃好，无病到老

《黄帝内经》中说：“平旦人气生，日中而阳气隆，日西阳气已虚，气门乃闭。”中医学认为，人的起居应该做到“日出而作，日落而息”。人的饮食应一日三餐——早餐吃好，以应“人气生”；中餐吃饱，以应“阳气隆”；晚餐吃少，因为“阳气已虚，气门乃闭”。

中医学这种饮食起居法无疑是科学的。白天，人们精力充沛，进行劳作，消耗能量，须及时补充足够的营养，才能保持机体平衡，否则营养匮乏，影响身体的健康。晚上人体处于相对静止状态，能量消耗少，进食也应当适当减少。

早餐吃好

随着社会节奏的加快，越来越多的人不得不晚睡早起，吃早餐的时间被严重挤压，有的人为了能多睡一会儿，就不吃早餐。许多人认为，早晨刚睡醒，没有食欲，所以吃不吃早餐没有什么区别。这种想法是大错特错的。

早餐是一天中很重要的一餐，它是全天能量和营养素的重要来源。一般来说，早餐吃得好的人整个上午都会感到精力充沛，而经常不吃早餐的人则常会有体力不支、头晕乏力、注意力不集中的表现。另外，长期不吃早餐或吃早餐不讲究的人，患胃炎、胃溃疡、胃癌的概率也比正常人要高。因此，早餐一定要吃好。

“吃好”的要求有很多，一般认为，吃早餐最好在7～9点，且在起床后20～30分钟进行，这时人的食欲最为旺盛。这是吃好早餐的时间要求。另外，早餐对大脑的作用大于其他两餐，是“补脑的神丹”。因此，“吃好”早餐的另外一个要求就是合理搭配营养。一份好的早餐，应包括谷物、动物性食品、奶类及蔬菜、水果四部分。

午餐吃饱

俗话说“中午饱，一天饱”，午餐提供的能量占人体全天消耗能量的40%。午餐有着承上启下的作用，它既要补充上午所消耗的能量，又要为下午的工作和学习提供充足的营养，所以午餐的饮食建议就是要吃饱。但是这个“饱”绝对不是我们感觉到饱就可以了，在“饱”的同时合理的营养搭配必不可少。

忌以碳水化合物为主

吃了富含糖和淀粉的米饭、面条、面包和甜点心等食物，会使人感觉疲倦，工作时精力难以集中。

1. 不要吃“垃圾”食物

上班族午餐时间短，所以为了节省时间就经常去吃洋快餐，如炸薯条、汉堡包、炸鸡块等。这类食物中的脂肪会刺激胰岛素和胆汁分泌，并降低血液携氧能力，容易让人感到疲倦。另外，这些食物含热量较高，容易转化成脂肪储存起来，易导致肥胖。

2. 多吃蛋白质含量高的食物

蛋白质含量高的食物包括肉类、鱼类、禽蛋和大豆制品等，这类食物中的优质高蛋白可使血液中酪氨酸增加，使头脑保持敏锐，对理解和记忆功能有重要作用，这对下午的工作非常重要，所以午餐中应该加入这类食物。

3. 午餐后适当午休

因为午餐吃得过饱，所以午餐后胃的“工作量”就会加重，此时胃需要更多的血液以消化食物，并把营养输往全身，这时，大脑就会感到困倦。因此，午餐后小憩对人体健康是有好处的。但是休息时间不宜过长，以半小时左右为宜，时间过长容易导致大脑疲劳。

晚餐吃少

对于中国人来说，三餐之中晚餐最受重视，因为此时所有人都在家中。为家里人做一顿丰盛的晚餐，是每一个母亲或妻子都乐于做的事，但是大多数人在享用完晚餐后，却为身体埋下了“定时炸弹”。由于晚餐的不良习惯，许多疾病会找上门来。因此，人们想要健康，养成良好的晚餐习惯必不可少。

1. 晚餐要早吃

晚餐的时间最好安排在晚上6点左右。8点之后最好不要再吃任何食物，饮水除外。并且，晚餐后4个小时内不要就寝，以便让食物有充分的时间进行消化。如果进餐时间过晚，进餐到睡眠的时间就会变短，胃部食物得不到充分的消化。

2. 晚餐应以清淡、易消化为原则

晚餐中应有两种以上的蔬菜，如凉拌菠菜，既增加维生素又可以提供纤维。膳食纤维能够促进肠蠕动，提高胃肠功能，此外，膳食纤维还可以影响血糖水平，并有防止热量过剩、控制肥胖的作用，还可预防胆结石并有降低血脂的功效，所以应摄入适量的膳食纤维食物。面食可适量减少，适当吃些粗粮。可以少量吃一些鱼类，不要吃含油脂过多的食物。

3. 晚餐尽量少吃

按照科学的膳食方式，晚餐应该以“少”为原则。晚餐吃太多或者以晚餐补早餐和午餐都是不科学的，尤其是在运动不足的情况下，吃多了易营养过剩，导致肥胖，还可能使脂肪沉积到动脉血管壁上，引发心血管疾病。

晚上尽量少吃水果、甜点，尽量不要饮酒。甜点中的白糖经消化分解被人体吸收后，转变成能量与脂肪。此时如果没有运动，那么就很容易导致肥胖。不少人有晚餐时喝酒的习惯，这种习惯并不利于健康。过多的酒精在夜间会阻碍新陈代谢，因酒精的刺激使胃得不到休息，导致睡眠不好。

“人是铁饭是钢，一顿不吃饿得慌”这句俗语，几乎每个人都有体会。它说明了吃饭对于人体的重要性。因此，一日三餐，是一顿都马虎不得的。

天南和地北，食补各不同

中国地大物博，幅员辽阔，东西、南北差异非常大，地域上的差异使得每个地方的饮食文化也存在很大的不同。因此，对于本草食疗来说也应该依据当地人的体质来做出不同的选择。

举个例子，以前凉茶只有在广东有市场，而且卖得很红火，但是在其他地方，人们对这种“饮料”却是敬而远之。为什么会这样？原因就在于地域的差别。广东属于湿热的气候，这就导致广东人的体质也是湿热的，所以就得用凉茶的苦涩清热除湿，这样才能保证身体健康。而近几年，凉茶之所以能走俏全国，是因为一方面生产厂家替换掉了一些苦涩的中药，使口味更容易被大众接受；另一方面，现在国人大多富裕了，在饮食上偏向于油腻之物，油腻最容易伤脾胃，导致脾失运化，这样也会导致湿热的体质，所以可以用凉茶来清热除湿。除了凉茶，绿豆、红豆、薏米、大黄、龙胆草等清热除湿的效果也很好。

我们知道，川菜的特点是麻辣。这样的菜肴吃起来有味，而且还有助消化的功能，所以川菜能称霸全国，而这其中的功劳归属于一种食物的调味，这就是辣椒。为什么四川人那么喜欢吃辣呢？

从地理分布看，四川位于云贵川高原之上，而且大部处于季风区，来自南部的湿润气流加上高地气候的冷风，这就形成了冷湿风带。加上四川地处盆地，湿气不容易散去，所以形成了长年潮湿多雾寒冷的天气。有句成语叫蜀犬吠日，说的就是狗见到太阳很兴奋，于是叫起来，就是因为这里很少见太阳的缘故。中医认为湿是一种邪，称为湿邪，脾喜燥恶湿，湿邪加上寒邪最容易导致脾胃虚寒的病证，如手脚冰冷、拉肚子、胃胀等。而辣椒性热，有除寒祛湿、养脾健胃、助消化的作用，所以长期的遗传及气候等决定了四川人爱吃辣的习惯。

除了辣，麻也是川菜的一大特点，这其中麻指的就是花椒的味道。花椒性味辛温，有祛风止痛、温中散寒的作用，这刚好能治疗四川人寒湿的体质，所以气候的特点决定了四川人必须得依靠祛寒除湿的食物来维持自身的健康。

中国有句老话：一方水土养育一方人。正是因为水土的不同，才造就中国的各个民族以及不同地域的差异性，也正是因为这样，如果一个南方人到了北方，或者是一个北方人到了南方，他们长期养成的饮食习惯突然改变，身体就会异常，出现腹泻、呕吐、腹胀等，这就是我们常说的水土不服。

其实，从中医上讲，水土不服其实就是脾胃出了问题。由于脾胃已经适应了一个人长期的饮食方式和类别，所以，如果突然换一种方式和类别，脾胃也要有个适应的过程。水土不服不会持续太长时间，几天后症状就可以消失了。中医认为，脾在中焦，主管运化，即消化食物的功能，所以，不管是腹泻还是呕吐都和脾胃有关。不管是从北方到南方，还是从南方到北方，一旦脾胃出现问题，就容易出现这些症状。

那么，如何解决这一问题呢？当出现脾胃虚寒这些症状时，不妨吃一些暖脾健胃的谷类食物，如小米。过去女性坐月子没有什么营养品，生完孩子后，最好的营养品就是小米粥，可见小米的强大功效了。而李时珍在《本草纲目》中对小米的功效说到："治反胃热痢，补虚损，开肠胃。"所以当你出现水土不服的情况时，喝一碗小米粥是再好不过的事情了。而且小米粥不会因为地域的差异而"区别对待"，无论你是哪里人，都可以食用小米粥。和其他方法比起来，本草食疗既简单有效，又没有什么毒副作用，所以越来越受到人们的欢迎。但是由于地域的差异，在食疗的选择上我们一定要对症下"食"。

第二章

饮食分四季，吃对保五脏平安

很多人认为冬季是进补的最佳季节，反而忽略了其他季节的进补需求。其实，人体的生命活动，不论季节变化与否，都在一刻不停地进行着。因此，为了达到健康长寿的目的，进补不应局限于一季一时，而应当顺应季节的变化，将食补进行到底。中医认为，四季养生要有侧重。饮食要根据不同季节的特点进行适当的调整，有所侧重。

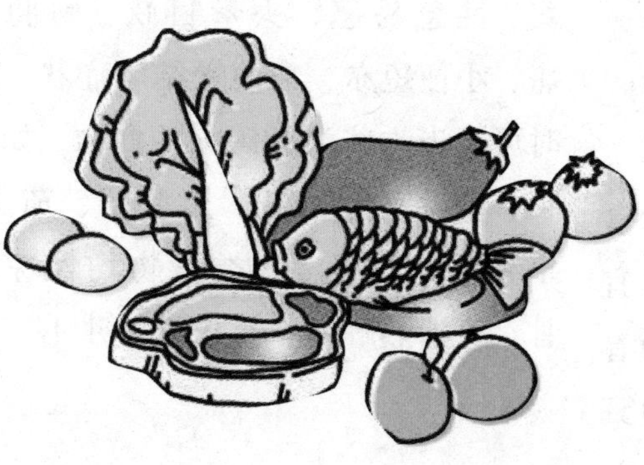

第一节
春季护肝

饮食指南

春季，万物复苏，生机盎然，机体阳气渐升，气血流畅，全身脏器组织功能易于恢复。按中医“五行学说”理论（肝为木，脾为土，木克土），春为肝气当令，肝气过旺则克脾，使脾气衰弱，故春季药膳性宜平和，温补不宜过度，宜以柔肝、护肝、疏肝、养肝为主。

中医认为，保护肝脏可以“以脏补脏”，也就是说在春季可以吃一些动物的肝脏来保护我们的肝脏。动物内脏含蛋白质、胆固醇和矿物质较高，对于需要进行补肝的人来说，吃些动物肝脏有补益肝脏的作用。比如猪肝能补血明目，是养肝佳品，其他动物肝脏也具有这样的效果。但需要注意的是，如果机体不虚，就不要吃大量的动物内脏进补。

饮食中要多食用甘味食物，少食酸味食物。传统医学认为，“春日宜省酸增甘，以养脾气”。这是因为春季肝气旺盛，肝气旺盛则会影响到脾，而酸味食物可以刺激肝气，使肝气愈发旺盛，还可引起胃酸分泌障碍，影响消化吸收，所以春季容易出现脾胃虚弱的病症，而甘味食物可以强脾健胃，故春季饮食调养，宜选甘温之品，忌酸涩食物。饮食宜清淡可口，忌油腻、生冷及刺激性食物。

性温味甘的食物首选谷类，如糯米、黑米、高粱、黍米、燕麦；蔬果类，如刀豆、南瓜、扁豆、红枣、桂圆、核桃、栗子；肉鱼类，如牛肉、猪肚、鲫鱼、花鲤、鲈鱼、草鱼、黄鳝等。人体从这些食物中可以吸收丰富的营养，即可养肝又可健脾。

晚春后温度上升较快，肝气升发太过，容易引发肝火，出现烦躁不安、性急易怒、头晕目眩、胁肋灼痛、小便短赤、大便燥结等症状，此时可适当吃些清肝泻火的食物，如荠菜、菠菜、金银花、鱼腥草、茄子、荸荠、黄瓜等。这类食物均性凉味甘，可清热解毒、养肝润肝明目。

菠菜

——通便清热的常青菜

【别名】波斯菜、赤根菜、鹦鹉菜、飞龙菜、角菜。

【性味归经】性凉，味甘，归胃、小肠经。

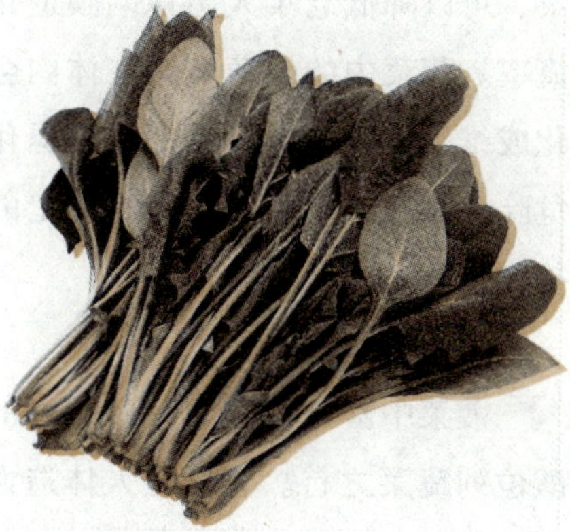

菠菜原产波斯，于公元7世纪由尼泊尔传入我国，已有1 000多年历史。目前，菠菜在我国各地普遍栽培，是一年四季都有的蔬菜，但以春季为佳。其根红叶绿，鲜嫩异常，古代中国人称之为“红嘴绿鹦哥”。菠菜柔嫩可口，又因其含有丰富的营养，被阿拉伯人称为“蔬菜之王”。菠菜营养丰富，美国《时代》杂志将其列为现代人十大最健康食品的第二位。

适用人群

菠菜烹熟后软滑，吃后易消化，特别适合老、幼、病、弱者食用。电脑工作者、爱美的人应常食菠菜。糖尿病患者（尤其2型糖尿病患者）经常吃些菠菜有利于血糖保持稳定。

营养价值

菠菜的营养丰富，含有β-胡萝卜素、维生素B_6、叶酸、铁、钾等物质。其中铁的含量较高，对于缺铁性贫血有很好的辅助治疗效果。常食菠菜可以使人面色红润、光彩照人，是美容的良好食品。菠菜叶中含有铬和一种类胰岛素样物质，能够让血糖保持稳定。而其丰富的B族维生素又能够防止口角炎、夜盲症等。在菠菜中，含有维生素E、硒元素，这些物质可以抗衰老、促进细胞增殖，达到健脑益智的功效。

养生功效

☞养肝护肝

菠菜是春季的时令蔬菜，中医学认为，春季补五脏应以养肝为先。菠菜是春季养肝的佳蔬，菠菜养血滋润，对春季里因为肝阴不足引起的高血压、头痛目眩、糖尿病等有较好的治疗作用。

☞ 保护视力

哈佛大学的科学家在研究中发现，每周食用2～4次，每次500克菠菜，可以降低老年人患视网膜退化的概率。菠菜中的胡萝卜素在体内会转化成维生素A，可降低视网膜退化的危险。因此，菠菜对视力有一定的保护作用。

☞ 预防贫血

菠菜中富含铁，而且其所含的叶酸位列蔬菜之首。它们是人体造血的基本原料，所以菠菜是补血的佳品，是女性经期时的好食材。经常吃菠菜的人面色红润、光彩照人，可远离缺铁性贫血。

☞ 美容、抗衰老

菠菜中含有大量的抗氧化剂，具有抗衰老、促进细胞增殖的作用，可以减少皱纹及色素斑，保持皮肤光滑，同时又能激活大脑功能，增强青春活力。

☞ 排毒通便

菠菜中含有大量的膳食纤维，具有促进肠道蠕动的作用，可以清理人体肠胃中的热毒，避免便秘，保持排泄的通畅。菠菜的热量很低，常吃也不用担心发胖。

☞ 保持血糖稳定

菠菜叶中含有一种类胰岛素样物质，其作用与哺乳动物体内的胰岛素非常相似，故糖尿病患者（尤其是2型糖尿病患者）不妨经常吃些菠菜以使体内血糖保持稳定。

专家提醒 很多人都爱吃菠菜，但要注意，菠菜不能直接烹调，因为它含草酸较多，易与钙盐结合成草酸钙结晶，有碍机体对钙的吸收。故吃菠菜时宜先用沸水烫软，捞出再炒。同时，在食用菠菜时，应尽可能地多吃一些碱性食品，如海带、蔬菜、水果等，以促使草酸钙溶解排出，防止结石。婴幼儿和缺钙、软骨病、肺结核、肾结石、腹泻的人不宜吃生菠菜。虽然菠菜含铁量很高，但其中能被吸收的铁并不多，而且还会干扰锌和钙的吸收，所以只能作为缺铁性贫血的辅助治疗，并且不宜给婴幼儿多吃。

选购指南 市场上有两种菠菜：大叶菠菜和小叶菠菜。不管什么品种，都是以叶柄短、根小色红、叶色深绿的为好。

为防止菠菜干燥，可用保鲜膜包好放在冰箱中，保证菠菜的新鲜。

应尽量缩短菠菜的烹调时间，避免破坏其富含的维生素C。

养生厨房

菠菜拌黑木耳

原料 菠菜、黑木耳各100克，胡萝卜丝20克，姜末、精盐、醋、香油、蒜油、味精各适量。

制用法 菠菜去叶取根茎，洗净切段；黑木耳浸好，洗净切丝。菠菜茎、黑木耳均入沸水中汆烫，捞起用凉水过凉。将处理好的菠菜茎、黑木耳、胡萝卜丝、姜末加精盐、味精、醋，淋香油、蒜油拌匀即成。

功效 此菜颜色艳丽，口味鲜香，营养丰富，可增进食欲，增强体质。

菠菜猪血汤

原料 猪血1块，菠菜250克，葱1根，精盐、香油各适量。

制用法 猪血洗净，切块；葱洗净，葱绿切段，葱白切丝。菠菜洗净，汆烫后切段。起锅热油，爆香葱段，倒入清水煮开，放入猪血、菠菜，煮至水滚，加精盐调味，熄火后淋少许香油，撒上葱丝即可。

功效 菠菜猪血汤是一道传统的汉族名菜，有润肠通便、养血止血的功效。

菠菜粥

原料 菠菜150克，大米50克，调味品适量。

制用法 将菠菜择洗干净备用。大米淘净，放入锅中，加清水适量煮粥，待熟时调入菠菜、精盐等调味品，煮至粥熟即成，每日1剂。

功效 养血止血，滋阴润燥。适用于体虚之人以及老年人大便涩滞不通，肠燥便秘或便血，消渴，眼目昏花等。

牛奶炖菠菜

原料 菠菜200克，五花肉、洋葱、胡萝卜各50克，牛奶、精盐、胡椒各适量。

制用法 将菠菜整棵焯过后切碎，五花肉、洋葱、胡萝卜切碎丁备用。牛奶倒入锅中煮沸，加入五花肉、洋葱、胡萝卜略煮，放入菠菜碎，加精盐、胡椒调味即可。

功效 增进食欲、增强体质。此菜富含钙质和多种营养成分，是老少皆宜的佳品。

香椿
——树上蔬菜

【别名】香椿铃、香铃子、香椿子、香椿芽。

【性味归经】性凉，味苦、平，归肺、胃、大肠经。

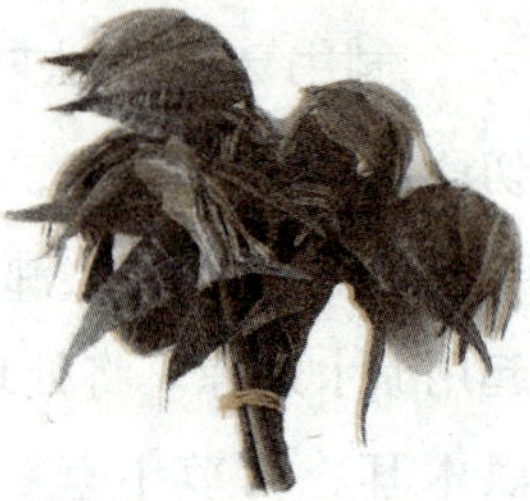

每年春季谷雨前后，香椿发的嫩芽可做成各种菜肴。它不仅营养丰富，且具有较高的药用价值。香椿叶厚芽嫩，绿叶红边，犹如玛瑙、翡翠，香味浓郁，营养之丰富远高于其他蔬菜，为宴宾之名贵佳肴。

据说，早在汉朝，我们的祖先就食用香椿，曾与荔枝一起作为南北两大贡品，深受皇上及宫廷贵人的喜爱。由于其特殊的香气，自古被视为蔬菜之珍品，曾被列为“小八珍”之一。宋·苏武在《春菜》一诗中写道：“岂如吾蜀富冬蔬，霜叶露芽寒更茁。”宋苏颂曾盛赞：“椿木实而叶香可啖。”

适用人群

一般人群均可食用，可治疗肠炎、痢疾、泌尿系统感染等疾病，辅助患者康复。凡肾阳虚衰、腰膝冷痛、遗精阳痿、脱发者均适宜食用。

营养价值

香椿嫩叶含有丰富的蛋白质、糖类、维生素B、维生素C、胡萝卜素等，同时含有大量的挥发油，磷、铁等矿物质。香椿的营养素较为全面，对人体有良好的补益作用。

养生功效

☞ 开胃消食

香椿含香椿素等挥发性芳香族有机物，可健脾开胃，增加食欲。

☞ 抗衰老、美容

香椿含有维生素E和性激素物质，有抗衰老和补阳滋阴的作用，并有很好的润滑肌肤的作用，是保健美容的良好食品。

☞ 清热利湿、利尿解毒

随着春季的到来，细菌开始滋生。香椿对金黄色葡萄球菌、痢疾杆菌、伤寒杆菌、肺炎球菌、绿脓杆菌等具有明显的抑制作用，可以辅助治疗肠炎、痢疾、泌尿系统感染。故民间有“常食香椿芽不染病”的说法。

☞ 治疗蛔虫病

香椿所含香椿素的挥发性气味能透过蛔虫的表皮，使蛔虫不能附着在肠壁上而被排出体外。

专家提醒 香椿含有硝酸盐和亚硝酸盐，含量远高于一般蔬菜；而香椿中蛋白质含量高于普通蔬菜，还有生成致癌物亚硝胺的危险，因此，食用的时候要注意，选择质地嫩且新鲜的香椿芽。在沸水中焯烫1分钟左右，可以除去2/3以上的亚硝酸盐和硝酸盐，同时还可以更好地保持香椿的绿色。无论是凉拌、炒菜还是腌渍香椿，都不妨先焯一下，可以极大地提高食用香椿时的安全性。由于香椿的香气成分主要来自于香精油，它是不溶于水的成分，所以焯烫并不会明显影响菜品的风味。另外，据《食疗本草》载“椿芽多食动风，熏十经脉、五脏六腑，令人神昏血气微。若和猪肉、热面频食中满，盖壅经络也”。故食之不可过量。

选购指南 选购香椿的时候，以颜色碧绿、具有香味、无腐烂的香椿为好。香椿应该防水，不要在烈日下暴晒，放置于阴凉通风处，可储存1~2天。香椿最好和含维生素C丰富的食物一起吃。香椿本身维生素C含量高于普通蔬菜水果，如果能够吃新鲜香椿，维生素C可以帮助阻断致癌物亚硝胺的形成。

养生厨房

香椿炒鸡蛋

原料 香椿250克，鸡蛋5个。

制用法 将香椿洗净，下沸水稍焯，捞出切碎；鸡蛋磕入碗内搅匀；油锅烧热，倒入鸡蛋炒成块，投入香椿炒匀，加入精盐，炒至鸡蛋熟而入味，即可出锅。

功效 滋阴润燥，泽肤健美。适用于虚劳吐血、目赤、营养不良、白秃等病症。常人食之可增强人体抗病防病能力。

香椿豆腐粥

原料 米饭1碗，豆腐1块，香椿、清汤各适量。

制用法 香椿择洗干净，切成末，豆腐放入开水中煮后切成末。锅内放入清汤、米饭一同煮至米饭软烂，再放入豆腐末和香椿末。

功效 具有清热解毒等功效，能较好地改善更年期综合征症状。

煎香椿饼

原料 面粉500克，腌香椿头250克，鸡蛋3个，葱花适量。

制用法 将香椿切成小段，用水将面粉调成糊，加入鸡蛋液、葱花和香椿段后拌匀；平锅放油烧热，舀入一大匙面糊摊薄，待一面煎黄后翻煎另一面，两面煎黄即可出锅。

功效 健胃理气，滋阴润燥，润肤健美。适用于体虚纳差、毛发不荣、四肢倦怠、大便不畅等病症。

竹笋
——素菜第一品

【别名】竹萌、竹芽、竹肉、竹胎、玉兰片。

【性味归经】性微寒，味甘，归胃、肺经。

竹笋是竹子刚从土里钻出来的嫩芽，一年四季皆有，但唯有春笋、冬笋味道最佳。烹调时无论是凉拌、煎炒还是熬汤，均鲜嫩清香，是人们喜欢的佳肴之一，自古以来就有“菜中珍品”之美誉。竹笋经过加工，又摇身化作笋干、笋衣、笋丝、腌笋、酸笋、笋脯。真是“笋”丁兴旺。

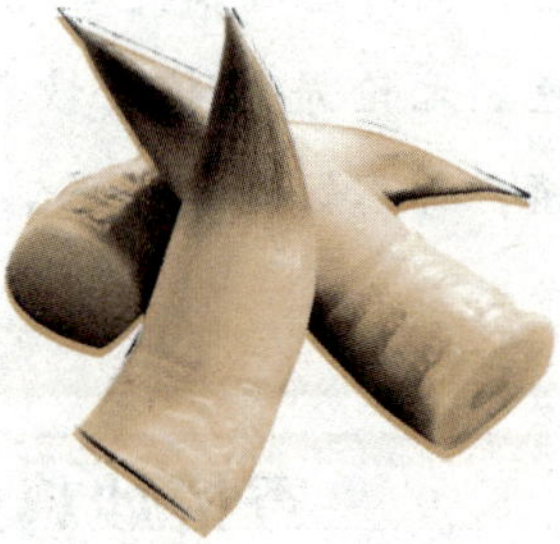

适用人群

一般人群均可食用，肥胖和习惯性便秘的人尤为适合。

营养价值

竹笋含有丰富的蛋白质、氨基酸、脂肪、糖类、钙、磷、铁、胡萝卜素、维生素B_1、维生素B_2、维生素C，其中多种维生素和胡萝卜素的含量比大白菜中的含量高1倍多。竹笋的蛋白质含量丰富，人体必需的赖氨酸、色氨酸、苏氨酸、苯丙氨酸，以及在蛋白质代谢过程中占有重要地位的谷氨酸和有维持蛋白质构型作用的胱氨酸，都有一定的含量，为优良的保健蔬菜。竹笋还具有低脂肪、低糖、多纤维的特点，食用竹笋不仅能促进肠道蠕动，帮助消化，去积食，防便秘，而且有预防大肠癌的功效。

养生功效

☞ 消食通便

竹笋富含烟酸、膳食纤维等，能促进肠道蠕动、消除积食、防止便秘，还能预防消化道肿瘤。

☞ 降“三高”

竹笋具有低糖、低脂的特点，富含植物蛋白、维生素和微量元素，可减少体内多余脂肪，消痰化瘀滞，经常食用对高血压、高血脂、高血糖有一定的预防和辅助治疗作用，且对消化道肿瘤及乳腺癌也有一定的预防作用。

☞ 祛脂减肥

竹笋富含烟酸、膳食纤维和B族维生素，可吸附大量的油脂，降低胃肠黏膜对脂肪的吸收和积蓄，因此有良好的减肥作用。竹笋含脂肪、淀粉很少，属天然低脂、低热量食品，是肥胖者减肥的佳品。

专家提醒 由于竹笋中含有较多的草酸，会影响人体对钙的吸收，儿童正在长身体阶段，不宜多食。尿路结石者也应少吃或不吃。

竹笋含粗纤维较多，脾胃气虚、消化性溃疡、胃出血、慢性腹泻、食管静脉曲张、肝硬化、皮肤瘙痒及皮肤过敏者最好不要食用。

选购指南 选购竹笋以质地鲜嫩，黄色或白色为佳；毛笋以整齐色白，细嫩为佳；行边笋以质嫩、色嫩的为佳；冬笋以黄中略显白的为好。保鲜竹笋是鲜菜，越新鲜越嫩，吃起来口感越好，因此保鲜很重要。买回竹笋后在切面上涂抹一些食盐，然后将它放入冰箱中冷藏就可使其吃起来鲜嫩爽口。

养生厨房

竹笋鲫鱼汤

原料 鲜竹笋150克，鲫鱼300克，精盐、鸡精、葱段、植物油各适量。

制用法 将鲫鱼宰杀，去内脏洗净；鲜竹笋洗净，切块，在沸水中煮一会儿，捞出。另取锅置火上加油，放入鲫鱼煎一下，然后加适量水，大火烧开，转小火熬至汤浓色白。放入竹笋，煮10分钟，加精盐、鸡精调味，撒上葱段即可。

功效 利水下乳，健脾益气。

竹笋银耳汤

原料 竹笋300克，干银耳20克，鸡蛋1个，精盐适量，水1 000毫升。

制用法 将竹笋洗净，干银耳用水泡发去蒂，鸡蛋打入碗中搅成糊；锅中放水煮沸，倒入鸡蛋糊，加入竹笋、银耳，用小火烧5分钟，加精盐调味即可食用。每次午、晚餐前先喝此汤，也可直接当减肥餐食用。

功效 竹笋能祛湿利水，是消除腹壁脂肪的最佳食物。银耳能润肺养颜。

竹笋瘦肉粥

原料 粳米100克，竹笋100克，猪瘦肉50克，葱、姜、精盐、味精、香油各适量。

制用法 猪肉、葱、姜均切成末；竹笋煮熟切成丝；粳米淘洗干净，用冷水浸泡半小时，捞出沥水。锅内放入香油、猪肉末煸炒片刻，加入笋丝、精盐、味精、葱末、姜末炒至入味，盛入碗中。将粳米放入洗净的锅内，加入适量清水，先用大火煮开，再改小火熬煮成粥，然后加入笋丝、肉末，拌匀煮熟即可。

功效 猪肉有润肠生津、滋阴养血等功效。竹笋有清热化痰、益气和胃、生津止渴等功效。该粥方具有健脾益气、除湿祛痰的功效。适用于咳嗽等疾病的防治。

海参竹笋汤

原料 竹笋50克，水发海参100克，鲜汤350毫升，精盐、味精各1克，料酒5毫升，酱油3毫升。

制用法 将竹笋和水发海参清洗干净，分别切成片状和条状；锅中倒入鲜汤煮沸，加入竹笋和海参煮片刻，再放入各种调料，熬熟即可。

功效 海参中含有微量元素碘，每100克海参约含6 000微克碘。其味道鲜美，口感细腻，并且是高蛋白、低脂肪食物，几乎不含胆固醇，补益效果极佳。竹笋清新爽口，营养丰富。此汤鲜美清香，可增进食欲，并且具有补血益气、滋阴润肤的作用，对血管硬化、高血压、冠心病、脑震荡、心绞痛等病症有一定的防治效果。

第二节 夏季健脾胃

中医认为，夏天人体消耗能量较大，而脾胃主管食物的消化和吸收，所以夏季脾胃的“工作”量会增加。夏季人们常常喝冷饮、吃生冷食物会伤害脾胃，而且夏季湿气较重，也会伤脾胃，导致食欲不振、腹痛腹泻、乏力等症，这就是我们常说的“苦夏”，所以在夏季饮食应该以健脾益胃为主。因此，夏季饮食应清淡，这样才能达到养生保健的目的。食用清淡之品，有助于开胃增食、健脾助运。如果过食肥甘腻补之物，易损伤脾胃，影响营养物质的消化吸收，有损健康。三餐安排注意细粮与粗粮要适当搭配吃。荤食与蔬菜搭配合理，应以青菜、瓜类、豆类等蔬菜为主，辅以荤食。

夏天可以多吃一些苦味食物，这对健康有益。因为苦味食物中含有氨基酸、生物碱、苦味素、苷类、微量元素，具有清热除湿、抗菌消炎、增进食欲、促进血液循环、清心除烦、醒脑提神的作用。多吃苦味食物有利于调节身体阴阳平衡，帮助度过“苦夏”。

夏天湿气重，易侵入人体。外湿入内，使水湿固脾，脾胃升降失调，运化功能产生障碍，就会积水为患。常吃利水渗湿的食物能健脾，脾健而升降运化功能恢复，便可以行其水湿。

同时，还要注意补充适量的蛋白质，如鱼、瘦肉、蛋、奶和豆类等都是优质蛋白。

需要注意的是，夏季饮食要注意节制，按时进餐，不能想吃就吃、不想吃就不吃。这样会使脾胃生理功能紊乱，导致胃病。特别是有的人贪凉，时常进食生冷食物、喝冷饮，这会助生内寒。生冷食物是寒性食物，寒与湿互结于脾胃会引发胃肠疾病。饮料品种虽然较多，但是大都营养价值不高，还是少饮为好。多饮会损伤脾胃，影响消化，引起恶心、呕吐等。大量冷饮进入肠胃后，特别是碳酸饮料，需要体内水分稀释，使人体更易受暑热侵袭。因此，渴勿暴饮，饮勿过寒。

西瓜
——天然白虎汤

【别名】夏瓜、寒瓜、水瓜、青门绿玉房。

【性味归经】西瓜瓤及西瓜皮性寒，味甘、淡，无毒。西瓜子性平，味甘。西瓜霜性寒，味咸。归心、胃、膀胱经。

西瓜堪称“瓜中之王”，因在汉代从西域引入中原，故称“西瓜”。西瓜味道甘甜多汁，清爽解渴，素有“冷如冰雪甜如蜜”之美称，是一种理想的消暑佳品。外感暑热发热、多汗时，饮用几杯西瓜汁，立刻使人神清气爽，烦躁顿消。因此，民间自古就流传着“暑天半个瓜，药物不用抓”的说法。

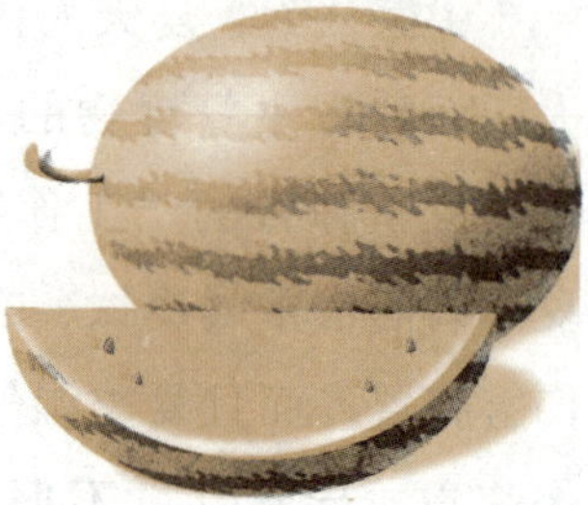

适用人群

一般人群均可食用，适宜高血压患者、急慢性肾炎患者、胆囊炎患者、高热不退者食用。

营养价值

西瓜中含有极高的水分，其热量较低，因此，在夏天能够达到解渴的作用。西瓜除了不含脂肪、胆固醇以外，其他人体需要的大部分物质都有，如葡萄糖、果糖、蔗糖、膳食纤维，以及钙、磷、谷氨酸、瓜氨酸等，特别是维生素A的含量极高。

养生功效

☞ 除烦解暑

西瓜的水分较多，因此，对于清热解暑、泻火除烦有着非常好的效果。同时，对于贫血、咽喉干燥、唇裂有很好的效果。

☞ 利尿消炎

西瓜中含有的糖、钾盐、酶等物质，有治疗肾炎和降血压的作用。这是因为适量的糖能利尿，适量的钾盐能消除肾脏的炎症，其中的酶能把不溶性蛋白质转化为可溶性蛋白质，以增加肾炎患者的营养。

☞ 降压降糖

西瓜中的L－瓜氨酸在进入人体后会转变为L－精氨酸，可降低血压。西瓜子中含有丰富的锌和维生素B_1，食用后可以增加机体对胰岛素的敏感性，控制和降低血糖。

☞ 祛皱护肤

西瓜汁含瓜氨酸、丙氨酸、谷氨酸、精氨酸、苹果酸、磷酸等多种具有保养皮肤功效的氨基酸，还含有腺嘌呤等重要代谢成分以及糖类、维生素、矿物质等营养物质，容易被皮肤吸收，滋润面部皮肤，防晒、增白。

西瓜瓤中含有大量的维生素 A、维生素 B 和维生素 C，而这些全部是保持肌肤健康和润泽所必需的养分。

专家提醒 西瓜含糖量高，糖尿病患者要慎食。西瓜寒凉，过分的寒凉刺激会减弱正常的胃蠕动，影响胃功能。因此，脾胃虚寒、消化不良及有胃肠道疾患的人不宜一次吃太多，否则会使大量水分进入胃中，冲淡胃液，造成消化不良，使胃肠道抵抗力下降。心衰或肾炎患者不宜多吃西瓜。此外，在感冒初期，吃西瓜会使感冒加重或延长痊愈的时间。

少吃冰西瓜。虽然大热天吃冰西瓜的解暑效果很好，但对胃的刺激很大，容易引起脾胃损伤，所以应注意把握吃的温度和数量。最好把西瓜放在冰箱冷藏室的最下层，这里的温度是 8～10℃，这个温度口味也最好，每次吃的量不要超过 500 克，且要慢慢地吃。对于有龋齿（蛀牙）和遇冷后即会感到牙齿酸、痛的牙过敏者，以及胃肠功能不佳者不宜吃冰西瓜。另外，不要吃打开过久的西瓜。夏天气温高，西瓜打开过久易变质繁殖病菌，食用后会导致肠道传染病。因此，吃西瓜应注意选择成熟的新鲜西瓜。

选购指南 西瓜的选购方法：

①花皮瓜类，要纹路清楚，深淡分明；黑皮瓜类，要皮色乌黑，带有光泽。无论何种瓜，瓜蒂、瓜脐部位向里凹入，藤柄向下贴近瓜皮，近蒂部粗壮青绿，是成熟的标志。

②用拇指按瓜皮，感觉瓜皮滑而硬则为好瓜，瓜皮黏或发软为次瓜。

③成熟度越高的西瓜，其分量就越轻。一般同样大小的西瓜，以轻者为好，过重者则是生瓜。

养生厨房

西瓜炒蛋

原料 西瓜瓤 500 克，鸡蛋 5 个，素油 100 毫升，精盐适量。

制用法 将鸡蛋打入碗内，西瓜瓤切成丁，用干净纱布包裹西瓜瓤丁，略挤去部分水分，然后放进盛有鸡蛋的碗内，加入精盐并调匀备用；炒锅放火上，倒入素油并烧热，放入调好的鸡蛋瓜丁糊，炒熟即成。

功效 滋阴润燥，清咽开音，养胃生津。适宜肺虚久咳、咽痛失音、热病烦躁、胃燥口干、小便短赤及高血压病、糖尿病患者食用。阴虚燥热体质者宜常食之，为滋阴润燥之佳肴。

鲜莲西瓜盅

原料 西瓜1个，莲子、海带丝（鲜）、粉条各50克，精盐、猪油各适量。

制用法 先在西瓜蒂部切下一盖，使瓜成盅形，将红色瓜瓤取出，再将整个西瓜盅放入沸水中煮片刻，取出备用；将海带丝、粉条用清水洗干净，放入滚开水氽一下；新鲜莲子去心、去皮待用；把海带丝、粉条及莲子放入西瓜内，加入适量开水、精盐、猪油，再放入锅内，隔水炖半小时即可食用。

功效 健脾开胃，消暑滋补。适用于口干喉痛、口舌生疮等症。

西瓜炒肉丝

原料 猪肉200克，西瓜皮250克，蛋清1个，精盐、料酒、味精、淀粉、麻油、花生油各适量。

制用法 西瓜皮去青皮，切成丝，用少量盐拌后放置片刻，挤出水；猪肉丝内放精盐、料酒、蛋清和淀粉拌匀，备用。净锅上火，放花生油，等油热后放入肉丝，肉丝变色时即倒出；锅留余油，放少量水、精盐、味精、料酒，水开后放入西瓜皮丝及肉丝，拌炒后下淀粉勾芡，淋上麻油出锅即可食用。

功效 菜鲜味美，是夏季清热解暑常用的养生方。

瓜皮排骨汤

原料 西瓜皮200克，猪排骨100克，精盐适量。

制用法 西瓜皮洗净，削去外皮，切成丁，待用。猪排骨洗净，剁成小段，放入沸水中氽烫熟，捞出备用。向煲内注入适量的清水，大火煮沸后，投入西瓜皮、猪排骨，小火慢煮30分钟，最后用精盐调味即可。

功效 西瓜皮性凉，有清热解暑、利尿的功效。猪排骨性平，味甘，能补阴养血。两物合用，具有清热解暑、止渴利尿之效。

绿豆
——济世之良谷

【别名】青小豆、菉豆、植豆。

【性味归经】性寒，味甘，无毒。归心、胃经。

绿豆又名青小豆，因其颜色青绿而得名，在我国已有两千余年的栽培历史。由于它营养丰富，用途较多，被人们称为“济世之良谷”。绿豆是夏令饮食中的佳品，营养、药用价值都很高。

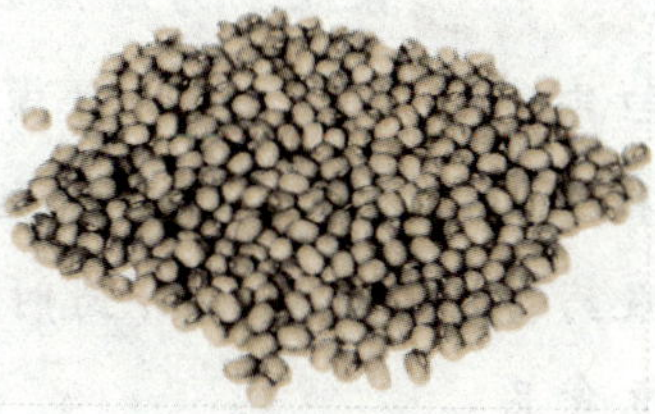

适用人群

绿豆适宜暑热天气或中暑时烦躁闷乱，咽干口渴，有疮疖痈肿、丹毒等热毒所致的皮肤感染及高血压病，水肿，红眼病等病症患者食用，疗效显著。同时也适宜食物、农药、煤气、药草、金石、磷化锌等中毒应急解救时食用。此外，绿豆非常适宜眼病患者食用。

营养价值

绿豆中含有较多的蛋白质，比小麦面粉、小米、玉米面、大米中含量都多，且在绿豆所含的蛋白质中，人体所必需的 8 种氨基酸的含量是禾谷类的 2 ~ 5 倍。绿豆中的淀粉含量仅次于禾谷类。此外，绿豆中还含有丰富的 B 族维生素、矿物质等营养成分以及众多生物活性物质，如香豆素、生物碱、植物甾醇、皂苷等。

养生功效

☞ 消暑解毒

绿豆能清热解毒、消暑祛湿、利水消肿。夏天或在高温环境工作的人出汗多，水液损失很大，钾的流失最多，体内的电解质平衡遭到破坏。用绿豆煮汤来补充是最理想的方法，能够清暑益气、止渴利尿，不仅能补充水分，而且还能及时补充无机盐，对维持水液电解质平衡有着重要意义。

☞ 保护内脏

绿豆中的多糖成分能增加血清脂蛋白酶的活性，使甘油三酯水解，达到降血脂的疗效，从而防治冠心病、心绞痛。绿豆含丰富的胰蛋白酶抑制剂，可减少蛋白分解，保护肝肾。

☞ 利尿消肿

绿豆性凉、味甘，能清暑热、利水湿，可辅助治疗各种水肿，并有抗过敏功效，可预防荨麻疹等过敏性疾病。

专家提醒 绿豆虽为解热祛暑佳品，但其性味寒凉，故脾胃虚弱、肾阳不足及体质虚寒者不宜经常食用。服药，特别是服温补药时不要吃绿豆食品。

选购指南 挑选绿豆的时候不应选霉烂的，这种绿豆的口感已发生了变化，而且含一定的有毒物质。是否霉烂直接看绿豆的表面即可看出，有些霉烂的绿豆还有不好闻的气味，用鼻子仔细闻一下即可发现。有些时候我们会把绿豆的虫口忽略，但是经受过虫害的绿豆其营养成分也会大打折扣。即使绿豆非常小，在挑选的时候也应仔细观察是否有虫口。

养生厨房

绿豆猪肝粥

原料 新鲜猪肝、大米各100克，绿豆60克，精盐适量。

制用法 将猪肝切成片状或条状，绿豆、大米洗净，同放锅中加入适量清水，大火煮沸后改用小火慢熬；煮至六成熟时，将切成片状或条状的猪肝放入锅中同煮，熟后再加精盐调味即成。

功效 此粥补肝养血、清热明目、美容润肤，可使人容光焕发，特别适合面色蜡黄、视力减退、视物模糊的患者。

绿豆炖老鸭

原料 绿豆、薏仁米各38克，老鸭1只，陈皮2片，清水12碗，精盐适量。

制用法 老鸭去内脏，切成两半，切掉鸭尾，洗净，汆烫。陈皮用水浸软，刮去瓤。其他材料洗净。将清水煮沸，把各种材料放入煲内，用大火煮20分钟，再改用小火熬煮2小时，下精盐调味，即可饮用。

功效 绿豆有清热解暑、利尿通淋、解毒消肿之功，鸭肉味甘咸，性偏凉，有清热解毒、滋阴养胃的作用，适合苦夏时或上火者食用。此汤消暑清热，健脾益脏腑，美容养颜，对面疱和水痘亦有疗效。

绿豆南瓜汤

原料 绿豆80克，南瓜100克。

制用法 绿豆洗净，在清水里浸

泡几个小时；南瓜去皮去瓤，洗净，切块。锅内放水烧沸，先下绿豆煮沸5分钟，然后将南瓜块下锅，用小火煮沸，至绿豆开花即可。

功效 此汤不仅能解毒清热，还能延缓糖尿病患者餐后血糖上升。

绿豆薏米海带粥

原料 绿豆、薏米各30克，干海带20克，冰糖适量。

制用法 绿豆、薏米去杂质后洗净，海带用清水浸透，去除泥沙，切成条状。然后将绿豆、薏米和海带一同放入锅中，加适量清水，先大火煮沸，再改小火煲大约2小时，最后放入冰糖，略煮后即可停火食用。

功效 绿豆有清热消暑的功效，薏米有利水渗湿、补脾的作用，海带有消痰平喘、通行利尿等功效。此方可以作为夏季养生食疗方，也可以治疗痤疮、口腔溃疡等湿热疾病。

苦瓜
——君子菜

【别名】锦荔枝、凉瓜、癞瓜。

【性味归经】性寒，味苦，归脾、胃、心经。

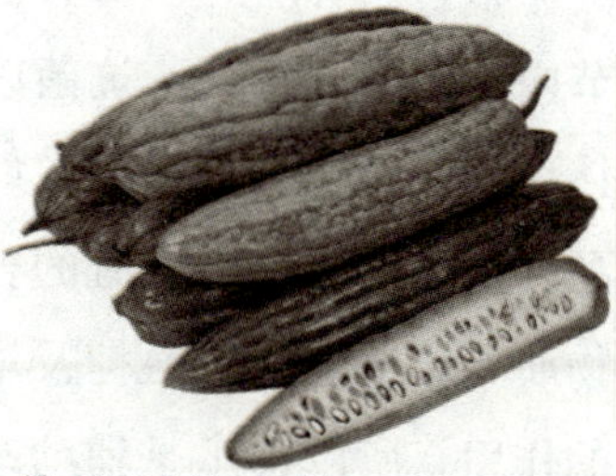

苦瓜以味得名，因“苦”字不好听，粤人又将其称作凉瓜。苦瓜虽然具有特殊的苦味，但仍然受到大众的喜爱。我国民间自古就有“苦味能清热”“苦味能健胃”之说。民间谚语云：“人讲苦瓜苦，我说苦瓜甜。甘苦任君择，不苦哪有甜。”苦瓜与其他食物一起煮、炒，从不会把苦味传给别的食物，所以又有“君子菜”之称。

适用人群

老少皆宜，尤其适合急性痢疾患者、癌症患者和糖尿病患者。

营养价值

苦瓜中的营养物质丰富，其中维生素C的含量极高，每100克苦瓜中大约含56毫克的维生素C。苦瓜中含有丰富的苦味苷和苦味素，能够有效减少脂肪，具有减肥的效果。

养生功效

☞ 清暑解热、健脾开胃

苦瓜所含有的奎宁，能抑制过度兴奋的体温中枢，起到消暑解热作用，还有消炎退热、清心明目的功效。夏季出汗较多，胃口缺乏，食欲不振，而苦瓜中的苦瓜苷能增进食欲，帮助消化，从而起到健脾开胃的作用。

☞ 降血糖、降血脂

苦瓜中含有丰富的苦味苷和苦味素，这些物质可以有效达到降血糖、降血脂、抗肿瘤、预防骨质疏松、调节内分泌、抗氧化、抗菌以及提高人体免疫力等作用，是非常好的保健食品。特别是苦瓜中含有的苦瓜多肽类物质有调节血脂、血糖及增强免疫力的作用，所以苦瓜是辅助改善糖尿病的佳品。

☞ 消脂减肥

苦瓜中的苦味素被誉为“脂肪杀手”，能使摄取的脂肪和多糖减少，所以，人们多吃苦瓜，即使不节食，也可以达到一定的减肥效果。

☞ 美容养颜

苦瓜性寒味苦，入心、脾、胃经，具有清暑解渴、降血压、降血脂、养颜美容、促进新陈代谢等功能。苦瓜含丰富的维生素B_1、维生素C及矿物质，长期食用，能保持精力旺盛，对治疗夏季多发的青春痘有很大益处。

专家提醒 苦瓜中含有较多的草酸，草酸能与食物中的钙结合，影响人体对钙的吸收。长期吃苦瓜，可能会导致钙质缺乏症。苦瓜性寒，故脾胃虚弱、腹泻便溏和体质虚弱的人不宜多吃。女性在生理期若虚寒乏力、下腹冷痛时也应少吃苦瓜。苦瓜含有的奎宁对子宫有刺激作用，可引起子宫收缩，故孕妇应忌食苦瓜，以免造成流产。

选购指南 苦瓜表皮的颗粒大且饱满，纹路清晰，就说明瓜肉较嫩、厚，苦感稍小；如果颗粒比较小、密且无规则排列，说明它的瓜肉相对薄，苦味更大。如果苦瓜外形像大米粒的形状，两头尖尖的，瓜身比较直，就说明这根苦瓜的质量比较好。新鲜的苦瓜颜色是翠绿的，如果颜色发黄，就表明苦瓜已经老了，果肉就不脆了。苦瓜单个重量在500克左右的最好，太轻或者太重都不好。

养生厨房

苦瓜拌芹菜

原料 芹菜、苦瓜各150克，芝麻酱50克，精盐、味精、酱油、醋、蒜泥各适量。

制用法 将芹菜去掉根和叶片，留取茎，洗净切段，用开水焯一下，晾凉备用。将苦瓜削皮去瓤切成细丝，用开水焯一下，过凉开水，沥净苦瓜丝中的水分，和芹菜拌在一起。芝麻酱用凉开水调成稀糊，加入精盐、味精、酱油、醋、蒜泥与芹菜、苦瓜调匀，盛入盘内食用。

功效 本菜肴苦中有香，风味独特，健脾开胃，解热消暑。

此菜具有清热利水、凉肝降压的功效，适合高血压患者食用。

苦瓜酿肉

原料 苦瓜750克，去皮猪肉300克，鸡蛋1个，熟猪油500克，冬菇、虾、蒜、精盐、酱油、味精、水淀粉各适量。

制用法 把苦瓜切成4厘米长的段，然后去瓤，用冷水煮熟后去水。猪肉搅成碎末，冬菇、虾切碎，加鸡蛋、淀粉、精盐调成馅，塞入苦瓜段，用水淀粉封住两端。放入油锅炸至表面呈淡黄色捞出，竖放在碗里，撒上蒜瓣，加酱油上笼蒸熟。将蒸苦瓜的原汁倒入油锅烧开，加味精、水淀粉勾芡，苦瓜翻扣盘中后浇汁即可。

功效 清心明目。

苦瓜排骨汤

原料 苦瓜500克，小排骨600克，新鲜黄豆200克，蜜枣2枚，蒜头2粒，精盐适量。

制用法 洗净所有食材，然后将蒜头拍扁，苦瓜开边去瓤，切成大块。瓦煲放半煲水，水滚后放入所有食材，等水开后，用小火煲2小时，接着放盐再煲15分钟即可。

功效 清热解毒，消暑祛湿。用于防治热痱、湿疹。

第三节
秋季润肺防燥

中医讲“春夏养阳，秋冬养阴”。燥是秋季的主气，这个时节的人体极易受燥邪侵袭而伤肺。秋燥又可分为“温燥”和“凉燥”，前者见于初秋天气尚热或久晴无雨的时候，后者则见于深秋天气转凉之时。但无论是温燥还是凉燥，其结果都会导致阴津耗损，出现皮肤干燥和体液丢失等症状，并伤及人体肺部，可表现为口干、唇裂、鼻塞、咽痛、阵发性干咳，甚至流鼻血或咯出带血的痰等一系列类似上呼吸道感染的“干燥症”。

历代医学家都认为，秋季防燥要注意饮食调理。秋季饮食要遵循“少辛增酸”的原则，当以健脾、补肝、清肺为主，多吃清润甘酸的食物。多吃含酸较多的食物，可以增强肝脏的功能，抵御过盛肺气的侵入，可以起到滋阴润肺、养胃生津的补益作用。

食粥能和胃补脾、润肺防燥，在煮粥时加入梨、萝卜、菊花、百合、芝麻等食药俱佳的食物，能收到良好的润肺防燥效果。加之人的身体经历了酷暑之后，人体各脏腑都很虚弱，抵抗力下降，此时身体虚弱的人吃一些易消化吸收又滋补健体的保健药粥，不但有利于恢复各脏腑虚弱状态，还能增强人体对秋燥的适应能力。

☞ 不要暴饮暴食

到了秋季，人们刚刚经历过苦夏的煎熬，胃口大开，食欲大增。一般人往往进食过多，俗话称“长秋膘”，因此，这个时候也要注意饮食适量，不能放纵食欲，大吃大喝。

☞ 不要多吃刺激性食品

秋天应当少吃一些刺激性强、辛辣、燥热的食品，如尖辣椒、胡椒等，应当多吃一些蔬菜瓜果，如冬瓜、萝卜、苹果、香蕉等。另外，为避免各种湿热之气积蓄，应多吃一些辛香气味的食物，如芹菜。

☞ 饮食不要过于生冷

由于秋季天气由热转凉，人体为了适应这种变化，生理代谢也发生变化。饮食应特别注意不要过于生冷，以免造成肠胃消化不良，发生各种消化道疾患。

☞ 进补不能乱补

秋天是适合进补的季节，但是进补不可乱补，应注意不要无病进补和虚实不分滥补，要注意进补适量，忌以药代食。

梨
——百果之宗

【别名】甘棠、快果、玉乳、蜜父、雪梨、沙果梨、花盖梨、鸭梨。

【性味归经】性凉，味甘、酸，归肺、脾、心经。

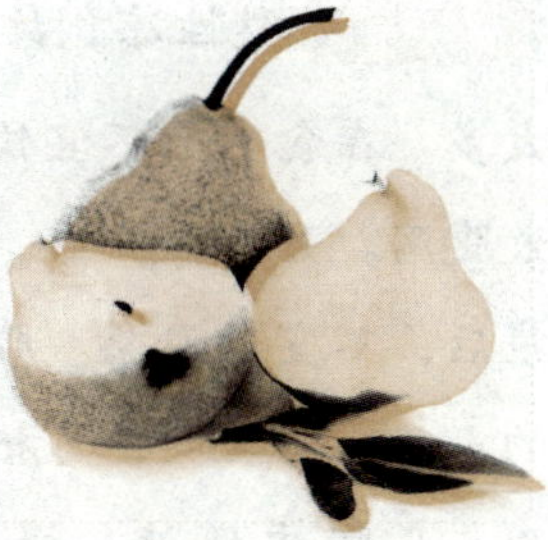

梨多汁，既可食用，又可入药，为“百果之宗”，即宗主的意思。因其鲜嫩多汁、酸甜适口，所以又有“天然矿泉水”之称。在水果大家族里，梨的产量仅次于苹果，居第二位。在世界果品市场上，苹果、梨和橙被称为“三大果霸”。中国特优品种有鸭梨、雪花梨、苹果梨、南果梨、库尔勒香梨等。其中库尔勒香梨具有香气浓郁、皮薄肉细、酥脆爽口、汁多渣少、色泽鲜艳的特点，不但具有很高的营养价值，而且可以药用，在国际市场上被誉为“中华蜜梨”“梨中珍品”“果中王子”。

适用人群

一般人群均可食用。尤其适宜咳嗽痰稠或无痰、咽喉发痒干疼者，慢性支气管炎、肺结核患者，高血压、心脏病、肝炎、肝硬化患者，饮酒后或宿醉未醒者。

营养价值

梨的果肉中含有丰富的果浆、葡萄糖和苹果酸，同时还含有蛋白质、脂肪、钙、磷、铁、胡萝卜素、维生素 B_1、维生素 B_2、维生素 B_3、维生素 C 等多种维生素。新鲜的梨含有较高的水分，达到83%。

养生功效

☞ 清心润肺

吃梨可以有效防治感冒。另外，梨可以改善人体呼吸系统和肺功能，具有养肺的作用。常吃梨，对肺结核、气管炎和上呼吸道感染的患者皆有疗效。

☞ 缓解秋燥

秋季气候干燥时，人们常感到皮肤瘙痒、口鼻干燥，有时干咳少痰，此时吃梨可缓解秋燥，有益健康。

☞ 开胃护肝、防癌抗癌

梨能够增进食欲，可以起到开胃护肝的效果，另外，梨能够防止动脉粥样硬化，对致癌物质有抑制的效果，能防癌抗癌。

专家提醒 梨性凉，故一次不要吃得太多。在食梨后不宜饮开水，否则易致腹泻。另外，产后、外伤、小儿出痘后，不宜食用梨。脾胃虚寒、发热的人不宜食生梨，可把梨切块煮水食用。凡脾虚便溏、慢性肠炎、胃寒病，以及寒痰咳嗽或外感风寒咳嗽、糖尿病患者忌食。

选购指南 选购梨时，一看皮质，皮质薄，没有虫蛀、破皮、疤痕和色变的梨，质量比较好。二是选择形状饱满、大小适中、没有畸形和损伤的梨。三看肉质，肉质细嫩、脆，果核比较小的梨，口感比较好。另外，要想让梨保存的时间长一些，最好将梨把朝上整齐地摆放在容器中。

养生厨房

荸荠百梨汤

原料 荸荠100克，百合20克，雪梨2个，冰糖适量。

制用法 荸荠去皮，洗净，捣烂；百合洗净；雪梨去皮、核洗净，切碎。将上述原料放入锅中，加水适量，大火烧开后，加入冰糖，改用小火再煮10分钟。分1～2次食渣，喝汤。

功效 适用于慢性支气管炎、咳嗽、咽干、大便燥结。

绿豆梨粥

原料 绿豆50克，梨、粳米各100克，冰糖适量。

制用法 1 将绿豆洗净，放入清水中浸软；将梨洗净，去皮、核，切块；将粳米淘洗干净，备用。

2 在锅内加适量水，放入绿豆、粳米煮粥，将熟时加入梨块、冰糖，再煮数沸即成。每日1剂。

功效 清热解毒，润肺止咳。适用于风热咳嗽，咳嗽频剧，气粗，咳吐黄痰，胸闷，咽痛等。

炖木瓜雪梨

原料 鲜牛奶500毫升，木瓜

200克，雪梨250克，蜂蜜适量。

制用法 雪梨洗净，去皮、核，切块；木瓜洗净，去瓤，切块。梨块、木瓜块放入炖盅内，加入鲜牛奶、清水，先用大火烧开，改用小火炖至雪梨、木瓜软烂时，放入蜂蜜调匀即可。

功效 润肺清热，滋阴除烦。

雪梨润肺汤

原料 雪梨2个，沙参15克，蜜枣4个，猪肉约200克。

制用法 1将雪梨洗净，去皮、核，切片；猪肉洗净，切小块，备用。

2将以上材料与蜜枣、沙参同放入砂锅中，加入适量开水，煲1～2小时，即可食用。

功效 清肺热，润肺燥，止咳化痰。适合口燥咽干、肺燥干咳、大便秘结者饮用。一般小儿饮用对预防咽喉炎有一定疗效。

银耳

——长生不老良药

【别名】白木耳、雪耳、银耳子、桑鹅、五鼎芝、白耳子。

【性味归经】性平，味甘、淡，归肺、胃、肾经。

银耳，又称白木耳、雪耳、银耳子等，半透明，柔软有弹性，形似菊花、牡丹或绣球，营养价值极高，有“菌中之冠”的美称。银耳既是名贵的营养滋补佳品，又是扶正强壮的补药。历代皇家贵族都将其看作“延年益寿之品”“长生不老良药”。

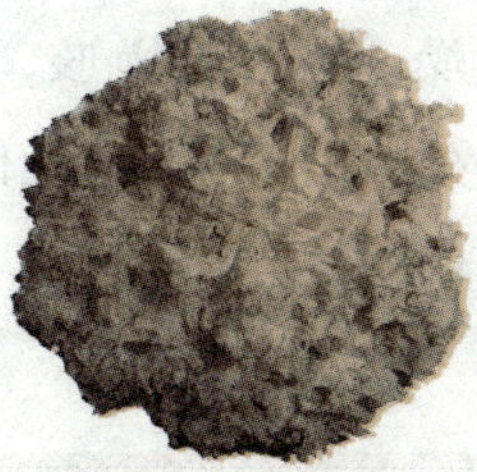

适用人群

老少皆宜，尤其适合肿瘤患者、阴虚火旺者，以及爱美人士。

营养价值

银耳含有维生素D，可以有效防止钙流失。同时，银耳蛋白质中富含17种氨基酸，人体所必需的氨基酸中有3/4都可以从银耳中摄取。另外，银耳含矿物质丰富，如钙、磷、铁、钾、钠、镁、硫等，其中钙、铁的含量最高。

养生功效

☞ 美容瘦身

银耳含有丰富的天然特性胶质，这种物质具有滋阴养颜、清肠和胃的作用。长期服用银耳还具有润肤的效果，起到祛黄褐斑、雀斑的作用。另外，银耳还是一种富含膳食纤维的减肥食品，可帮助胃肠蠕动，减少脂肪吸收。

☞ 清热健胃

银耳用来滋补，对人体有补脾开胃、益气清肠、安眠健胃、补脑、养阴清热、润燥的功效。秋季气候干燥，易引起燥咳，应多吃银耳。另外，银耳对阴虚火旺的患者也有良好的功效。

☞ 预防骨质疏松

银耳富含维生素D，可防止钙的流失，有预防老年性骨质疏松发生的作用。

专家提醒 银耳虽好，但并非人人皆宜，外感风寒、咳嗽多痰、阳虚畏寒者，均不宜食用银耳，大便泄泻者也不适宜。银耳含嘌呤腺苷，可抗血小板凝集，因此，出血患者应慎食。另外，不要食用变质银耳，因为食用后会发生中毒反应，严重者会有生命危险。隔夜银耳汤也不要喝，因为食用后会有损造血功能。

选购指南 千万不要购买“雪白”“漂亮”的银耳，银耳的本色应为淡黄色，根部颜色略深。银耳宜用开水泡发，泡发后应去掉未发开的部分，特别是那些呈淡黄色的东西。银耳易受潮，可先装入瓶中，密封，再放于阴凉干燥处保存。

养生厨房

银耳百合羹

原料 银耳50克，百合30克，红枣10枚，味精、精盐、葱花、冰糖各适量。

制用法 1 将银耳放入温开水中泡开，去掉根蒂，置于开水中煮透。

2 将鲜百合掰开，把外面的老皮洗净。红枣用清水洗净。

3将以上食材一起放入锅中，加入清水，煮开后改用小火，待百合瓣煮烂时，起锅加入味精、精盐、葱花、冰糖适量，即可服用。

功效 养阴清热，健脾安神，对神经衰弱失眠者尤为适宜。

银耳猪肝汤

原料 鲜猪肝50克，白菜叶60克，银耳30克，枸杞子15克。

制用法 1将猪肝洗净，切片；白菜叶洗净，切碎。

2将银耳泡发，撕碎。所有食材一起放入锅中加水煮熟食用。

功效 此汤对肝肾两亏型白内障有良效。

银耳炖木瓜

原料 银耳15克，木瓜（中等大，最好是自然熏熟）1只，北杏仁10克，南杏仁12克，冰糖适量。

制用法 将银耳用清水泡发，洗净，撕成小朵；木瓜削皮去籽，切成小块；南、北杏仁去衣，洗净，连同木瓜、银耳、冰糖一起放入炖煲内，加适量开水炖煮20分钟后即可食用。

功效 滋润养颜。经常食用能养阴润肺，使皮肤得到滋润，防止皱纹过早出现，保持皮肤幼嫩，延缓衰老。还可用于治疗燥热咳嗽、干咳无痰、痰中带血等症。

酒酿银耳

原料 银耳25克，糯米酒100毫升，白糖200克。

制用法 将银耳放入水中泡发，然后捞出切成片状，加入沸水中稍煮，捞起，置于碗内，加入开水蒸煮1小时，然后再加入白糖。把银耳倒入锅内，加入糯米酒煮沸，去除泡沫即可食用。分3次于晚餐时食用。

功效 益气滋阴，养胃润肠。适用于肠胃阴亏导致的心烦不眠、纳少腹胀、身热消瘦、大便秘结等。

银耳雪梨粥

原料 粳米100克，银耳20克，雪梨30克，冰糖适量。

制用法 银耳用水泡发，洗净撕成小块；雪梨洗净，去皮，去核，切成小块；粳米洗净。将粳米、银耳、雪梨一同放砂锅中，加适量清水熬煮至米烂粥稠，出锅时放入冰糖即可。

功效 清热生津，润肺止咳。

莲藕
——水中之宝

【别名】莲菜、莲根、藕、荷梗。

【性味归经】生性寒，熟性温，味甘、涩，归心、肺、脾、胃经。

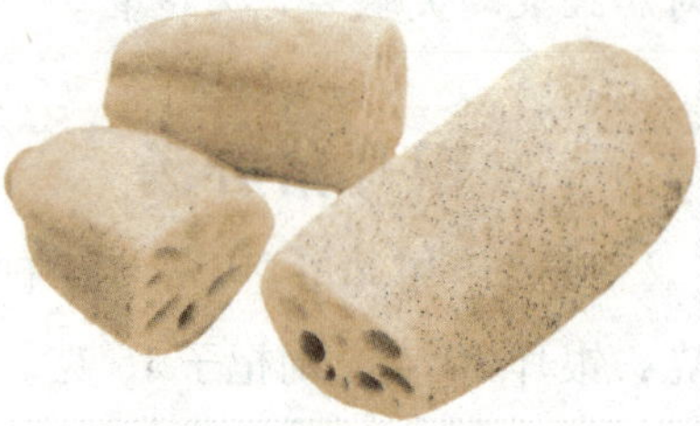

莲藕，原产于印度，很早就传入中国。在南北朝时期，莲藕的种植已经相当普遍了。清朝年间，它还曾被咸丰皇帝钦定为御膳贡品。用莲藕制作的菜肴其色洁白如玉，其形亦美，营养价值极高。莲藕是历代医家推崇的养生食物。其药用价值极高，民间向来视藕为具有药用价值的“灵根”。

适用人群

一般人都可食用，尤其适合出血性疾病、糖尿病、高血压患者以及产妇。

营养价值

藕含有多种营养及天冬素、蛋白质、维生素 C、氧化酶、蔗糖、葡萄糖等。鲜藕含有 20% 的糖类物质和丰富的钙、磷、铁及多种维生素。藕肉易于消化，适宜老少滋补。

养生功效

☞ 止血散瘀

藕含有大量的单宁酸，有收缩血管的作用，可用来止血。藕还能凉血、散血，中医认为其止血而不留瘀，是热病血证的食疗佳品。莲藕味甘多液，对热病口渴、衄血、咯血、下血者尤为有益。

☞ 通便止泻、健脾开胃

莲藕中含有黏液蛋白和膳食纤维，能与人体内胆酸盐，食物中的胆固醇及甘油三酯结合，使其从粪便中排出，从而减少脂类的吸收。莲藕散发出一种独特的清香，还含有鞣质，有一定的健脾止泻作用，能增进食欲，促进消化，开胃健中，有益于胃纳不佳、食欲不振者恢复健康。

☞ 排毒养颜

莲藕中含有多酚类化合物，能把人体内的“垃圾”排出体外，改善气色。

专家提醒 由于莲藕性偏凉，故产妇

不宜过早食用，一般应在生产2周以后食用。脾胃消化功能低下、大便溏泻者不宜生吃莲藕，脾胃虚弱及患肺结核的人应当经常食用煮熟的莲藕。胃寒疼痛者、寒性痛经者则应忌食莲藕。

选购指南 选用莲藕应挑选外皮呈黄褐色、肉肥厚而白的，如果发黑，有异味，则不宜食用。煮莲藕时忌用铁器，以免引起食物发黑。另外，藕节常常被人们弃之不用，其实藕节有很好的止血功能。因为藕节中含有2%左右的鞣质和天门冬酰胺，其止血收敛作用要高于鲜藕。

养生厨房

莲藕甘蔗汁

原 料 新鲜甘蔗25克，鲜嫩莲藕250克。

制用法 将甘蔗削皮，洗净后榨汁；将莲藕洗净切除藕节后榨汁。将以上两种汁液充分混匀，煮沸晾凉后分次饮用，于一日内喝完。

功 效 甘蔗味甘、性寒，清热除烦、生津润燥、和中下气。在这里取其清热作用。莲藕味甘、性微寒，能清热止渴、凉血散瘀。两者合在一起，有清热除烦、凉血散瘀的作用，且味道甘美，易于入口，是夏秋季节的良好饮料。本方还适用于尿路感染且具有低热、尿黄、舌苔黄、脉数等实热表现。

莲藕牡蛎汤

原 料 莲藕500克，牡蛎300克，干虾3个，高汤、精盐、鸡精各适量。

制用法 莲藕刨皮，切成块。牡蛎焯水，剖开，洗净内部泥沙。锅中放入高汤、原料，加其余调料调味，上炉炖40分钟即可。

功 效 汤鲜味美，具有清热解毒、开胃健脾、补心益血的功效。

莲藕红枣煲牛骨汤

原 料 莲藕400克，红枣5枚，牛骨500克，生姜2～3片，精盐适量。

制用法 先将莲藕去节、刮净；红枣浸泡去核、洗净；牛骨洗净，用刀背拍打使其裂开。上述材料一起放进瓦煲内，再放入生姜，加入清水3 000毫升。先用大火煲沸后，再改用小火煲3小时，最后调入适量精盐即可。

功效 莲藕红枣煲牛骨汤气味香浓甘润，具有健脾补虚、强筋健骨的功效。汤中的莲藕味甘性平，可旺血生肌、健脾开胃。牛骨含大量钙质和骨胶原，对治疗骨质疏松很有帮助。

莲藕红豆粥

原料 莲藕50克，红豆20克，糯米100克。

制用法 莲藕去皮洗净后切片；红豆、糯米洗净后用水浸泡1小时。锅置火上，放入清水、红豆、糯米，大火煮开后转小火，熬煮30分钟，将莲藕放入，开锅后转小火煮20分钟即可。

功效 红豆与莲藕搭配煮粥，适合脾虚的儿童食用。

南瓜
——抽烟者的保护神

【别名】北瓜、笋瓜、金瓜、倭瓜、番瓜、麦瓜、饭瓜。

【性味归经】性温，味甘，归脾、胃经。

南瓜很早以前就由美洲传入我国，并被广泛栽培和食用，因此有“中国南瓜”之说。在饥荒年间，南瓜既当菜又代粮，在农村很受欢迎。近年来，人们发现南瓜不但可以充饥，而且还有一定的食疗价值，于是土味十足的南瓜得以登入大雅之堂。

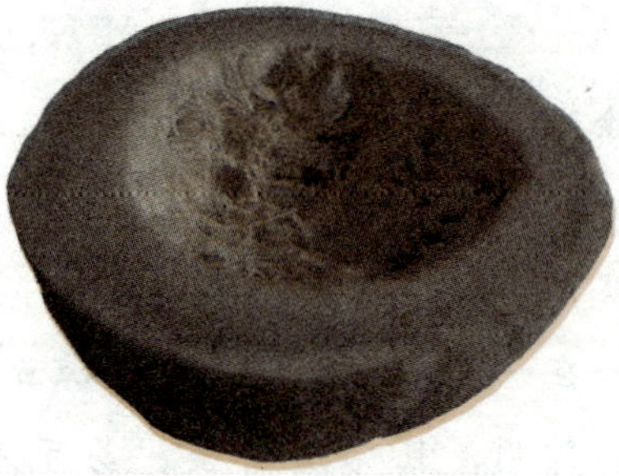

适用人群

老少皆宜，肥胖者和中老年人尤其适合，其中胃病、癌症、糖尿病、前列腺炎患者适宜多吃。

营养价值

南瓜中含有丰富的维生素和果胶。其中果胶的吸附性极好，可以有效黏结和消除体内的细菌毒素，比如重金属中的铅、汞和放射性元素，能够起到解毒作用。另外，南瓜所含的果胶能够保护胃肠道黏膜，免受粗糙食品的刺激，适宜胃病患者。

养生功效

☞ 改善秋燥，预防秋季多发病

南瓜中含有丰富的维生素A、维生素E，可增强机体免疫力，对改善秋燥大有裨益。此外，南瓜有平喘、消肿的作用，多吃能够预防哮喘、支气管炎等秋季多发病。

☞ 防癌治癌

南瓜中含有大量的β－胡萝卜素，可帮助预防多种癌症，并能降低吸烟者的肺癌发病率。

☞ 保护胃黏膜，帮助消化

南瓜所含的果胶可以保护胃肠道黏膜免受粗糙食物刺激，促进溃疡愈合，非常适合胃病患者食用。南瓜中含有一些成分，能促进胆汁分泌，加强胃肠蠕动，帮助食物消化。

☞ 解毒

南瓜中含有的果胶有很好的吸附性，能消除人体内细菌毒素和其他有害物质，如重金属中的铅、汞和放射性元素。

☞ 降血糖

南瓜富含微量元素钴，参与人体内维生素B_{12}的合成，是人体胰岛细胞所必需的微量元素，对防治糖尿病、降低血糖有特殊的疗效。

专家提醒 南瓜最好不要与羊肉同食。南瓜子一次不要吃得太多，食用过量会导致头晕。胃热患者宜少食，否则会感到脘腹胀闷。痞闷胀满者不宜食南瓜，否则易产生胃满腹胀，多食会引起壅气生湿。患有脚气、黄疸者忌食。

选购指南 如果南瓜子呈扁平形状，鲜度通常较差，一般以饱满、没有裂开的为好。新鲜的南瓜外皮和质地很硬，用指甲掐果皮，不留指痕。表面比较粗糙的南瓜，虽然不太好看，但口感可能反而会好。南瓜表皮颜色以色泽金黄微微泛红，或颜色深绿的为好。南瓜的切面要紧致、有光泽，会散发出一种特殊的清香，瓜瓤也要完好。南瓜重量以拿起时有沉手感的较好。切开的南瓜，要选择瓜肉橘黄颜色鲜浓的，这样的南瓜营养成分含量高。

养生厨房

紫菜南瓜汤

原料 老南瓜100克，紫菜10克，虾皮20克，鸡蛋1个，酱油、猪油、黄酒、醋、味精、香油各适量。

制用法 1 将紫菜放入水中浸泡，洗净；鸡蛋打入碗内，搅匀。

2 将虾皮用黄酒浸泡，南瓜去皮、子，洗净切块。

3 将油锅烧热后，放入酱油炝锅，加适量的清水后投入虾皮、南瓜块，煮约30分钟，再把紫菜投入，10分钟后，将搅好的蛋液倒入锅中，加入佐料调匀即成。

功效 此汤具有护肝、补肾、强体之功效，适合肝肾功能不全患者食用。

南瓜大枣粥

原料 南瓜300克，大枣15枚，大米150克，蜂蜜60克。

制用法 1 将南瓜洗净，切块；大枣洗净，大米淘洗干净，备用。

2 在锅内加水，放入大枣、大米煮粥，五成熟时，加入南瓜，再煮至粥熟，调入蜂蜜即成。

功效 南瓜有消炎止痛、补中益气、解毒杀虫等功效。适用于慢性支气管炎之咳嗽痰喘。

赤豆煮南瓜

原料 赤豆30克，南瓜300克，浓缩橙汁10毫升，蜂蜜适量。

制用法 1 将赤豆去杂质，清水浸泡4小时，南瓜去皮、子，洗净，切条。

2 将赤豆放入锅中，加适量清水，煮至熟烂，再放入南瓜，煮熟，倒入浓缩橙汁、蜂蜜，拌匀即可食用。

功效 利水、减肥。适合高血压型肥胖者食用。

水晶南瓜

原料 南瓜1 500克，鸡肉200克，甜面酱、豆瓣酱、酱油、白糖、香油、米酒、葱末、姜末、米粉、猪油、花椒粉、料酒各适量。

制用法 南瓜洗净，雕上花纹，去顶、瓤；鸡肉洗净，切片。锅内加适量水烧沸，放入南瓜焯7分钟，使瓜内水分余去而有光彩。取盆放入鸡肉、米粉，加入甜面酱、豆瓣酱、酱油、白糖、香油、米酒、葱末、姜末、猪油、花椒粉、料酒，拌匀。南瓜内放入拌好的鸡肉，上笼蒸20分钟，取出放在圆盘内即可。

功效 益气养肺，通便润肤。

第四节 冬季宜养肾

冬季气候寒冷，人体受寒冷气温的影响，机体的生理功能和食欲等均会发生变化，因此，合理地调整饮食，保证人体必需营养素的充足，对提高人体的耐寒能力和免疫功能有很大帮助。那么，冬季饮食我们又要注意哪些事项呢？

首先，应保证热量的供给。冬天的寒冷气候使人体的甲状腺素、肾上腺素等激素分泌增加，这些激素会促进和加速碳水化合物、蛋白质、脂肪的分解，以增强机体的御寒能力，这样就造成人体热量散失过多。因此，冬天饮食应以增加热量为主。常见的御寒食物包括：肉类中的羊肉、牛肉、狗肉等，蔬菜中的辣椒、生姜、大蒜、萝卜、大葱、蘑菇等，果品中的大枣、橘子、柚子等。这些食物既能补充足够的营养，又保护了人体阳气。人们食用后身体会觉得暖和。

其次，冬季饮食中应多补充含蛋氨酸的食物。寒冷气候使得人体尿液中肌酸的排出量增多，脂肪代谢加快，而合成肌酸及脂酸、磷脂在线粒体内氧化释放出热量都需要甲基。蛋氨酸通过转移作用可提供一系列耐寒适应所必需的甲基。因此，在冬季应多摄取含蛋氨酸较多的食物，如芝麻、葵花子、乳制品、叶类蔬菜等。

最后，要注意补充维生素。冬天是蔬菜的淡季，蔬菜的数量少，品种也较单一。如果饮食不当，就会造成维生素的缺乏，从而出现各种疾病。如缺乏维生素 A、维生素 B_2，特别是缺乏维生素 C，易出现牙龈肿痛、出血、伤口愈合慢等症状。所以冬季应该注意多吃一些富含维生素的食物，富含维生素 A 的食物包括动物肝脏、胡萝卜、南瓜、红心红薯等食物；维生素 B_2 主要存在于动物肝脏、鸡蛋、牛奶、豆类等食物中；维生素 C 主要存在于新鲜蔬菜和水果中。

另外，医学研究发现，人怕冷与饮食中无机盐缺少很有关系。冬季应多摄取含根茎的蔬菜，如胡萝卜、山芋、藕及青菜、大白菜等，因为蔬菜的根茎里所含无机盐较多。

白萝卜
——保健圣品

【别名】莱菔、芦菔、萝白。

【性味归经】性凉，味辛、甘，归脾、肺经。

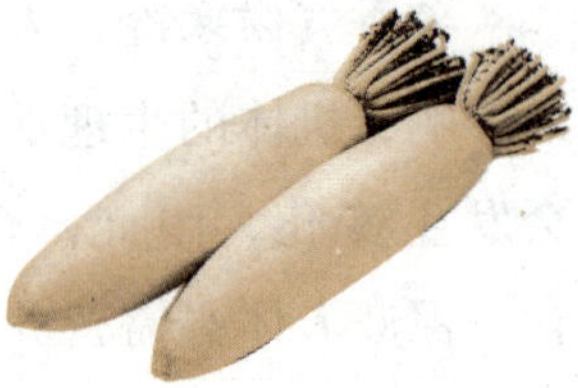

白萝卜是一种大众蔬菜，上至达官贵人，下至平民百姓，餐桌上总少不了白萝卜的身影。白萝卜营养丰富，在我国民间有“萝卜上市，医生没事”“萝卜进城，医生关门”“冬吃萝卜夏吃姜，不劳医生开药方”“萝卜一味，气煞太医”之说。

元代诗人赞美白萝卜写下了这样的诗句：“熟食甘似芋，生吃脆如梨。老病消凝滞，奇功真品题。”

适用人群

一般人群均可食用，尤其适合大便不畅、胃胀烧心者以及急慢性气管炎、咳嗽痰多、气喘者食用。

营养价值

白萝卜含有丰富的水分，其热量较低，含有膳食纤维、钙、磷、铁、钾等物质，其中，维生素C和叶酸的含量较高。另外，白萝卜中含有大量的消化酶，这种消化酶不耐加热，因此，白萝卜适合生吃。

养生功效

☞ 保护肠胃、促进消化

白萝卜中含有淀粉酶及各种消化酵素，这些物质可以分解食物中的淀粉和脂肪，从而达到促进食物消化，解除胸闷的作用。另外，还能够抑制胃酸过多，促进胃肠液分泌，起到帮助消化的效果。另外，白萝卜中的芥子油能促进胃肠蠕动，增加食欲，帮助消化。

☞ 增强机体免疫力

白萝卜含有大量的维生素C，可以有效抑制癌细胞的生长，对防癌抗癌有着非常重要的作用。因此，常吃白萝卜能够达到降血脂、软化血管、稳定血压，预防冠心病、动脉硬化、胆结石等疾病的效果。

专家提醒 白萝卜为寒凉蔬菜，阴盛偏寒体质、脾胃虚寒者不宜多食。胃及十二指肠溃疡、慢性胃炎、单纯甲状腺肿、先兆流产、子宫脱垂等患者也应少食白萝卜。白萝卜不宜与人参、西洋参同时食用，以免药效相反，起不到补益作用。

选购指南 以根形圆整、表皮光滑为宜。一般来说，萝卜皮光滑的肉质更细。挑选时拿在手上掂掂分量，沉甸甸的则表明不是空心萝卜。另外，如果萝卜皮色有半透明的斑块，不仅表明不新鲜，且有可能是严重受冻的萝卜，解冻后皮肉分离。这种萝卜基本上失去了食用价值。买萝卜不能贪大，以中等偏小为宜，这种白萝卜肉质较密实，烧出来呈粉质，口感软糯。

养生厨房

鲤鱼白萝卜汤

原料 白萝卜100克，鲤鱼1条，食用油、料酒、精盐、葱、姜各适量。

制用法 将鲤鱼去鳞、去内脏，洗净，切花刀；白萝卜洗净，切小块备用。食用油入锅，烧至七成热，将鱼下锅煸一下，煸后加适量水，用大火煮沸，然后换小火继续煮。当鱼汤呈乳白色时，加入白萝卜，再煮15分钟，加入葱、姜、料酒和适量精盐，稍煮即可。

功效 健脾养胃，滋阴清肺。

白萝卜粥

原料 白萝卜、大米各100克，白糖适量。

制用法 将白萝卜洗净，切块；大米淘净，放入锅中，加适量清水煮沸后，放入白萝卜块，煮至粥熟时放入白糖，再煮一两沸即成，每日1剂。

功效 下气宽中，消食化痰。适用于消渴口干、食积胀满、咳喘泻痢等症。

白萝卜炖羊肉

原料 羊肉500克，白萝卜300克，生姜、香菜、精盐、胡椒各适量。

制用法 将羊肉洗净，切成2厘米见方的小块；白萝卜洗净，切成3厘米见方的小块；香菜洗净，切成段。将羊肉、生姜、精盐放入锅内，加入适量水，用大火烧开后，再改用小火炖煮1小时，然后放白萝卜块煮熟，最后放入香菜、胡椒，即可食用。

功效 健胃消食。适用于消化不良及营养不良等症。

白菜
——菜中之王

【别名】洋白菜、大白菜、结球白菜。

【性味归经】性微寒，味甘，归胃、大肠经。

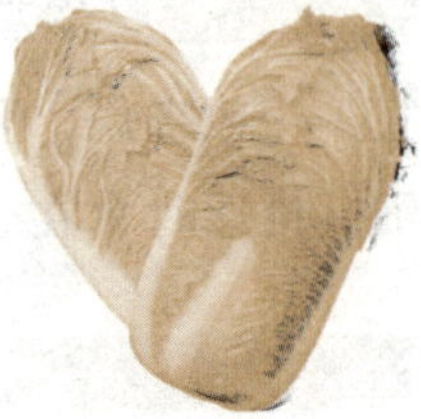

白菜古称“菘”，是我国古老的特产。白菜四季常青，菜质软嫩，口感好，营养价值高，故有“百菜不如白菜”“白菜是块宝，赛过灵芝草”之说。在我国北方地区的冬季，白菜更是百姓餐桌上的常客，因而又有“冬日白菜美如笋”之说。

适用人群

适合所有人食用，更适合慢性习惯性便秘、伤风感冒、肺热咳嗽、咽喉发炎、腹胀及发热之人食用。女性常吃白菜有益。

营养价值

白菜的营养价值很高，其中含有90%以上的纤维素，还含蛋白质、脂肪、膳食纤维、水分、胡萝卜素、尼克酸、维生素 B_1、维生素 B_2、维生素C以及钾、钠、钙、镁、铁、锰、锌、铜、磷、硒、钼等微量元素。冬天是吃白菜的好季节。白菜丰富的膳食纤维和维生素C，可以补足冬天蔬果摄取的不足，也可以平衡吃过多高热量食物或滋补食物产生的热量。

养生功效

☞ 润肠通便

白菜中含有丰富的膳食纤维，可促进肠蠕动，帮助消化，防止大便干燥，促进排便，稀释肠道毒素，既能治疗便秘，又有助于营养吸收。

☞ 防癌抗癌

白菜含有活性成分吲哚-3-甲醇。实验证明，这种物质能促进与乳腺癌相关的雌激素的分解。如果妇女每天吃500克左右的白菜，可使乳腺癌发生率大大降低。此外，其所含微量元素钼、锌和硒，也都具有抗癌效果。

☞ 预防心血管疾病

白菜中富含的维生素C，可清热去火、养胃生津，降低人体胆固醇水平，增加血管弹性。人们常食白菜可预防动脉粥样硬化和某些心血管疾病。

☞ 护肤养颜

秋冬季节空气特别干燥，寒风对人的皮肤伤害极大。白菜中含有丰富的维生素C、维生素E，多吃白菜，可以起到很好的护肤和养颜效果。

专家提醒 白菜可润肠，所以不可过多冷食，气虚胃寒者更不能多吃，而且过敏或虚寒体质的人不适合吃生冷的大白菜。

选购指南 选购白菜时，宜选择包心紧、分量重、底部突出、根部切口大的。菜心包裹紧实，颜色淡绿、黄绿或白色的适合随买随吃；想要长期储存，就要买松散点的。储存白菜的方法是先晾晒两天，控掉老帮多余的水分，然后用报纸逐个包好，再层层码放进菜窖或无暖气的室内，切记不要用塑料袋包裹白菜，以防止腐烂。腐烂的白菜不能吃，因为白菜在腐烂的过程中易产生毒素，所产生的亚硝酸盐能使血液中的血红蛋白丧失携氧能力，使人体严重缺氧，甚至危及生命。切白菜时，应顺其纹理，这样白菜既易熟，又能减少维生素的流失。在烹调时，不宜用焖、煮等方法，以避免其营养物质的大量损失。

养生厨房

金边白菜

原料 白菜500克，干红辣椒75克，姜末、醋、酱油、精盐、水淀粉、食用油、香油各适量。

制用法 白菜洗净，切成长条；辣椒切开、去子。食用油烧至七成热，将辣椒炸焦，放入姜末、白菜，大火急炒，加醋、酱油、精盐，至刀茬处出现黄色，用水淀粉勾芡，浇上香油，翻炒后即可装盆。

功效 具有养胃助食的功效，适用于脾胃虚弱、食欲不振等病症。

白菜素汤

原料 白菜250克，蒜苗50克，精盐适量。

制用法 白菜洗净，切粗丝。蒜苗择洗干净，切段。汤煲中倒入适量清水煮沸，先加入白菜丝煮至将熟，再加入蒜苗段略煮，煮熟后放精盐调味即成。

功效 利尿，通便，瘦身。白

菜中的膳食纤维能刺激肠胃的蠕动，有助于排出肠胃中的食物残渣和体内毒素。

海米醋熘白菜

原料 白菜700克，食用油50克，花椒油5克，海米、酱油各10克，白糖20克，醋15克，精盐2克，味精1克，淀粉（豌豆）8克，料酒5克。

制用法 1 将白菜去外帮取其心，切成小片段，放入沸水锅内焯一下，捞出沥干水分。

2 炒锅上火，放油烧热，下水发好的海米和酱油、精盐、醋、料酒、白糖，加入白菜片翻炒，加水少许，待汤沸时，用水淀粉勾芡，放味精，淋花椒油，盛入盘内即成。

功效 此菜酸咸脆嫩，清香爽口，有补肾清热的功效。

香菇白菜汤

原料 白菜400克，香菇（干）50克，虾仁100克，姜、精盐、食用油、香菜各适量。

制用法 将白菜撕碎，香菇泡软切成小片。锅内放食用油，姜末爆香，放入香菇、白菜拌炒，再放入虾仁适量，加1碗水将白菜煮软，加精盐调味，出锅时拌上香菜即可。

功效 此菜是家常菜中的佳品，有预防感冒、改善口臭、降低血压、解热清肠的作用。

羊肉
——肉中人参

【别名】 羖肉、羝肉、羯肉。

【性味归经】 性温，味甘，无毒，归脾、肾经。

羊肉是我国主要食用肉类之一，其肉质细嫩，味道鲜美。古代医学认为“人参补气，羊肉善补形”，冬季食用羊肉，有进补和御寒的双重功效，故其被称为“冬令补品”，深受人们欢迎。人们常说：“要想长寿，常吃羊肉。”

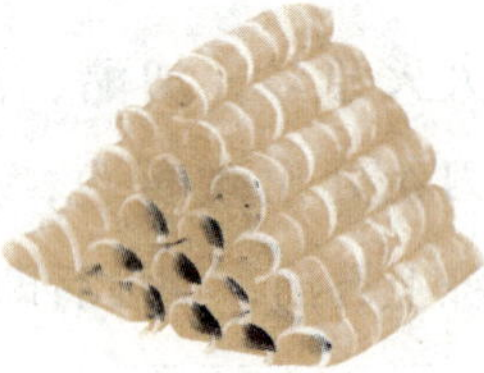

适用人群

适宜支气管炎、咳嗽患者和体虚者、产妇食用。

营养价值

羊肉含有丰富的蛋白质、脂肪、糖类、钙、磷、铁、胡萝卜素及维生素 B_1、维生素 B_2、烟酸等成分。

养生功效

☞ 维护性功能

羊肉含有丰富的微量元素锌，这使其具有补肾壮阳的功效。锌是促进性器官发育并使其保持正常功能所必不可少的营养物质，适量补充羊肉可改善阳痿、早泄等症。

☞ 改善贫血

人体如果缺乏维生素 B_{12} 就会引起血红细胞生存时间缩短、数量减少，从而导致贫血，羊肉含有的维生素 B_{12} 可以改善此症。此外，羊肉还含有铁元素，对缺铁性贫血患者十分有益。

☞ 助消化、调理慢性胃炎

羊肉肉质细嫩，容易被消化，同时羊肉还可以增加消化酶，保护胃壁和肠道，从而有助于食物的消化。羊肉含有丰富的蛋白质，其中的氨基酸种类齐全，对于保护胃功能、促进消化都有很好的作用，可以调养慢性胃炎。

专家提醒 由于羊肉性热，故暑热天不宜食用，有牙痛、口舌生疮、咳吐黄痰等上火症状的人以及发热患者都不宜食用。

选购指南 羊肉有老羊肉和小羊肉之分，老羊肉肉色鲜红，肉质干且粗糙，骨节硬而呈白色；小羊肉色泽浅红，肉质坚挺而纹理细，有弹性。羊肉一般以现购现烹为宜，如暂时吃不完的，可用少许盐腌制 2 天，即可保存 10 天左右。

养生厨房

白萝卜炖羊肉

原料 白萝卜 500 克，羊肉 200 克，香葱、生姜各 10 克，大茴香 8 克，植物油、酱油、白糖、料酒、精盐、味精各适量。

制用法 将白萝卜洗净，去皮切块；羊肉洗净切块，用沸水焯一下后捞出；香葱切成段；生姜切片；大茴香洗净待用。锅内倒入植物油烧至七成热，放入白糖炒至冒泡，加入羊肉炒至变色，再放入大茴香和白萝卜，倒入适量水后加盖炖煮5分钟，添入适量温水用大火煮滚，改用文火炖至羊肉六成熟，将葱段和姜片放入锅内，淋入料酒，调入精盐、酱油，待萝卜和羊肉炖至熟烂，加入味精调味即可出锅。

功效 羊肉肥嫩，白萝卜软烂。此品具有益气补虚、温中开胃、化痰止咳、消食顺气的功效。特别适合体质虚弱、脾胃不和、肾虚阳痿、困倦乏力、腰膝酸软的人食用。

当归姜羊肉煲

原料 羊肉500克，姜片30克，当归2克，葱段、精盐、料酒各适量。

制用法 羊肉洗净、切块，用热水氽烫，去掉血沫，沥干备用；当归洗净，在热水中浸泡半小时，然后切成薄片，浸泡的水不要倒掉，用泡过当归的水煲汤。将羊肉块放入锅内，加入姜片、当归、料酒、葱段和泡过当归的水，然后小火煲煮2小时，出锅前加精盐调味即可。

功效 温肾补阳，健脾补气血。

爆羊肉

原料 羊后腿肉500克，葱白100克，精盐、味精、白糖、胡椒面、酱油、料酒、香油、植物油各适量。

制用法 将羊肉去筋，切成薄片。葱斜刀切片。将羊肉放入碗中，加入精盐、味精、白糖、胡椒面、酱油、料酒、香油，搅拌均匀。炒锅上火，加入油50克，待油烧至七成热时，将羊肉片放入炒散，至五成熟时，放入葱同炒，羊肉熟后即可装盘。

功效 补气养血，冬季食用可抵御风寒，滋补身体。

萝卜蒜苗羊肉汤

原料 白萝卜、羊肉、羊杂碎、红茶、料酒、精盐、味精、辣油、大蒜苗各适量。

制用法 白萝卜洗净，切块；大蒜苗洗净，剁末；羊肉洗净，切丝；羊杂碎洗净，剁碎；用纱布包好红茶。把羊肉、羊杂碎、白萝卜、红茶入锅，加水，用大火烧沸后加料酒，煮到羊肉熟烂，然后放入精盐、味精、辣油、大蒜苗，再煮沸两次即可。

功效 补气养血，祛风化湿，温经散寒。对风湿性关节炎、慢性关节炎、腰腿痛等症有一定效果。

狗肉
——冬季进补佳品

【别名】香肉、地羊、三六香肉。

【性味归经】性温，味咸，归脾、胃、肾经。

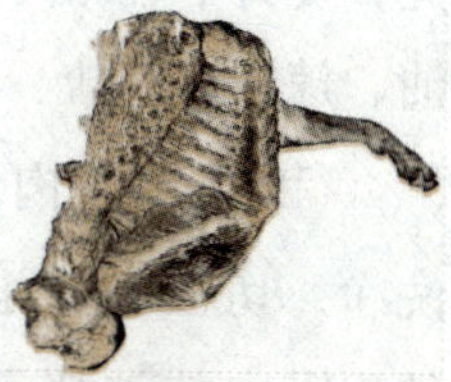

由于狗肉闻起来气味醇厚，芳香四溢，所以有的地方称其为“香肉”。它与羊肉都是冬令进补的佳品，民间有“吃了狗肉暖烘烘，不用棉被可过冬”“狗肉滚三滚，神仙站不稳”的谚语。我国人民尤喜吃狗肉，以南方人居多。

适用人群

适宜阳气不足、老年体弱、四肢不温者，遗尿者，溃疡患者以及性功能减退者食用。

营养价值

狗肉的蛋白质含量为16.8%，比猪肉高；其脂肪含量比猪肉低得多，约为4%。其矿物质与维生素的总体含量与牛、羊肉基本相同。它含有较多的嘌呤类、肌肽、肌酸等成分。

养生功效

☞ 提高抗病能力

狗肉蛋白质含量高，且质量好，尤以球蛋白比例大，对增强机体抗病能力和细胞活力及器官功能有显著功效。常吃狗肉可治疗老年人的虚弱症，改善尿沥不净、四肢厥冷、肾精不振等症状。

☞ 温肾助阳

狗肉是温养强壮食品，非常适合由于性功能减退导致的遗精、早泄、阳痿、不育的男性。经常食用，对女性阴冷之症也有很好的疗效。

☞ 促进血液循环

狗肉可提高人体消化能力，促进血液循环，改善性功能，也可使老年人增强抗寒能力。狗肉对调节血压也有一定的益处。

专家提醒 吃狗肉后易口干，喝米汤可消除这一副作用。

选购指南 新鲜的狗肉色泽鲜红、发亮且水分充足。变质的狗肉，颜色发黑、发紫，肉质变干。病狗肌肉中藏有血块、包块等异物。被毒死的狗，肌肉之间的血液不凝固。

养生厨房

陈皮狗肉汤

原料 狗肉300克，陈皮10克，姜片、蒜苗、清汤、料酒、酱油、辣椒、精盐、植物油各适量。

制用法 狗肉洗净，切块；蒜苗洗净，切段；辣椒洗净，去蒂，切丝。锅中放油烧至七成热，放入蒜苗、姜片、辣椒煸炒，加入狗肉，烹入料酒、酱油，加陈皮、清汤，炖煮至熟，加精盐调味即可。

功效 温补脾胃，补肾助阳。

狗肉石锅汤

原料 煮熟的狗肉400克，白菜、豆腐各100克，甜椒10克，精制狗肉酱、葱花、精盐各适量。

制用法 狗肉、豆腐均切块；白菜洗净，切片；甜椒洗净，去蒂，切块。将精制狗肉酱放入石锅内加水小火烧开，放入狗肉、白菜、豆腐、甜椒，大火煮沸，加精盐调味，撒上葱花即可。

功效 温补脾胃，补肾助阳。可用于治疗体虚怕冷、腰腿疼等症。

五香狗肉

原料 狗肉250克，小茴香、桂皮、丁香各6克，葱、姜、蒜、酱油、料酒、白糖各适量。

制用法 将狗肉洗净（不要切开）放入锅内，加水烧开后放入小茴香、桂皮、丁香以及葱、姜、蒜、酱油、料酒、白糖，煮到狗肉酥烂，取出切成片，放回汤内即可食肉喝汤。

功效 适用于肾阳不足、腰膝软弱、四肢不温、阳痿不举等症。

狗肉粥

原料 狗肉、粳米各100克。

制用法 狗肉切小块，与粳米共煮粥食用（酌加精盐、姜、葱、酒调味）。

功效 温肾壮阳。狗肉温补之性较羊肉更强。适用于老年人体弱阳虚、畏冷、手足不温、腰膝酸软、尿频等症。为冬令进补佳品，但阴虚火旺者勿食。

第三章

饮食分人群，吃对保健康长寿

拥有健康的身体、不老的容颜是每个人的梦想。如何让自己吃得更加安全、健康是所有人的追求。然而每个人的体质不同，对于饮食的需求也不尽相同。孕妇、老年人、青少年、男性，这些不同人群的养生的方法也不同。男女老少应根据自身的特点选择适合自己的日常饮食。做到食物多样化，多摄取对身体健康有益的物质，这样的饮食能使男性更出色，女性更有魅力，孩子们更健康地成长，老年人更加健康长寿。

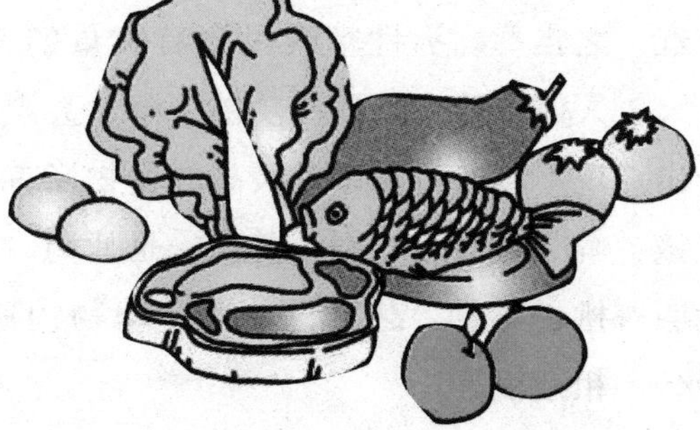

第一节 男性食补

男性在社会生活中，承担着来自社会、家庭的责任和压力，因而对各种营养的需求量特别大。脑力、体力劳动以及性生活都需要消耗大量的营养，如能及时得到合理的补充，对提高身体素质、保证身体健康，以及提高性生活的质量都很重要。

在饮食方面，男性需要从戒烟和增强性功能两个方面全面进补。

一是戒烟。科学研究发现，烟瘾与人体体液的酸碱性有关。健康人的体液偏碱性，而吸烟者为酸性体质。体液呈酸性时会加重烟瘾，呈碱性时则能减轻烟瘾。所以多吃碱性食物能平衡体液的酸碱性而利于戒烟。一般来说，深绿色叶类蔬菜，如菠菜、甜菜、芹菜等都属于碱性食物。应避免饮咖啡、茶、酒、醋、柑橘汁，也要少吃肥肉、油炸食物、面包和西红柿，因为这类饮料和食物呈酸性。

刚开始戒烟的时候身体可能会出现各种不适症状，在这个过程中应该多饮水，有助于体内的烟毒尽快代谢出体内。此外，建议烟民常饮茶水，因为茶水中丰富的维生素和茶多酚能够代替尼古丁带来的兴奋。

二是增强性功能。要想提高性功能，男性最好多吃以下助性食物。

富含性激素及合成激素的食物。这些食物对生精有益，能促进精原细胞分裂与成熟，主要存在于动物内脏，如羊肾、猪肾、狗睾丸、牛鞭、鸡肝、鸡蛋和胎盘等。尤其是动物内脏，本身就含有肾上腺皮质激素和性激素，对精液量的增加和精子的生成十分有利。

摄入充足的优质蛋白质。优质蛋白质的来源主要有禽、蛋、鱼、肉类等动物类蛋白及豆类蛋白，可提供产生精子所需要的各种氨基酸。多吃富含锌、铜、镁、钙等微量元素的食物。如微量元素锌有“夫妻和谐素”之雅称。男性精液里含有大量的锌，人体缺锌会导致性功能下降，甚至出现不育症。含锌量最高的食物当首推鲜美可口的牡蛎，其次，是瘦肉、核桃、花生、芝麻、紫菜、动物内脏、粗杂粮等。

枇杷
——果中之皇

【别名】芦枝、蜜丸、琵琶果。

【性味归经】枇杷果：性凉，味甘、微酸，归肺、胃经；未熟时味酸者，归肝经。枇杷核：性平，味苦。枇杷叶：性凉，味微苦。

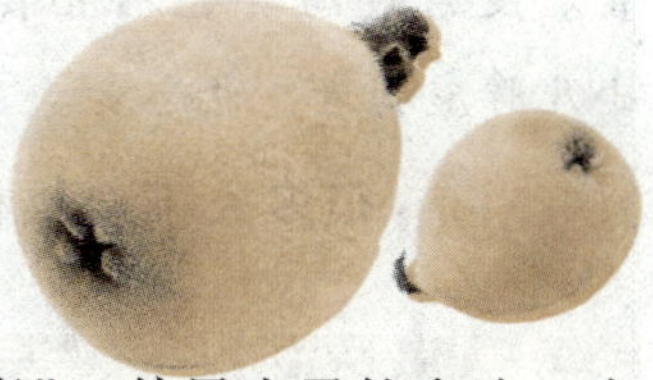

枇杷是我国南方特有的珍稀水果，因果实形状似乐器琵琶而得名。枇杷富含人体所需的各种营养元素，是营养的保健水果。与樱桃、梅子并称为“果中三友”。秋日养蕾，冬季开花，春来结子，夏初成熟，承四时之雨露，为“果中独备四时之气者”。其果肉柔软多汁，味道甘甜，肉质细腻，味道鲜美，被誉为“果中之皇”。

适用人群

一般人群均可食用，肺痿咳嗽、胸闷多痰、劳伤吐血者及维生素 C 缺乏症患者尤其适合食用。

营养价值

枇杷的营养相当丰富，其主要含有糖类、蛋白质、脂肪、纤维素、果胶、胡萝卜素、鞣质、苹果酸、柠檬酸、钾、磷、铁、钙以及维生素 A、维生素 B、维生素 C 等。在枇杷中，胡萝卜素的含量是最高的，并且，其含糖的种类也很多，包括葡萄糖、果糖和蔗糖等。其中所含的维生素 B，对保护视力有一定的效果。

养生功效

☞ 促进消化

枇杷中含有丰富的有机酸，这种物质能够刺激消化腺分泌，从而达到增进食欲的效果，对于消化吸收、止渴解暑有着非常好的效果。

☞ 防止呕吐

枇杷叶晾干后可以制成茶叶，喝枇杷叶茶有泄热下气、和胃降逆的功效，是止呕的良药，对各种呕吐呃逆都有效果。

☞ 润肺止咳、预防感冒

枇杷中含有苦杏仁苷，这种物质可以润肺止咳、祛痰，有治疗各种咳嗽的作用。中医认为，枇杷有清肺、润燥、止咳、和胃、除逆之效，对戒烟有一定的帮助。枇杷果实对流感病毒有抑制的作用，常吃能够预防感冒。

专家提醒 枇杷食用不宜过量，过量易中毒，甚至死亡。枇杷含有大量的果糖，糖尿病患者须谨慎食用为妙。枇杷多食能助湿生痰，脾虚泄泻者忌食。便溏腹泻者也不宜食用。另外，小儿脾虚弱者，也忌食。

选购指南 很多人不会挑枇杷，其实很简单。枇杷表面一般都会有一层茸毛和淡淡的果粉。茸毛完整、果粉保存完好的，说明它在运输过程中没受什么损伤，比较新鲜，其中的维生素C等营养成分含量也比较高。此外，中等大小的枇杷果实，口感会更好一些。太大的可能用了膨大剂，太小的说明同一棵树上果实结得比较多，营养会差一些。

养生厨房

百合枇杷膏

原料 新鲜百合3 000克，枇杷1 000克，蜂蜜300克。

制用法 1 将百合、枇杷洗净，同蜂蜜一起放入锅内。

2 在锅中加水拌匀，用文火焖酥，后用微火炒至不粘手为度，取出冷却，每次2匙，每日2次，开水冲服。

功效 适用于支气管扩张，症见咳嗽、咯血鲜红、口干咽燥。

百合枇杷藕茶

原料 百合、枇杷、鲜藕各30克，白糖适量。

制用法 1 将百合、枇杷和藕片洗净，备用。

2 在锅中加水，放入以上材料，合煮汁，调入适量白糖，若冰糖更佳。代茶频频饮之。

功效 清热养阴，润肺止咳。适用于燥热伤肺、虚热扰胸所致肺炎干咳不止，甚或咳痰带血、口干舌燥、面颊及唇红赤、舌苔薄干、脉细数无力等症。

枇杷银耳粥

原料 粳米100克，枇杷40克，干银耳30克，冰糖10克。

制用法 将粳米淘洗干净，用水浸泡发好；枇杷清洗干净，撕去外皮，切成两半，剔去果核；银耳用温水浸泡涨发，择洗干净。取锅加水、银耳、粳米，大火煮沸后，改用小火熬煮，至粥将成时，加入枇杷、冰糖，再煮两三沸即成。

功效 滋阴润肺，止咳。

洋葱
——保健多面手

【别名】球葱、圆葱、玉葱、葱头、荷兰葱。

【性味归经】性温，味辛，归脾、肺、胃经。

洋葱是一种集营养、医疗和保健于一身的特色蔬菜，在很久以前就备受重视。古代希腊和罗马的军队，认为洋葱能激发将士们的勇气和力量，便在伙食里加进大量的洋葱。国人常惧怕其特有的辛辣香气，而在国外它却被誉为“菜中皇后”，营养价值很高。

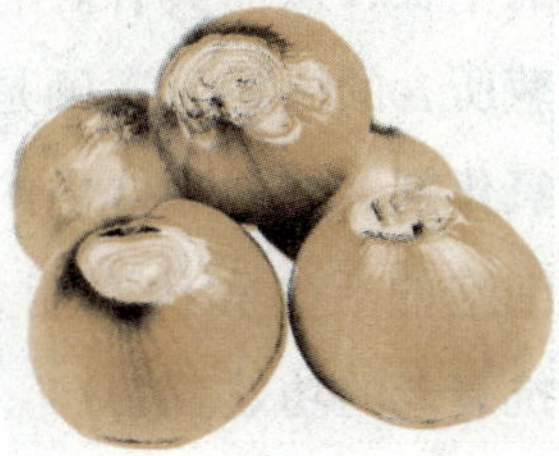

适用人群

一般人均可食用。尤其适合中老年人，高血压、脑血栓患者，以及患有肠道疾病的人。

营养价值

洋葱中含有蛋白质、碳水化合物、挥发油、苹果酸、钙、磷、铁、维生素 A、维生素 B_1、维生素 B_2、烟酸、维生素 C 等多种营养成分。洋葱气味辛辣，能刺激胃、肠、消化腺分泌胃液、消化液，增进食欲，促进消化，且洋葱不含脂肪，其精油中含有可降低胆固醇的硫化物。

养生功效

☞ 杀菌消毒，预防感冒

洋葱中所含的大蒜素能提高维生素 B_1 的吸收率，并且能延长维生素 B_1 在人体内发挥效用的时间。大蒜素还具有较强的杀菌作用，能帮助我们有效抵御流感病毒的侵袭。

☞ 对抗哮喘、清肺

洋葱含有至少三种抗发炎的天然化学物质，可以治疗哮喘。由于洋葱可以抑制组胺的活动，而组胺正是一种会引起哮喘过敏症状的化学物质。另外，洋葱的清肺功能十分显著，可促进烟毒排出。

☞ 预防血管疾病

洋葱是目前所知唯一含前列腺素 A 的蔬菜。前列腺素 A 能扩张血管、降低血液黏稠度，有降血压、减少外周血管血流量、增加冠状动脉的血流量和预防血栓形成的作用。其既能对抗人体内儿茶酚胺等升压物质的作用，又能促进钠盐的排泄，从而使血压下降。

☞ 防癌抗癌

洋葱中含有一种叫作“栎皮黄素”的物质，这是目前所知最有效的天然抗癌物质之一。它能阻止体内的生物化学机制出现变异，控制癌细胞的生长，从而具有防癌抗癌作用。洋葱所含的微量元素硒是一种很强的抗氧化剂，能消除体内的自由基，增强细胞的活力和代谢能力，具有防癌、抗衰老的功效。

专家提醒 洋葱一次不宜食用过多，食用过多会胀气和排气过多，给人造成不快。同时凡有皮肤瘙痒性疾病、眼疾以及胃病、肺胃发炎者应尽量少吃。洋葱辛温，热病患者应慎食。

选购指南 洋葱以葱头肥大，外皮光泽，无机械伤和泥土，不带叶，不抽薹，鳞片紧密，辛辣味和甜味浓的为佳。选购洋葱，应注意：洋葱球体完整、球型漂亮，表示洋葱发育较好。洋葱表皮越干、越光滑越好，最好可以看出透明表皮中带有茶色的纹理。可以检查一下洋葱表面黑黑的部分是泥土还是霉斑。洋葱以无机械伤害，无挤压变形为好。若洋葱外表受到机械伤害，则较不易保存，容易坏掉。

养生厨房

洋葱炒猪肝

原料 猪肝1个，洋葱1个，精盐、白糖、味精、植物油、水淀粉、胡椒粉、酱油、料酒、香油、姜丝、葱丝各适量。

制用法 将洋葱除去外皮，洗净后切成丝；将猪肝洗净后切成片，用水淀粉、胡椒粉、料酒、白糖、酱油一起腌渍。将猪肝放在沸水中焯烫片刻，捞出控水。植物油烧热，放入洋葱丝、姜丝、葱丝爆香，加入猪肝片和精盐，用大火炒熟，出锅前用味精调味，淋上香油即可。

功效 疏肝理气，健脾益气。

洋葱牛肉饼

原料 牛肉200克，洋葱1个，鸡蛋1个，精盐、酱油、白糖、水淀粉、清汤各适量。

制用法 将洋葱洗净切成末；牛肉洗净剁成蓉，放一大碗内，并加精盐、酱油、白糖少许，鸡蛋1个，水淀粉少许，拌和均匀。将牛肉平铺在涂油盘中，上笼蒸成牛肉饼，冷却后用刀切成小牛肉排，排列于盆中。炒锅加热，放入少许油，煸炒洋葱出香味，加入少许清汤、酱油、白糖稍煮片刻，加入水淀粉勾芡，淋在牛肉排上即可。

功效 补气补血，健脾益胃。

西红柿洋葱汤

原料 西红柿2个，洋葱半个，葱1根，高汤、盐适量。

制用法 洋葱去皮后洗净切片；西红柿洗净，用热水烫去表皮再切块；葱切成葱花。高汤和洋葱片、西红柿块一起下锅，煮开后改用小火煮30分钟，加盐调味，撒上葱花即可。

功效 洋葱具有发散风寒的作用，能抗寒、抵御流感病毒，有较强的杀菌作用。番茄富含维生素C和胡萝卜素，与洋葱搭配一起煮汤，具有开胃提神、抗菌消炎、清热生津的功效。

洋葱肉片

原料 瘦肉、洋葱各100克，萝卜50克，姜丝、精盐、调料各适量。

制用法 瘦肉切薄片，加姜丝煸熟。洋葱切菱形片，萝卜切丝，加入各种调料，大火翻炒后加入瘦肉片拌匀即可起锅。

功效 用于脾胃虚寒，运化不足引起的食少纳呆、上腹不适、脘腹冷痛、厌食呕逆等症。

韭菜

——春菜第一美食

【别名】韭，山韭，长生韭，丰本，扁菜，懒人菜，草钟乳，韭芽。

【性味归经】性温，味辛，归脾、肺、胃经。

韭菜，又名“起阳草”，味道非常鲜美，还有其独特的香味。韭菜还被称为“懒人菜”，因为只要种一次，就可以割了又长，长了又割。在我国，几乎所有的省份都有栽培，是栽培地域最广的蔬菜之一。韭菜自古就有“春菜第一美食”的美称，是蔬菜中的佼佼者，深受人们喜爱。

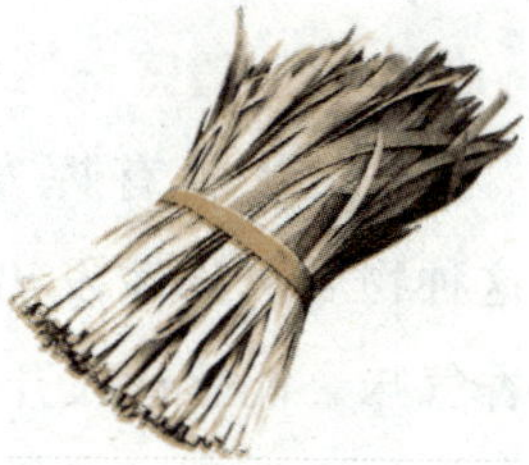

适用人群

一般人群均可食用。尤其适合便秘者、寒性体质者，男性阳痿、女性痛经者。便秘者建议多吃，因为韭菜含有大量的膳食纤维，能促进肠蠕动，润肠通便。

营养价值

韭菜含有极高的水分，热量较低，含有丰富的铁、钾、维生素 A、维生素 C 等营养物质。韭菜具有独特的辛香味，这是因为其所含的硫化物所造成的气味。这些硫化物可以起到杀菌消炎的作用，能够提高人体的免疫力。

养生功效

☞ 行气理血

韭菜具有的辛辣气味可以起到散瘀活血、行气导滞的作用，对于跌打损伤、反胃、肠炎、吐血、胸痛等症有非常好的治疗效果。

☞ 益肝健胃

韭菜中含有挥发性的硫化物，这种物质可以散发出一种独特的辛香气味，能够让人开胃，增进食欲，达到促进消化、健脾胃的效果。

☞ 润肠通便

韭菜中含有丰富的维生素和粗纤维，可以促进胃肠的蠕动，治疗便秘，预防肠癌，具有润肠通便的作用。

专家提醒 韭菜性温味辛，虽有壮阳益肾祛寒之功，也能引起皮肤疮毒，多食令人口臭和目眩，还会上火，且不易消化，因此阴虚火旺、有眼疾的人不宜多食。由于韭菜中含有大量膳食纤维，特别是老韭菜含量更多，所以消化功能较差，尤其是患有胃或十二指肠溃疡疾病的人，最好少吃或不吃韭菜。即使吃，也应选新鲜嫩韭菜为宜。

选购指南 韭菜以叶肉肥厚，叶片挺直，叶色鲜嫩、翠绿有光泽，不带烂叶、折叶、黄叶、干尖，无斑点的为好。韭菜通常要经过捆扎才能运输，一般腰部紧的新鲜，松的不新鲜；也可以用手抓住韭菜根抖一抖，叶子发飘的新鲜，叶子飘不起来的不新鲜。查看一下韭菜根部的割口是否整齐，如果整齐则是新鲜的韭菜。如果韭菜中间长出心来，则不新鲜，大多是放得时间有些长了。

养生厨房

韭菜香油炒鸡蛋

原料 韭菜300克，鸡蛋3个，麻油、精盐各适量。

制用法 1将韭菜洗净，切段；鸡蛋打入碗中，搅匀，备用。

2在锅中加入麻油烧热，放入韭菜略炒，加入鸡蛋液、精盐，炒熟佐餐。

功效 治肾气不足而致的遗精。

韭菜炒鲜虾

原料 韭菜150克，鲜虾240克，菜油、味精、精盐各适量。

制用法 1将韭菜洗净，切段；鲜虾去壳。

2将锅烧热，放入菜油，待油泡消失，倒入韭菜、鲜虾，反复翻炒，撒入味精、精盐，炒匀即起锅。

功效 补肾壮阳，益肾固精。适用于肾阳虚肾精不固的遗精、阳痿、早泄、遗尿等症。

韭菜炒核桃虾仁

原料 韭菜500克，核桃100克，虾仁20克，植物油、精盐、味精各适量。

制用法 韭菜洗净，切成3厘米长的段。虾仁用温开水浸泡30分钟后再洗净。核桃去壳取肉，洗干净。先将锅用旺火加热，下植物油，烧至八成热后放入核桃肉、虾仁，改用中火炒熟后，再放入韭菜翻炒片刻，加精盐、味精调味后即可。每日1～2次，连用20～30天。

功效 补肾壮阳。适用于肾阳虚腰膝酸软，头晕目花，阳痿，早泄，精寒（指精子活动能力差）不育，精子减少症。

韭菜粥

原料 新鲜韭菜40～60克，粳米100克，精盐适量。

制用法 新鲜韭菜洗净后切细末。先把粳米放进盛有沸水的锅中煮成粥，待粥煮好后，加入韭菜末、精盐，再煮2分钟即可。

功效 补肾壮阳，固精止遗，健脾暖胃。适用于因脾肾虚所致的腹痛、腹冷、泄泻或便秘、虚寒久痢、噎膈反胃、阳痿、早泄、遗精、腰膝酸冷等症。需要注意的是，阴虚内热、身有疮疡的患者忌食此粥。炎夏季节也不宜食用。

虾
——备受青睐的水产品之一

【别名】虾米、开洋、曲身小子、河虾、草虾。

【性味归经】性温，味甘，归肝、肾经。

虾，有许多有趣的别称，如长须公、虎头公、曲身小子等。虾可分为淡水虾和海水虾两种。我们常见的青虾、河虾、草虾和小龙虾等属于淡水虾，对虾、明虾、基围虾、琵琶虾、龙虾等都属于海虾。其肉质肥嫩鲜美，食之既无鱼腥味，又没有骨刺，老幼皆宜，备受青睐。虾的吃法多样，可制成多种美味佳肴。

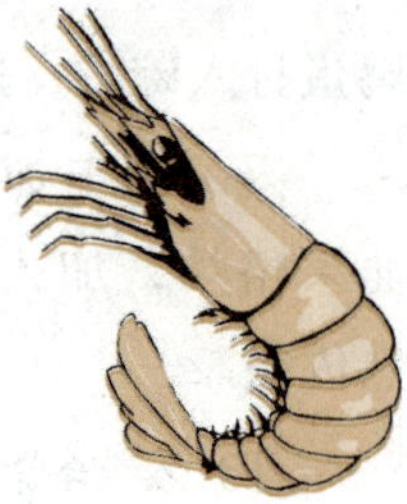

适用人群

一般人群均可食用。中老年人、孕妇、心血管病患者、肾虚阳痿患者、男性不育症患者、腰脚无力之人更适合食用。

营养价值

虾营养极为丰富，所含蛋白质是鱼、蛋、奶的几倍甚至十几倍，还含有丰富的钾、碘、镁、磷等微量元素和维生素A、氨茶碱等成分。其肉质松软，易消化，是适合老年人食用的营养佳品，对身体虚弱以及病后需要调养的人也是极好的滋补食物。

养生功效

☞ 预防骨质疏松

虾皮含有大量的钙和甲壳素，常吃虾皮可预防骨质疏松症。

☞ 预防动脉硬化

虾中含有丰富的镁，镁对心脏活动具有重要的调节作用，能很好地保护心血管系统，减少血液中胆固醇含量，防止动脉硬化，同时还能扩张冠状动脉，有利于预防高血压及心肌梗死。

☞ 增强人体免疫力

虾的营养价值极高，能增强人体的免疫力和性功能，补肾壮阳，抗早衰，可医治肾虚阳痿、畏寒、体倦、腰膝酸痛等病症。

专家提醒 对海鲜过敏或患有过敏性疾病，如过敏性鼻炎、过敏性支气管炎、反复发作性过敏性皮炎患者均不宜食用虾。虾为发物，所以凡有疮瘘宿疾者或在阴虚火旺时，也不宜食用虾。另外，虾含有比较丰富的蛋白质和钙等营养物质。如果把它们与含有鞣酸的水果，如葡萄、石榴、山楂、柿子等同食，不仅会降低蛋白质的营养价值，而且鞣酸和钙离子结合形成不溶性结合物鞣酸钙后会刺激肠胃，引起人体不适，出现呕吐、头晕、恶心和腹痛、腹泻等症状。因此，海鲜与这些水果同吃至少应间隔2小时。

选购指南 鉴别鲜虾的质量。一看外形，新鲜的虾头尾完整，虾身较挺，有一定的弯曲度。不新鲜的虾，头与体、壳与肉相连松懈，头尾易脱落或分离，不能保持其原有的弯曲度。二看色泽，新鲜虾皮壳发亮，河虾呈青绿色，对虾呈青白色或蛋黄色。不新鲜的虾，皮壳发暗，虾从原色变为红色或灰紫色。三看肉质，新鲜的虾，肉质坚实、细嫩，手触摸时感觉硬，有弹性。不新鲜的虾，肉质松软，弹性差。四闻气味，新鲜虾无异味。若有异臭味则为变质虾。

养生厨房

虾仁豆腐汤

原料 虾仁15~20克，豆腐2~3块，精盐、葱、姜、味精各适量。

制用法 将虾仁洗净，豆腐切块，然后一同放入砂锅中水煮，再放入葱、姜、精盐、味精，待虾仁熟后，饮汤食豆腐和虾仁。

功效 补益脾肾。适用于脾肾虚诸症。

虾米粥

原料 粳米100克，虾米30克。

制用法 虾米用温水泡半小时，入锅如常法煮粥。早或晚顿服。

功效 益精壮阳，通乳。适用于先天不足、肾精亏虚、阳痿等症。

黑木耳香葱爆河虾

原料 河虾300克，香葱50克，黑木耳、精盐、鸡精、香油各适量。

制用法 河虾汆烫；香葱洗净切段；黑木耳择洗干净。油锅烧热，爆香葱段，加河虾、黑木耳及精盐、鸡精炒匀，淋香油即成。

功效 此菜含有蛋白质、多种维生素和矿物质，适宜幼儿食用。

第二节
女性食补

女性和男性在生理、病理上有着显著的不同。特别是在生理上，女性担负着生育的责任。女性从十二三岁的月经初潮开始，会经历妊娠、分娩、哺乳、更年期绝经等一系列生理变化。因而会形成妇女特有的疾病。针对生理上的这些变化，中医认为女性要重视调补气血。中医认为血是物质基础，气是血液运行的动力，若气血不和，则可导致月经不调，并引起一系列伴随月经而来的疾病。

针对女性一生中不同的生理阶段，需要在饮食方面进行有针对性的进补。

在月经期，约有3/4的女性月经来潮前1～2周会出现心情抑郁、烦躁易怒、神经过敏等情绪变化，变得焦虑或忧愁。碳水化合物能够提高血清素的水平，因此有镇静和安慰神经的作用。日常生活中看似普通的大米、面等主食以及红薯、土豆等，碳水化合物含量极其丰富，是典型的抗抑郁食物。碳水化合物摄入不足会影响其他营养素的吸收，降低身体的免疫能力。同时，还要补充维生素和微量元素，它们能够缓解经期身体和精神上的不适。

在妊娠早期，即怀孕后1～12周，孕妈妈的饮食以富含蛋白质、少油腻、易消化吸收为原则。妊娠中期的饮食原则是补充热量，兼顾其他，营养丰富，易于消化。妊娠晚期，即7个月之后，孕妈妈需要补气、养血、滋阴，营养增加总量为原先的20%～40%，另外，孕妈妈要常食和多食富含叶酸的食物，如菠菜、牛奶、动物肝脏、土豆、西红柿等，以消除或减少叶酸缺乏的可能。

进入更年期，不少妇女会出现月经紊乱的现象，经血量多，经期延长，周期缩短，常可导致贫血。对此，首先要积极治疗月经紊乱，同时注意补充蛋白质、铁、维生素A、维生素C、维生素B_{12}与叶酸，多吃动物肝脏、瘦肉、鸡鸭血，另外，新鲜蔬菜、水果、红枣、红小豆、桂圆、糯米也有健脾、益气补血作用。

荔枝
——果中珍品

【别名】丹荔、丽枝、香果、勒荔、离枝。

【性味归经】性温，味甘、酸，归脾、胃、肝经。

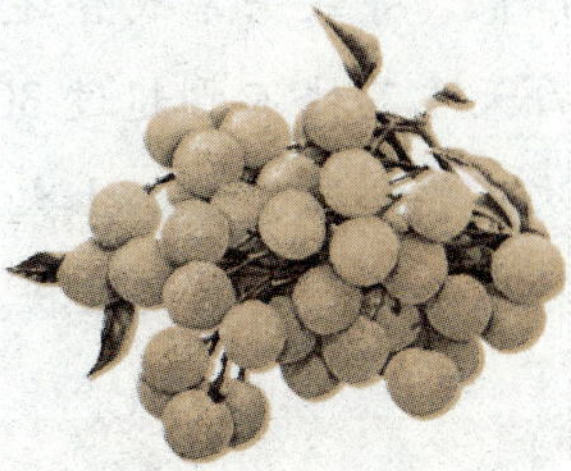

荔枝，又叫离枝。据5世纪前后成书的《扶南记》解释说："此木结实时，枝弱而蒂牢，不可摘取，必由刀斧劙取其枝，故以为名。劙与荔同。"

荔枝是我国江南的名贵水果，享有"岭南果王"和"果中珍品"之美誉，并与香蕉、菠萝、龙眼一同称为"南国四大果品"。荔枝曾因杨贵妃喜食而闻名，使得杜牧写下"一骑红尘妃子笑，无人知是荔枝来"的千古名句。

适用人群

一般人群均能食用。尤其适合产妇、老人、体质虚弱者、病后调养者食用。

营养价值

荔枝肉中含有葡萄糖、蔗糖、蛋白质、脂肪、胡萝卜素、维生素 B_1、维生素 B_2、维生素C、叶酸、柠檬酸、苹果酸、钙、磷、铁、精氨酸、色氨酸等营养物质。其中，荔枝果肉中含有大量的葡萄糖、蔗糖，含糖量极高，具有补充能量、增加营养的作用。现代研究发现，荔枝还具有健脑的效果，可以改善失眠、健忘、神疲等病症。

养生功效

☞ **健脑**

荔枝对大脑组织可以起到很好的补养作用，能明显改善失眠、健忘、倦神疲等症。

☞ **美容**

荔枝中的维生素能够促进毛细血管的血液循环，对雀斑等皮肤病有非常好的治疗效果，使皮肤变得更加细腻光滑。

☞ **提高免疫力**

荔枝富含维生素C和蛋白质，含糖量位列多种水果的首位，能够起到补充能量、增加营养、提高免疫力的功效。

专家提醒 荔枝不宜多吃。大量食用荔枝会患“荔枝病”，即突发性低血糖症。因为荔枝中含有大量的天然果糖，过量食用会使人体血中果糖含量显著升高，以致血中葡萄糖含量相对降低，导致头晕或昏迷。建议成年人每天吃荔枝不要超过300克，儿童一次不要超过5个。上火的人不宜吃荔枝，以免加重上火症状。

选购指南 选购荔枝时，依其品种特性选择新鲜、颗粒饱满者为佳，果实适中、果形圆而略尖、果皮鳞状明显易见并具刺手感觉的更佳。吃荔枝前后适当喝点盐水、凉茶或绿豆汤，可以预防上火。把新鲜荔枝去皮浸入淡盐水中，放入冰柜里冰后食用，不仅可以预防“虚火”，还具有醒脾消滞的功效。

养生厨房

荔枝大枣羹

原料 新鲜荔枝100克，大枣10枚，白糖少许。

制用法 1 将荔枝去壳除核，切块；另将大枣洗净，备用。

2 在锅内放入大枣，加清水烧开后，放入荔枝、白糖。待糖溶化烧沸，装入汤碗。

功效 甘温养血，益人颜色，健脾养心，安神益智。适用于气血不足、面色萎黄、失眠健忘等病症。妇女产后虚弱、贫血者亦可常食。

荔枝大米粥

原料 干荔枝10个，大米80克，白糖适量。

制用法 荔枝去壳，大米洗净。将大米放入锅中，加适量清水，熬煮至七成熟，加入荔枝同煮成粥，粥熟后加入白糖调味。

功效 健脾益气，生津养血。

荔枝山药莲米粥

原料 干荔枝5个，粳米100克，山药、莲子各15克，红糖适量。

制用法 将干荔枝去壳除核，清水洗净；把粳米淘洗干净；将山药去皮，洗净，切成薄片；莲子放入温水中浸泡软，剖开去心，再次洗净。锅内放清水，加入荔枝、粳米、山药、莲子，置于炉火上煮，先用大火烧开，再改用小火熬煮至米烂汁黏稠时，放入红糖，稍搅拌，片刻后离火即可食用。

功效 此粥黏稠，鲜香可口，具有开胃增食、补气益力的功效，对产妇胃口不开有良好的增进食欲的作用。同时，还是阴血不足、产后贫血、体质虚弱者的补益佳品。

荷花荔枝鸭

原料 荔枝、猪瘦肉各200克，鲜荷花1朵，鸭1只，火腿、姜、葱、精盐、绍酒、清汤各适量。

制用法 将鸭洗净，切开背，去嘴及内脏，敲断脊骨，放入开水中氽一下，取出，备用。荷花洗净，掰下花瓣叠好，剪齐两端，放入开水锅中氽一下捞起。荔枝洗净，去壳和核，切成两半。将火腿切成丁，猪瘦肉切成小块。取蒸盆1个，先放火腿、猪肉、鸭、葱、姜、绍酒，再加水适量，用湿纸封口，入蒸笼蒸2小时至鸭肉熟透，去掉姜、葱、火腿、猪肉，撇去汤面上的油泡沫，再加入荔枝、荷花、精盐、清汤蒸约20分钟即成。

功效 滋阴健脾，养血生肌，润肤美容。

莲子
——脾之果

【别名】莲肉、白莲子、建莲子、湘莲子、石莲子。

【性味归经】性平，味甘、涩，归脾、肾、心经。

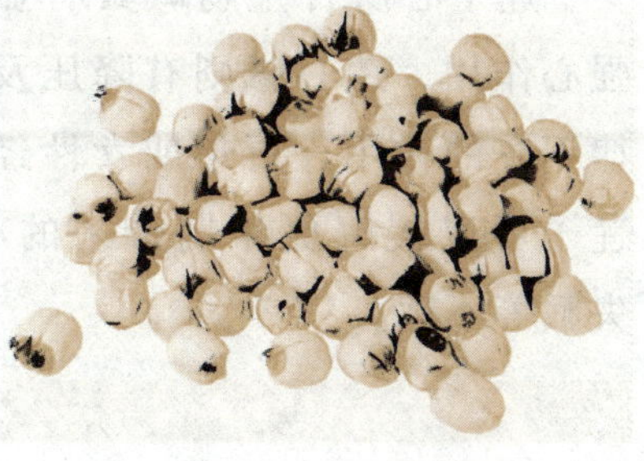

莲子生在小巧玲珑的莲蓬之中，因为外壳坚硬，古人称之为石莲子。莲子是常见的滋补之品，有很好的滋补作用，一般家庭常用它制作冰糖莲子羹和八宝粥。古今丰盛的宴席上，无不备有莲馔，如宋代《武林旧事》描写宋高宗的御宴、《西游记》中的“天厨”御宴、《红楼梦》中描写的贾府盛宴，均有“莲子肉”“干蒸莲子”，而“莲子汤”则是最后的压席菜，尚有“无莲不成席”之势。古人认为经常服食莲子，百病可祛，因为它“享清芳之气，得稼穑之味，乃脾之果也”。

适用人群

一般人群均可食用。尤其适宜中老年人、体虚、失眠、食欲不振及癌症患者。

营养价值

莲子富含蛋白质、多种维生素和矿物质以及微量元素，热量也较高，是很好的钙源、磷源。莲子还含有天门冬素和蜜三糖等。莲子心含有莲心碱、异莲心碱等多种生物碱，味道极苦，有清热泻火之功能，还有显著的强心作用，能扩张外周血管，降低血压。

养生功效

☞ 降血压

莲子所含非结晶形生物碱 N－9 有降血压的作用，对高血压患者稳定血压有一定的作用。

☞ 强心安神

莲子心所含生物碱具有显著的强心作用，莲心碱则有降压及抗心律不齐的作用。更年期女性经常吃莲子可以缓解更年期带来的心悸、失眠等不适。

☞ 滋养补虚、止遗涩精

莲子中所含的棉子糖，是老少皆宜的滋补品，对于久病、产后或老年体虚者，更是常用营养佳品；莲子碱有平抑性欲的作用，对于青年人梦多、遗精频繁或滑精者，服食莲子有良好的止遗涩精作用。

专家提醒 莲子是滋补之品，便秘和脘腹胀闷者忌用。变黄发霉的莲子不要食用。

选购指南 有的莲子看起来又白又干净，这种莲子很有可能被人为添加了化学漂白剂，而且这些物质会对肝脏造成伤害，引起重金属中毒。优质的莲子，去皮后外表仍会有一点皱皮或未处理干净的红皮，莲子的孔较小，煮过后有清香味，膨胀较大；而劣质的莲子则在刀痕处有突起，莲子的孔较大，煮后无清香味，有碱味，煮后大小几乎无变化。需要注意的是，莲子比较容易发霉，所以最好置于干燥通风处保存，并常常翻晒。与花椒一起保存，能预防虫蛀。

养生厨房

飘香莲子粥

原料 莲子2大匙，粳米半杯。

制用法 莲子用水泡发后，在水中用小刷子擦去表皮，抽去莲心，洗干净后放入锅内，加适量清水煮至熟烂，取出备用。将粳米淘洗干净，放入锅中加清水煮成稀粥，粥熟后掺入莲子，稍煮搅匀即可食用。

功效 莲子具有较好的养心安神作用。此粥由莲子与粳米熬煮而成。兼具二者的营养与功效，具有养心、安神、益气、健脾胃的作用，对心神不安、失眠多梦有较好的食疗作用。更年期女性可以经常食用此粥，能缓解更年期不适。

莲子仙茅炖乌鸡

原料 莲子30克，仙茅6克，乌鸡肉60克，精盐适量。

制用法 先把莲子和仙茅洗净；再把乌鸡肉洗净，切成小块，连同莲子、仙茅放入炖盅内，加入冷开水一小碗，盖上炖盅盖，隔水炖3小时，加入精盐调味即可。

功效 温肾健脾，固涩止带。适用于因肾阳亏虚而引起的带下病。症见带下量多、色白质稠、四肢乏力、大便稀溏、肢体水肿等。

猪脊骨大枣莲子羹

原料 猪脊骨1具，大枣150克，莲子（去心）100克，木香、甘草各3克，精盐适量。

制用法 将猪脊骨洗净剁碎；将木香与甘草装入布袋；大枣、莲子洗净。上述材料一起入锅，加适量水，用大火煮沸后，再用小火炖煮4小时，去药袋，加入精盐调味即可。

功效 补脾益肾，生津止渴。适用于更年期综合征，症见头晕耳鸣、视物昏花、面色不华、小便短赤、大便秘结等。

莲子心甘草茶

原料 干莲子心、生甘草各3克。

制用法 莲子心用开水冲洗干净备用，生甘草洗净后切成小片或研磨成粉末备用。将上述两味药物放入茶具内或保温杯中，用刚开的开水冲泡，闷5分钟，代茶频饮。每天分2~3次饮服（此茶味苦，可酌加食糖调味）。

功效 此茶有清心养神、泻火解毒之功效。适用于调理情绪紧张、焦虑不安、饮食无味、失眠等症状。可治心火炽盛所致的烦躁不眠、手足心热、口渴咽干及口舌糜烂等。

阿胶
——善补女人血

【别名】驴皮胶、傅致胶、盆覆胶。

【性味归经】性平，味甘，归肺、肝、肾经。

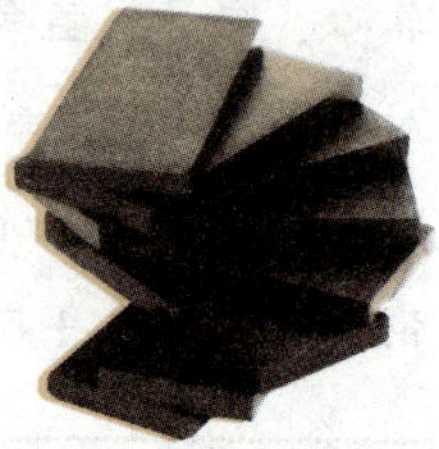

阿胶始于秦汉，至今已有2 000多年的历史了，历代都作为向皇帝进贡的贡品，故又称“贡胶”。作为传统的滋补、补血上品，阿胶与人参、鹿茸并称为“中药三宝”。明代伟大的医药学家李时珍，不仅盛赞阿胶为“圣品”，而且特别指出：“其胶以乌驴皮得阿井水煎成乃佳尔。”

适用人群

适合血虚体质的人食用，尤其适合患有低血压、贫血的人食用。

营养价值

阿胶的主要成分为蛋白质。由于阿胶是动物的皮所熬成的胶，因此，具有滋阴补血的功效。阿胶偏重于补血，能够起到补血滋阴、润燥止血的作用。一般用于血虚萎黄、眩晕心悸、心烦不眠、肺燥咳嗽等症状。

养生功效

☞ 滋阴补血

阿胶的主要功效为滋阴补血。阿胶是补血的良药。阿胶含有多种蛋白质、氨基酸、钙等，能改善血钙平衡，促进红细胞的生成。

☞ 美肤养颜、延缓衰老

阿胶含有明胶原、骨胶原、蛋白质，还有多种微量元素、氨基酸，有明显的抗衰老、延年益寿的作用。阿胶通过补血而滋润皮肤，长期服用可使脸色红润、肌肤细嫩，是美容养颜之佳品。

☞ 调经安胎

阿胶能够治疗因血虚、血热所导致的月经不调，起到补阴血、益冲任的作用，因此，可以养胎、安胎。对常见的胎元不固、胎动不安等症状有良好的治疗效果。

专家提醒 脾胃虚弱、不思饮食者慎用。阿胶较黏腻，不易消化。在感冒、咳嗽、腹泻期间忌用阿胶，可待病愈后再继续服用。

选购指南 正品阿胶脆而易碎，碎片断面透明呈琥珀色，取少许放在坩埚内，用火烧，可见冒白烟，有浓烈的麻油味，残渣乌黑色，不与坩埚粘连。在购买阿胶的时候，可从以上几点进行鉴别，就可买到正品。

养生厨房

阿胶牛肉汤

原料 牛肉100克，阿胶15克，米酒20克，姜10克，精盐1克。

制用法 1 将牛肉洗净，去筋，切片；姜洗净，切片。

2 将牛肉、姜片、米酒一同放入砂锅内，加水适量，用文火煮30分钟。最后加入阿胶、精盐即可。

功效 滋阴养血，温中健脾。适合月经不调、经期延后、头昏眼花、心悸少寐、面色萎黄者，或胎动不安者服用。

阿胶糯米粥

原料 阿胶30克，糯米100克，红糖适量。

制用法 糯米淘洗干净入锅，加入清水1 000毫升，武火烧开，改用文火熬煮。粥将熟时，放入阿胶、红糖搅匀，煮至糖溶即成。每日1～2次，空腹温热服食。

功效 滋阴补血，安胎。适合脾虚，月经或前或后、量少色淡，大便稀溏或便秘的女性服用。

乳鸽炖阿胶

原料 乳鸽1只，阿胶10克，料酒15克，精盐、葱、姜、味精、胡椒粉各适量。

制用法 先将鸽子宰杀，去毛、内脏以及爪，然后用温水洗净；把姜切成薄片，葱切成段；阿胶烊化成水；再将鸽子、葱、姜同放炖锅内，加入料酒、清汤适量；然后将炖锅放置大火上煮沸，撇去上层浮沫，再用小火炖煮45分钟；最后加入精盐、味精、胡椒粉、阿胶水，稍煮即可。

功效 滋阴养血。适用于肝肾不足导致的血虚阴虚之证。

第三节 老人食补

生老病死是人类生命的自然规律。按照科学推算，人类生存的年寿可以在百岁以上。但是受诸多因素的影响，许多人提前进入衰老期。因此目前一般以 60 ~ 79 岁为老年期，80 ~ 89岁为高龄期，90 岁以上者为长寿老人，活过 100 岁的则被称作“人瑞”。进入老年期后，人的生理特征会有显著变化。如内分泌功能减退，胃液减少，牙齿脱落，味觉器官反应迟钝，心肌萎缩，血管硬化，血流阻力加大，呼吸功能减弱，新陈代谢功能减慢，性欲衰退，机体抵抗力降低，免疫功能衰弱，行走不便，智力和体力都不如前，等等。

老年人食补需包括以下几个方面：首先，应该营养均衡，食物尽量丰富多样。并且在平时的膳食中做到低脂少盐，特别是高血压、高血脂以及其他慢性病患者，一定要吃得清淡。需要说明的是，清淡并不是“吃素”的意思，而是在保证营养的同时，少摄入高脂肪、高蛋白、高热量的食物。

其次，老年人容易缺钙，因此要多食用含钙高的食物，如牛奶、大豆、小虾皮等。而且，老年人脾胃虚弱，消化能力弱，要多吃鱼类、瘦肉、豆类食品和新鲜蔬果，宜食用熟软食物，忌食黏硬难消化的食物，以防便秘。

最后，老年人还应多吃防衰老食物。如干果类的核桃、杏仁，以及芝麻、猕猴桃、柑橘、菌菇类食物。还可以适当吃些杂粮、糙米等，有利于降血脂。另外，也可多饮茶，茶中的茶多酚具有抗氧化和抗衰老作用。

此外，老年人的饮食还应“七宜”：宜煮食；宜软食；宜清淡；宜用淡粥调养；宜少荤多素；宜少寒多温；宜少食多餐。

红薯

——第二面包

【别名】番芋、红薯、红苕、线苕、白薯、金薯、朱薯、枕薯。

【性味归经】性平，味甘，归脾、胃、大肠经。

红薯一直被人们视为难登大雅之堂的“粗粮”。殊不知，红薯具有极高的营养价值，中国历史上最长寿的皇帝乾隆曾经称赞红薯“功胜人参”。从此，红薯又有了一个“土人参”的美称。在日本红薯被誉为“长寿食品”，欧美人赞它是“第二面包”，前苏联科学家说它是未来的“宇航食品”，法国人称它是当之无愧的“高级保健食品”。

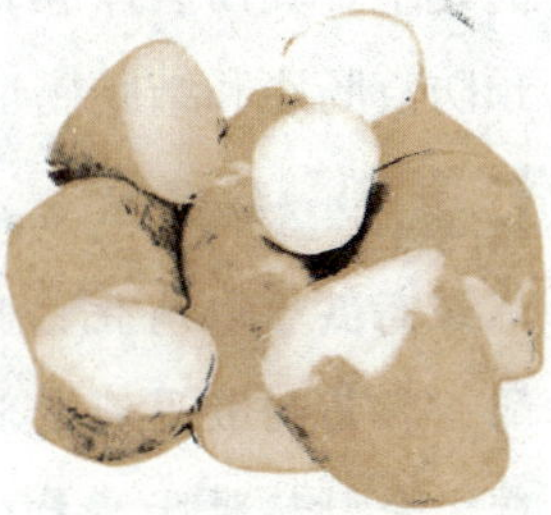

适用人群

一般人均可食用。

营养价值

红薯含有膳食纤维、胡萝卜素、维生素A、维生素B、维生素C、维生素E以及钾、铁、铜、硒、钙等10余种微量元素。红薯营养价值很高，被营养学家们称为营养最均衡的保健食品。红薯富含β-胡萝卜素、维生素E和维生素C。红薯含有丰富的赖氨酸，而大米、面粉恰恰缺乏赖氨酸。红薯与米面混吃，可以得到更为全面的蛋白质补充。就总体营养而言，红薯可谓是粮食和蔬菜中的佼佼者。

养生功效

☞ 人体润滑剂

红薯中含有大量的黏液蛋白、黏多糖等，它们能保持人体心血管壁的弹性，防止动脉粥样硬化的发生，还能保持呼吸道、消化道、关节腔的润滑。它所含的微量元素钙和镁，可以预防骨质疏松症。

☞ 通便减肥

红薯是很好的低脂肪、低热量食物。吃红薯能有效地阻止糖类转化为脂肪，有利于减肥、健美。红薯含有大量膳食纤维，在肠道内无法被消化吸收，能刺激肠道，增强蠕动，通便排毒，尤其对老年性便秘有较好的疗效。

☞ 防癌抗衰老

红薯含有独特的生物类黄酮成分，是一种与肾上腺分泌的激素相似的类固醇，国外学者称其为“冒牌激素”，它能有效抑制乳腺癌和结肠癌的发生。其所含丰富的膳食纤维，对预防直肠癌和结肠癌也有一定作用。

专家提醒 红薯所含淀粉颗粒较大，不经高温难以消化，而且它含有气化酶，容易刺激胃液分泌，产生二氧化碳，会引起腹胀、打嗝、吐酸水。所以一次不宜吃过多，而且要和米面搭配着吃。

选购指南 红薯很多人都喜欢吃，但面对市场上各种红薯，却不知如何挑选。下面就为您介绍红薯的选购方法：红薯一般分黄瓤红薯和白瓤红薯。黄瓤红薯体形较长，皮呈淡粉色，含糖多，煮熟后瓤呈红黄色，味甜可口；而白瓤红薯体形比较胖，皮呈深红色或紫红色，含淀粉多，煮熟后瓤呈白色，味道甜，吃起来较面。

养生厨房

红薯玫瑰糕

原料 红薯500克，小麦面粉300克，玫瑰糖、食用油各适量。

制用法 将红薯洗净、蒸熟，去皮，捣成泥；将面粉放入盆内，倒入适量沸水，边倒水边搅匀，待湿透成面疙瘩后倒在砧板上晾凉，再放入干面粉50克揉匀；红薯泥和面团一起和匀，揉成长条，分成小面剂子；将每个面剂子中放入玫瑰糖，包成圆球形，再按成扁圆形糕坯；锅内倒入食用油，烧至六成热，放入糕坯，边炸边翻，炸至糕坯鼓起，色呈淡黄时，即可食用。

功效 健脾益胃，疏肝理气。

拔丝红薯

原料 红薯500克，白糖300克，芝麻10克，植物油适量。

制用法 将红薯洗净去皮，切滚刀块，放入热植物油炸至微黄；白糖放锅内熬化至冒小泡，放入红薯、芝麻炒匀即成。

功效 健脾胃，补虚乏，强肾阴。

油煎红薯

原料 红薯250克，洋葱末150克，芹菜末25克，香菜末、精盐、胡椒粉、食用油各适量。

制用法 红薯洗净，入锅内煮至

嫩熟，凉透后去皮，切成薄片。煎锅加入食用油烧热，先下入一层红薯片，撒入精盐、胡椒粉，转动煎锅，使红薯片转动，待一面煎至金黄色后再煎另一面。放入洋葱末、芹菜末、香菜末，撒精盐、胡椒粉，慢火煎至红薯片两面均呈金黄色时即可。

功效 健脾益气。

红薯粥

原料 红薯250克，大米100～150克，白糖适量。

制用法 将红薯洗净切成小块，加水与大米同煮稀粥，待粥成时加入适量白糖，再煮5分钟即可。可早晚食用。

功效 此粥具有补益脾胃的作用，适用于老年消化性溃疡胃痛已久，多在饭前或夜间发作，食后痛减。此粥也适用于维生素A缺乏症、夜盲症、大便带血、便秘、月经不调等症。

西蓝花
——天赐的良药

【别名】青花菜、绿花菜、绿花椰。

【性味归经】性平，味甘，归脾、胃、肾经。

西蓝花原产于欧洲地中海沿岸，是美国《时代》杂志推荐的十大健康食品之一。西蓝花营养丰富，所含的营养高于其他蔬菜，所以被誉为“蔬菜皇冠”。古代西方人把西蓝花称为“天赐的良药”“穷人的医生”。

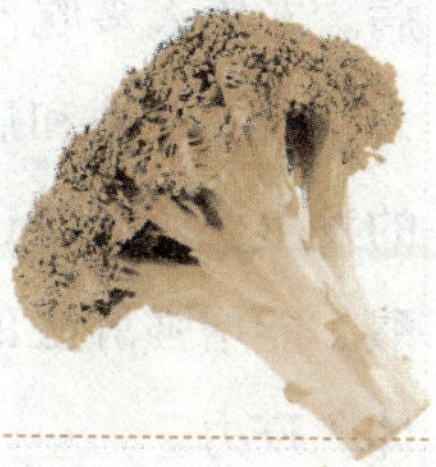

适用人群

一般人群均可食用。孕妇、老年人以及皮肤受到碰撞伤害的人尤其适合食用。

营养价值

西蓝花中的营养成分，不仅含量高，而且十分全面，主要包括蛋白质、碳水化合物、脂肪、矿物质、维生素C和胡萝卜素等。据分析，每

100克新鲜西蓝花的花球中，含蛋白质3.5~4.5克，是菜花的3倍、番茄的4倍。此外，西蓝花中矿物质成分比其他蔬菜更全面，钙、磷、铁、钾、锌、锰等含量都很丰富，比同属于十字花科的白菜花高出很多。而且，西蓝花中的维生素种类非常齐全，尤其是叶酸的含量丰富，这也是它的营养价值高于一般蔬菜的一个重要原因。

养生功效

☞ 提高免疫力

西蓝花中含有的异硫氰酸盐可激活机体免疫细胞的许多抗氧化基因和酶，使免疫细胞免受自由基损伤。机体虽有自我清除自由基的能力，但过量的自由基可破坏细胞结构，导致疾病。老年人多吃西蓝花，可提高免疫力，减少细菌和病毒感染，减少肿瘤的发生。西蓝花还含有丰富的抗坏血酸，能增强肝脏的解毒能力，提高机体免疫力。

☞ 降血压、降血糖

西蓝花中含有一定量的类黄酮物质，对高血压、心脏病有调节和预防的作用。同时，西蓝花属于高纤维蔬菜，能有效降低肠胃对葡萄糖的吸收，进而降低血糖，有效控制糖尿病的病情。

☞ 防癌抗癌

西蓝花中含有丰富的维生素C，其在预防和改善胃癌、乳腺癌方面效果尤佳。同时，西蓝花也能供给丰富的胡萝卜素，起到阻止癌前病变细胞形成的作用，抑制癌细胞的产生。

☞ 延缓皮肤衰老

西蓝花所含的维生素A能使皮肤保持弹性，并增强皮肤抗损伤能力，可延缓皮肤衰老，有较强的美容作用。

专家提醒 秋季可多食用西蓝花，因为这时的西蓝花花茎中营养含量最高。此外，红斑狼疮患者忌食西蓝花。

选购指南 挑选西蓝花时，手感越重的质量越好。不过，也要避免其花球过硬，这样的西蓝花比较老。买回后最好在4天内吃掉，否则就不新鲜了。西蓝花虽然营养丰富，但常有农药残留，还容易生菜虫，所以在吃之前，可将西蓝花放在盐水里浸泡几分钟，菜虫就跑出来了，还有助于去除残留农药。

养生厨房

鲜虾煲西蓝花

原料 鲜基围虾200克，西蓝花125克，水发粉丝20克，精盐4克，香油20毫升。

制用法 将鲜基围虾洗净，西蓝花洗净掰成小朵，水发粉丝洗净切段备用。净锅上火倒入水，调入精盐，下入鲜基围虾、西蓝花、水发粉丝煲至熟，淋入香油即可。

功效 西蓝花营养丰富，虾肉质松软，易消化，对老年人、身体虚弱以及病后需要调养的人是极好的食物。虾中含有丰富的镁，能很好地保护心血管系统，可降低血液中胆固醇含量，防止动脉硬化，同时还能扩张冠状动脉，有利于预防高血压及心肌梗死。

西蓝花炒豆腐

原料 豆腐500克，西蓝花300克，红椒10克，盐3克，胡椒粉2克，水淀粉、食用油、姜各适量。

制用法 西蓝花切成小朵，用沸水汆片刻，捞出沥干水；豆腐切块；红椒切段；姜切片。起锅倒入食用油加热，下入豆腐用小火煎至略黄，铲起。用锅中余油爆香姜片，下红椒翻炒，再依次倒入西蓝花、豆腐，轻轻翻炒几下，最后放入盐、胡椒粉、水淀粉拌匀即可。

功效 西蓝花的维生素C含量极高，有利于人的生长发育和提高人体免疫功能。适宜老年人、儿童和营养不良者食用。

香菇炒西蓝花

原料 西蓝花450克，香菇、食用油、蒜片、精盐、胡椒粉各适量。

制用法 西蓝花洗净，切成块；用热水把香菇泡软，洗净挤干水分，切成片。西蓝花、香菇同时放入沸水中烫3分钟，捞出。炒锅置大火上，注入适量食用油烧热，下入蒜片炒约1分钟，再倒入香菇炒1分钟，加西蓝花、精盐翻炒均匀。倒入适量清水，将锅盖盖上，火调至中火，焖5分钟左右，直到西蓝花烧软，最后去掉蒜片，撒上胡椒粉，出锅装盘即可。

功效 西蓝花维生素C含量极高，不但有利于人的生长发育，更重要的是能提高人体免疫功能，促进肝脏解毒，增强人的体质，增加抗病能力。

第四节 儿童食补

随着生活水平的不断提高，我国人民的饮食观念正从“吃得饱”向“吃得好”“吃得健康”转变。尤其是对独生子女，年轻的父母们更是宠爱有加，希望自己的孩子吃得好，身体健康。那么，怎样才算得上吃得好？吃得科学？吃得健康呢？

儿童的成长包括婴儿期、幼儿期、儿童期和少年期，一般划到14周岁为止。他们的脏腑娇嫩，形气未充，机体和生理功能均未成熟完善，特别是脾胃未健，故饮食调养尤需谨慎。

据调查统计，儿童患高血压者越来越多，而这些儿童在婴儿绝大多数经常吃过咸的食物，此外，饮食过咸还是导致上呼吸道感染的诱因。吃得过咸，直接影响儿童体内对锌的吸收，导致孩子缺锌。专家认为，儿童饮食应以清淡为主。味精、酱油、虾米等含钠量极高，小儿应限量进食。父母给小儿的膳食调味品，应做到“四少一多”的原则，即少糖、少盐、少酱油、少味精、多醋。营养学家建议，1~6岁的幼童每天摄盐量不应超过2克，1周岁以前最好不为其提供含盐食物，3个月后的婴儿可适当吃些咸食。小儿膳食中应该加盐，但是要避免过多。

儿童饮食除了控制盐的摄入量，还不宜过多食用油炸食品和肥腻之物，防止生火助痰。不宜过多食用糖果、糕饼、煎炙之物，防止壅气停积，有损脾胃。不宜过量饮用碳酸饮料，以免引起体内钙、磷比例失调，导致钙的流失，使骨骼发育缓慢。

儿童生长发育迅速，饮食应以营养充足、促进发育为原则。平时可常饮用牛奶、豆浆、蜂蜜水等，多吃蛋类、鱼类、肉类以及含钙和维生素较多的蔬菜、瓜果、豆类，少食或者忌食温补滋腻厚味的食品。日常膳食应做到不偏食、不挑食，以保证营养的全面；不暴饮暴食，以免伤害脾胃。营养上特别要注意钙的补充。

燕麦
——植物黄金

【别名】雀麦、野麦、野小麦、荞麦、油麦、玉麦、杜姥草、牛星草、牡姓草。

【性味归经】性平，味甘，归脾、胃、肠经。

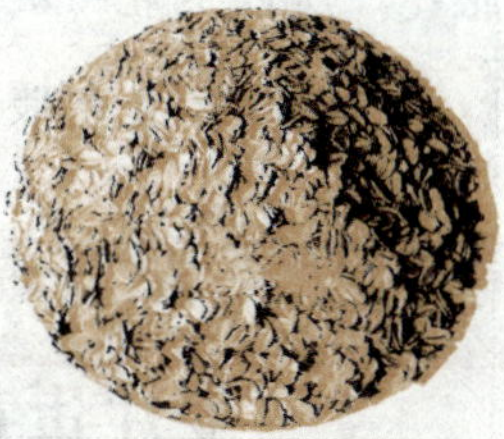

燕麦是一种古老的粮食作物，中国燕麦的栽培，距今至少有2 100年的历史。我们的祖先自古就用燕麦入药，它是营养价值极高的禾谷类作物。燕麦经过精细加工制成麦片，使其食用更加方便，口感也得到改善，成为深受欢迎的保健食品。美国《时代》周刊评出的十大健康食品中，燕麦名列第五。在美国、日本、韩国、加拿大、法国等国家，燕麦被人们称为“家庭医生”“植物黄金”“天然美容师”。

适用人群

老少皆宜，更适合心脏病患者、糖尿病患者以及便秘者。

营养价值

燕麦富含蛋白质，并含有幼儿生长发育所需的8种必需氨基酸。燕麦中脂肪的含量远远超过大米和面粉，小儿生长尤其需要的铁、锌等微量元素含量也特别丰富。燕麦中钙的含量也不少，对防止宝宝缺钙有一定的作用。

养生功效

☞ 减肥降脂

燕麦中富含两种重要的膳食纤维，即可溶性纤维和非可溶性纤维。可溶性纤维可大量吸纳体内胆固醇，并排出体外，从而降低血液中的胆固醇含量，减少肥胖症的产生。燕麦中含有丰富的B族维生素和锌，它们对糖类和脂肪类的代谢具有调节作用，可以有效降低人体中的胆固醇，控制食欲，达到节食减肥的目的。

☞ 润肠通便

燕麦中的非可溶性纤维可帮助肠胃蠕动，润肠通便，能预防便秘的发生。

☞ 补充钙质

燕麦的含钙量很高，并含有磷、铁、锌等矿物质，有预防骨质疏松、促进伤口愈合、防止贫血的功效，是补钙佳品。

专家提醒 燕麦中缺少维生素C，煮熟后维生素C含量更少。因此，燕麦最好与富含维生素C的食物如水果等搭配食用，营养更加全面。燕麦是一种低糖、高蛋白、高脂肪、高能量的食物，一次吃太多，会造成胃痉挛或胀气。所以不宜一次吃得过多。

选购指南 给宝宝喂食燕麦，可以在市场上购买生燕麦片，烹饪时可加入食糖调味，让宝宝爱吃这种食补佳品。在购买燕麦片的时候，最好选择锡纸包装的燕麦，并注意包装不能破损，确保在保质期内，千万不要食用过期麦片。

养生厨房

麦片蛋黄糊

原料 鸡蛋黄1/3个，麦片20克。

制用法 先将鸡蛋煮熟，取蛋黄1/3个研成泥。放适量的水到锅中，烧开，先将麦片放入锅中煮烂，然后放入蛋黄。把麦片和蛋黄放入锅中后要不停地搅动，煮至变稠后即可食用。适合作为早餐、晚餐。

功效 蛋黄含有宝宝所需的铁，麦片中含有丰富的营养素，搭配食用能使宝宝得到的营养更全面，还能预防贫血。

芋头燕麦粥

原料 芋头、燕麦米各50克，蜂蜜少许。

制用法 芋头洗净去皮，切成斜刀块与燕麦米一同放入锅中，倒入适量清水。先用旺火烧至汤开，再转用小火煮熟。将粥盛入碗中，淋入适量蜂蜜调匀即可食用。

功效 强身益胃。

奶香蛋羹

原料 奶酪10克，燕麦粉（用燕麦片磨粉而成）2汤匙，牛奶1袋，鸡蛋1个。

制用法 将奶酪切成细末，将鸡蛋打散，二者与燕麦粉、牛奶倒一起搅拌均匀，倒入有盖的碗中，或用优质保鲜膜封严。蒸锅上气后蒸10～15分钟即可。

功效 家中有幼儿或体弱老人的，可以把燕麦磨成粉做成蛋羹一起吃。不但营养不会损失，还更容易吸收。另外，鸡蛋除了富含优质蛋白、卵磷脂和叶黄素，还含有维生素D，可以帮助牛奶和奶酪中钙的吸收。此羹对于补钙格外有益。

胡萝卜
——小人参

【别名】红萝卜、黄萝卜、番萝卜、丁香萝卜、甘荀、胡芦菔。

【性味归经】性微温，味甘、辛，归肺、脾经。

胡萝卜颜色靓丽，脆嫩多汁，芳香甘甜，故胡萝卜一直是人们喜爱的养生食品。胡萝卜中含有胡萝卜素，对人体有滋补作用，与人参相似，故有“小人参”的美誉。在婴幼儿的喂养中，胡萝卜常常作为营养辅食，可以为婴儿顺利过渡到成人膳食打好基础。

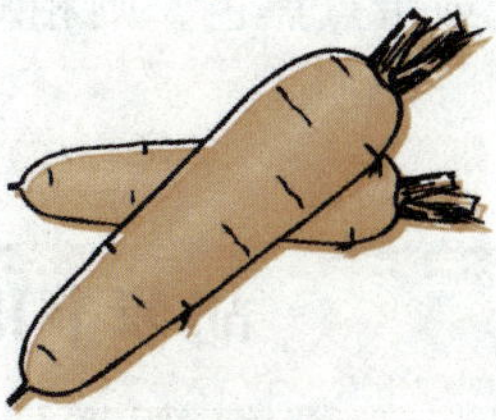

适用人群

老少皆宜，更适合高血压、动脉粥样硬化患者以及食积、腹胀者。

营养价值

胡萝卜营养价值很高，含有多种维生素，尤其含有丰富的β-胡萝卜素。此外还含有大量的可溶性糖、纤维素、蛋白质、花青素、矿物质以及果胶等。

养生功效

☞ 益肝明目

胡萝卜中含有丰富的胡萝卜素，其进入机体后，能够在肝脏及小肠黏膜内经过酶的作用，其中50%变成维生素A，从而达到补肝明目的效果。另外，胡萝卜对于夜盲症也有很好的疗效。

☞ 降压降脂

胡萝卜中所含的槲皮素、山萘酚能增加冠状动脉血流量，降低血脂，促进肾上腺素的合成，达到降压、强心的作用。对于高血压、冠心病患者有非常好的治疗效果。

☞ 预防癌变

维生素A是骨骼正常生长发育的必需物质，有助于细胞增殖与生长，是机体生长的要素，对促进婴幼儿的生长发育具有重要意义。维生素A有助于增强机体的免疫功能，在预防上皮细胞癌变的进程中具有重要作用。

专家提醒 胡萝卜宜熟食，生食伤胃，过食会引起全身皮肤发黄。胡萝卜有降血糖成分，血糖低者少食或慎食。

选购指南 胡萝卜有红、黄两种颜色。黄的胡萝卜比红的胡萝卜营养价值高，也就是胡萝卜素含量高，这种胡萝卜通常在冬、春两季上市。胡萝卜有一个芯柱，芯柱营养价值相对较高，以细的为好。芯柱如果变成绿色或带点黑色，则相对较老。胡萝卜的大小以小短为佳，大、长反而不好。胡萝卜的肉质以厚为好。要尽量选择粗细较为均匀的胡萝卜，这种胡萝卜相对来说生长期较短，比较嫩。

养生厨房

胡萝卜山楂汤

原料 胡萝卜2根，炒山楂15克，红糖适量。

制用法 1 将以上前2味食材放入锅中，加水适量。

2 文火煮汤，加红糖调味，服食。每日1剂，2~3次分服，连服3日。

功效 消食导滞，收敛止泻。适用于小儿腹泻，腹痛胀满，泄泻次数不多，大便黏滞，气味酸臭等。

胡萝卜炖牛肉

原料 牛肉500克，胡萝卜1根，葱段、姜末、料酒、精盐、味精、植物油各适量。

制用法 牛肉洗净，切块，氽烫；胡萝卜洗净，去皮，切块。油锅烧热，放入姜末炒香，下牛肉，烹料酒，加适量清水，炖煮至八成熟，加入胡萝卜同炖至熟，加精盐，味精调味，撒上葱段即可。

功效 健脾益胃，养血润肌。胡萝卜和牛肉搭配食用，可以提高小儿的抗病能力。

胡萝卜黄豆煲排骨

原料 胡萝卜25克，干黄豆15克，排骨100克，生姜、葱、料酒、精盐、味精、白糖、鸡精粉、胡椒粉各适量。

制用法 干黄豆泡透，胡萝卜切块，排骨切成块，生姜去皮切块，葱切花。烧锅加水，待水开后放入排骨块，煮去血水，捞出冲洗干净。把砂锅置火上，放入排骨、黄豆、生姜，用小火煲30分钟至排骨熟透时，放入胡萝卜，调入精盐、味精、白糖、料酒、鸡精粉、胡椒粉，再煲1分钟，撒上葱花即成。

功效 消食化积，行气消肿。

第五节
上班族食补

随着现代科学技术的进步，工作中的脑力劳动比例越来越大，工作量经常处于超负荷状态，许多上班族处于亚健康状态，故必须重视自身保健和讲究养生方法。除注意心理调节、多参加运动锻炼外，饮食调理也是很重要的一个方面。

如何通过饮食调理消除亚健康状态呢？从健康长寿和提高工作的效率方面考虑，脑力劳动者除了要注意科学用脑外，还要注意合理营养。营养学家的建议是：既要能提供足够的热量，又要能活跃脑功能。脑力劳动者的三餐饮食应科学安排。

早餐：低脂低糖。早餐有两类食物不宜多吃：一类是以碳水化合物为主的食品，另一类是煎炸类高脂肪食品。这些物质都能使脑部活动受限，使工作和学习效率下降，头脑昏昏沉沉，思维迟钝。营养学家认为，科学的早餐应以低脂低糖为主，宜选择猪瘦肉、禽肉、蔬菜、水果或果汁、低脂奶等富含蛋白质、维生素及微量元素的食物，再辅以谷物、粗粮。

午餐：多吃蛋白质。午餐应坚持以蛋白质含量高的食物为主，以碳水化合物为辅的原则。摄入过多面粉、米饭、甜食，下午便会昏昏欲睡，提不起精神，中老年人尤甚。而鸡、鸭、鱼、肉等高蛋白食物，可分解出大量酪氨酸，进入脑中便转化为使大脑兴奋的多巴胺和肾上腺素等化学物质，因而精力充沛。

此外，为保持较强的记忆力，脑组织极需一种叫作乙酰胆碱的神经递质，而乙酰胆碱又是从胆碱转化而来，所以富含胆碱的食物，如肉类、禽蛋、豆制品、大米、坚果等亦可推选入食谱之列。

晚餐：高糖低蛋白。对绝大多数人来说，晚间较为闲暇，且逐渐接近睡眠时间。所以晚餐与早餐正好相反，高碳水化合物食品应列为主食，让较多的糖分进入体内，提升脑中血清素浓度，发挥镇静作用，以保持心态安宁，有助睡眠。

对于体力劳动者来说，其能量消耗多，需氧量高，物质代谢旺盛，他们所消耗的热量比脑力劳动者要高。另外，有些体力劳动者还可能接触一些有毒物质，如化学毒物、有害粉尘以及高温、高湿等恶劣的劳动环境。通过合理膳食，这些有害物质能在一定程度上消除或减轻。因此，体力劳动者在安排饮食时应注意以下几点：

一是饮食中要保证主食充足。热量主要源于粮食和其他食物。要满足热量的供给，必须加大主食的分量。主食可以粗细粮搭配，花样翻新，以增加食欲，满足机体对热量的需求，如水饺、包子、糖炸糕等都是热量高的食物。

二是副食要适当增加蛋白质的摄入。蛋白质除了可以满足身体的需要，还能增强对各种毒物的抵抗力，多吃含蛋白质的食物对体力劳动者也是十分必要的。例如，从事汞作业的人，吃富含蛋白质的食物可以使体内含硫基酶免受汞的毒害。还要多吃些豆类或豆制品。最好每天吃 1～2 个鸡蛋，再适当吃些肉类、鱼类、牛奶、豆浆等，大体可以满足需要。

三是要保证充足的维生素和微量元素供给。供给充足的维生素和微量元素，这不仅能满足人体的需要，而且可以保证某些特殊工种的劳动者身体不受危害。例如，夏天从事高温作业的人往往大汗淋漓，身体容易缺乏维生素 C、B 族维生素以及氯、钠等，造成营养素比例失调。这些人应该多吃些新鲜蔬菜和水果，以及咸蛋、咸菜、盐汽水等，以补充维生素 C、B 族维生素以及氯、钠。从事铅作业的人，为了防止铅中毒，每天需要补充 150 毫克左右的维生素 C。在膳食中要增加新鲜蔬菜和水果，同时选择低钙、正常磷的膳食，以减少铅在体内的蓄积。

鸡蛋
——理想的营养库

【别名】 鸡卵、鸡子。

【性味归经】 性平，味甘，归肺、脾、胃经。

鸡蛋是大众喜爱的食品，鲜鸡蛋所含营养丰富而全面，其中的蛋白质是天然食品中最优秀的蛋白质，而且极易被人体吸收。不少长寿老人延年益寿的经验之一就是每天必食一个鸡蛋。由于鸡蛋几乎含有人体所需的所有营养素，所以它被人们誉为“理想的营养库”。

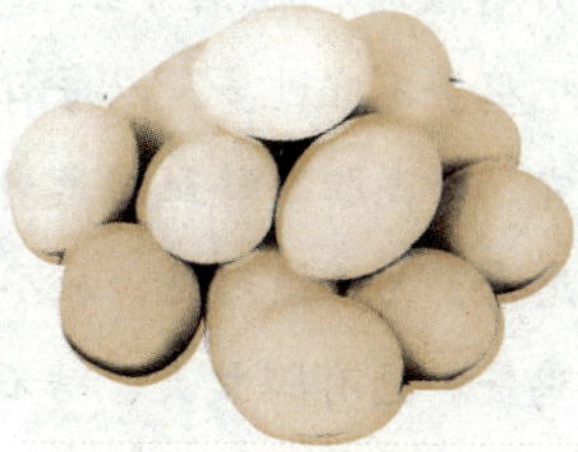

适用人群

一般人都适合。更是婴幼儿、孕妇、产妇、患病者的理想食品。

营养价值

鸡蛋几乎含有人体所需的所有营养物质，如蛋白质、脂肪、卵黄素、卵磷脂、维生素和铁、钙、钾。鸡蛋中含有的营养素对人而言，仅次于母乳。一个鸡蛋所含的热量，相当于半个苹果或半杯牛奶的热量。

养生功效

☞ 健脑益智，改善记忆力

鸡蛋黄中的卵磷脂、DHA、胆固醇和卵黄素，对神经系统和身体发育十分有利，可以避免老年人智力衰退。卵磷脂被人体消化后，可释放出胆碱，胆碱可改善各个年龄阶段的记忆力。对从事脑力劳动的上班族来说，鸡蛋既能提供营养，又能健脑益智，可以作为食补佳品。

☞ 保护肝脏

鸡蛋中的蛋白质对肝脏组织损伤有修复作用。蛋黄中的卵磷脂可促进肝细胞的再生，还可提高人体血浆蛋白量，增强机体的代谢功能和免疫功能。

☞ 防癌抗癌

鸡蛋中含有较多的维生素 B_2，可以分解和氧化人体内的致癌物质。鸡蛋中的微量元素，如硒、锌等也都具有防癌作用。

专家提醒 鸡蛋必须煮熟，不要生吃，打鸡蛋时也需提防沾染到蛋壳上的细菌。鸡蛋虽然有营养，但不宜一次吃太多。过多食用鸡蛋，会加重胃肠道负担。另外在肠道细菌的作用下，有时还会产生各种对人体有害的物质，引起腹泻、腹痛等症状。冠心病患者吃鸡蛋不宜过多，以每日不超过1个为宜。对高胆固醇血症患者，尤其是重度患者，为谨慎起见，应尽量少吃或不吃鸡蛋。患有胆囊炎、结石病、肝炎、肾脏疾病的人应慎食鸡蛋。皮肤生疮、化脓者则不宜食用鸡蛋。

选购指南 鸡蛋应挑选蛋壳坚固、无裂纹、有光泽，蛋壳上有白霜的。放置鸡蛋时要大头朝上、小头朝下，这样可以使蛋黄上浮后贴在气室下面，既可防止微生物侵入蛋黄，也可延长鸡蛋的保存期限。婴幼儿、老年人、病人吃鸡蛋应以煮、蒸为好。有的人喜欢在加热豆浆时顺便打入几个鸡蛋，其实这样是不科学的。这样做会降低人体对蛋白质的吸收，使鸡蛋中的蛋白质不能被充分利用。另外，备受欢迎的茶叶蛋的吃法也是不科学的，因为在煮茶叶蛋的过程中，茶叶中的鞣质会阻碍蛋白质、铁、钙、钠、锰等营养成分的吸收，使鸡蛋内的营养成分白白流失掉。

养生厨房

何首乌煮鸡蛋

原料 何首乌100克，鸡蛋2个，葱、姜、精盐、料酒各适量。

制用法 将何首乌洗净，切成长小块，与鸡蛋（洗净）、葱、姜、精盐、料酒一起放铝锅中，加适量水，大火烧沸，改用文火煮至鸡蛋熟，将鸡蛋取出用凉水泡一下，剥去蛋壳，再放锅内煮2分钟即成。吃蛋喝汤，每日1次。

功效 补肝肾，益精血，抗早衰。适用于血虚体弱、头晕眼花、须发早白、未老先衰、遗精、脱发以及血虚便秘等症。

补血红颜汤

原料 大白菜250克，红枣8枚，牛奶100克，鸡蛋1个，米酒、精盐、葱花各适量。

制用法 将大白菜心洗净，切5厘米长的段，沸水氽过捞出。红枣加清水2碗，煮半小时至1小时，加入牛奶、精盐、米酒、葱花，待滚沸后入白菜心，再滚沸打入鸡蛋，迅速搅散成蛋花即可。可做早晚餐服食。

功效 此汤能消渴利水、消食

下气、和胃除烦、化痰解毒，是补血养颜、洁肤润肤的良方，适用于容颜憔悴、肌肤粗糙多皱。

桂圆鸡蛋羹

原料 桂圆肉25克，枸杞子10克，鸡蛋1个，冰糖少许。

制用法 桂圆肉用温水浸软；枸杞子洗净后沥干水分；鸡蛋打散。锅内放入水上火烧沸，下入桂圆肉和枸杞子，用中火煲煮20分钟。加入冰糖煮至溶化，倒入蛋液搅成蛋花即可。

功效 桂圆是补益心脾之佳果、养血安神之要药；枸杞子久服坚筋骨，轻身不老，耐寒暑，一年四季都可以服用。此羹可补益脑髓、明目安神、美容养颜，使肌肤变白。

滑蛋韭香炒银鱼

原料 鸡蛋4个，小银鱼200克，韭菜薹、红椒末、姜片、精盐、酱油各适量。

制用法 小银鱼汆烫，过油；韭菜薹切末；姜切片；蛋打散。小银鱼、韭菜薹、红椒末放碗中，加精盐、姜片、酱油调味，搅拌均匀。另起油锅烧热，倒入蛋液，加入所有材料滑炒熟即可。

功效 本菜品具有健脑益智、补肾壮阳、防癌抗癌之功，是脑力劳动者、婴幼儿、孕产妇、老年人、患病者的理想补品。

香蕉

——快乐果

【别名】 甘蕉、芎蕉、香牙蕉、蕉子、蕉果。

【性味归经】 性寒，味甘，归肺、胃、大肠经。

在我国，香蕉有2 000多年的栽培历史。据古籍记载，在汉代就有香蕉栽培。汉武帝时，皇家园林收集奇花异草，其中就有香蕉，当时称之为“甘蕉”。香蕉盛产于热带、亚热带地区，因它能解除忧郁，被欧洲人称为“快乐果”，又因其含有被称

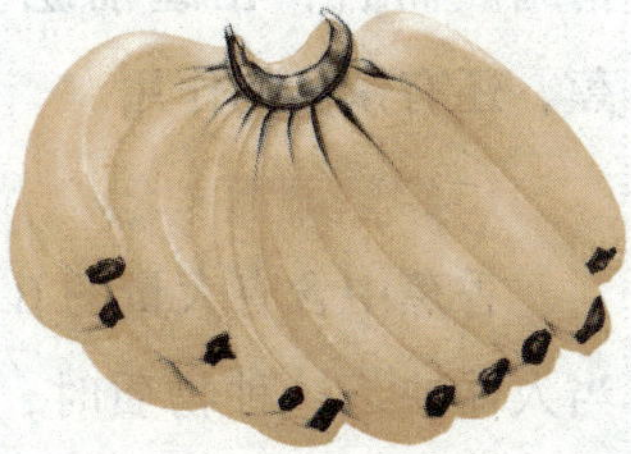

为“智慧之盐”的磷，又被称为“智慧果”。

适用人群

老少皆宜，尤其适合高血压、心脑血管病患者、便秘者、肥胖者以及脑力劳动者食用。

营养价值

香蕉含有较高的水分，还含有大量碳水化合物、蛋白质、膳食纤维、磷、钾、维生素 A 和维生素 C。在香蕉中含有 3 种天然糖分，分别是蔗糖、果糖和葡萄糖。另外，还含有纤维素。

养生功效

☞ 稳定情绪，缓解压力

香蕉富含一种能帮助大脑产生 5 - 羟色胺的物质，可以使人的心情变得安宁、快乐，甚至可以减轻疼痛。此外，香蕉中所含的泛酸等成分，是人体的“开心激素”，上班族常吃有助于减轻心理压力，解除忧郁情绪。而且，在睡前吃上一两根香蕉，还有镇静的作用。

☞ 缓解眼睛干涩

香蕉中含有大量的 β - 胡萝卜素。当人体缺乏这种物质时，眼睛就会疼痛、干涩、无光少神，多吃香蕉不仅可减轻这些症状，还可在一定程度上缓解眼睛疲劳，避免其过早衰老。常进行电脑操作的人可以经常食用，用于缓解眼睛干涩和疲劳。

☞ 美腿高手

香蕉是食物中排名第一的“美腿高手”，它所含的丰富的钾元素能帮助人们伸展腿部肌肉和预防腿抽筋，缓解腿抽筋症状。

☞ 润肠通便，养胃护胃

香蕉内含有丰富的可溶性纤维，也就是果胶，可帮助消化，调整肠胃功能。香蕉中含有一种化学物质，能刺激胃黏膜的抵抗能力，增强对胃壁的保护，从而起到治疗胃溃疡的作用。

专家提醒 由于香蕉性寒，胃酸过多、胃痛、消化不良、腹泻者应少吃。而关节炎、糖尿病患者多吃香蕉可能会加重病情。肾功能不全、尿少、肾炎患者亦不宜吃香蕉，因为香蕉中含钾较高，会使体内过多的钾难以排出，引起高钾血症，导致心脏骤停以致危及生命。

选购指南 成熟香蕉皮色鲜黄光亮，两端带青，果身富有弹性，尝起来柔软甜香；而果皮发青易剥离，果肉硬涩，没有香甜味为生香蕉。挑选时，应选果形端正、大而均匀、整把香蕉无缺损和脱落、色泽鲜亮的。此外，要注意，新鲜的香蕉应该果皮光滑，无病斑、无创伤，果皮易剥离，果肉稍硬，捏上去不发软，口感香甜、不涩、无怪味。如果皮黑肉软，或果柄泛黑，枯干皱缩，很可能已开始腐坏，不要购买。香蕉买回家后应挂在阴凉通风处，不能放入冰箱保存。

养生厨房

香蕉粥

原料 大米60克，香蕉200克。

制用法 1将香蕉去皮，切块；大米淘洗干净，备用。

2在锅内加水适量，大米入锅内煮粥，八成熟时加入香蕉块，再煮至粥熟即成。每日服2～3次，可长期食用。

功效 香蕉有止烦渴、润肺肠、通血脉、填精髓等功效。主治胃、十二指肠溃疡。

香蕉银耳汤

原料 干银耳20克，香蕉2根，冰糖10克，枸杞子少许。

制用法 干银耳浸泡2小时，洗净，撕成小朵。银耳放入碗中，加清水适量，放入蒸锅内隔水加热30分钟后，取出备用。香蕉去皮，切片，将蒸好的银耳、香蕉片、枸杞子一同放入锅中，加清水，用中火煮10分钟，出锅前加入冰糖即可。

功效 香蕉富含色氨酸和维生素B_6，具有安抚神经的效果。睡前喝此汤，可起到镇静作用。

油炸香蕉

原料 香蕉1 000克，白糖200克，面粉、牛奶和炼乳各50克，面包屑60克，鸡蛋2个，食用油700克。

制用法 将香蕉剥去外皮，顺长轴对剖成两半，放入盆内，加入白糖拌匀，腌渍5小时后取出切成长段；鸡蛋打入碗内调散，与牛奶、面粉调成鸡蛋牛奶糊。将香蕉段入盆内滚满蛋糊，再粘满面包屑。锅置大火上，放入食用油烧至六成热，投入粘满面包屑的香蕉段炸至金黄色捞出，摆成一定的形状，淋上炼乳即可。

功效 滋阴清热。

板栗
——木本粮食

【别名】栗子、毛栗、栗果。

【性味归经】性温，味甘，归脾、胃、肾经。

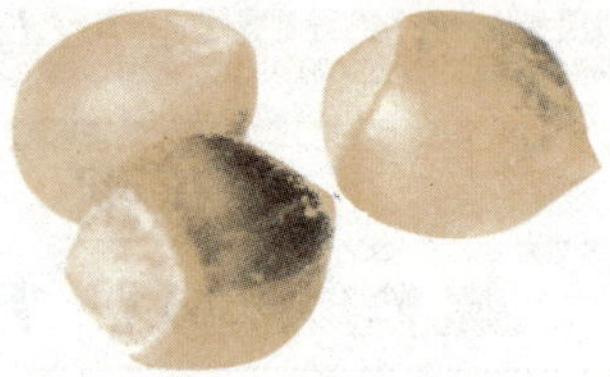

板栗果肉淡黄，气味芳香，是健胃补肾的上等果品。历代文人墨客对其颂扬备至，屡见于诗词。早在《诗经》中就有“东门之栗”的诗句。苏东坡曾赞誉板栗：“老去身添腰腿病，山翁服栗旧传方。客来为说晨光晚，三咽徐收白玉浆。”板栗是我国的一大特产，素有“干果之王”的美誉。板栗可代粮，与枣、柿子并称为“铁杆庄稼”“木本粮食”，而且还有“树上饭”“山中药”的美称。

适用人群

老少皆宜，尤其适合老年肾虚者，中老年人腰酸腰痛、腿脚无力、小便频多者食用，也适宜气管炎咳喘、内寒泄泻者食用。

营养价值

板栗营养丰富，含有蛋白质、脂肪、碳水化合物、膳食纤维、维生素A、胡萝卜素、维生素B_1、维生素B_2，此外，还含有多种维生素和钾、镁、铁、锌、锰等无机盐。

养生功效

☞ 益气健脾、厚补胃肠

板栗是碳水化合物含量较高的干果，能供给人体较多的热量，并能帮助脂肪代谢，保证机体基本营养物质供应，具有益气健脾、厚补胃肠的作用。

☞ 抗衰老

板栗中所含丰富的不饱和脂肪酸和维生素、无机盐，能在一定程度上预防和改善高血压病、冠心病、动脉粥样硬化、骨质疏松等疾病，是抗衰老、延年益寿的滋补佳品。

☞ 强筋健骨

板栗富含钾、蛋白质、脂肪、B族维生素等多种营养素，能够维持牙齿、骨骼、血管、肌肉的正常功能，可以预防和治疗骨质疏松、腰腿酸软、筋骨疼痛、乏力等症状，是体力劳动者理想的保健果品。

专家提醒 板栗生食不易消化，熟食过量会滞气、腹胀，伤脾。故板栗不宜生食，熟食也不宜大量食用。另外，栗壳解参之力胜于萝卜，故不宜与人参同服。

选购指南 选购板栗的时候不要一味追求果肉的色泽洁白或金黄，金黄色的果肉有可能是经过了化学处理。同时，果壳呈褐色、坚实没有虫害的为好，若有小孔出现就必定有虫侵入，不可购买。板栗最佳去壳方法：生板栗洗净后放入锅中，加精盐少许，用滚沸的开水浸没，盖锅盖。5 分钟后，取出板栗切开，栗皮即随板栗壳一起脱落，此法去除板栗壳省时、省力。

养生厨房

板栗滋补饭

原 料 板栗200克，熟黑芝麻25克，大米500克，精盐、味精各适量。

制用法 用刀将板栗切个口子，用水煮沸，捞出剥壳取肉；大米淘洗干净。把板栗、大米放入锅内，倒入适量清水，用大火煮沸后，加入精盐、味精调好口味，改用小火焖至香熟。食用时，撒上熟黑芝麻，即成。

功 效 补虚损，润五脏，益肝肾，是肾虚精亏、年老体弱、腰膝酸软、须发早白者的滋补佳品。

栗子羹

原 料 栗子 250 克，白糖、红枣各 50 克，湿淀粉适量。

制用法 先将栗子用刀豁两道或斩成两半，放在水锅中煮至皮壳能剥开（不粘壳）捞出，剥掉壳及皮。将剥好的栗子放入碗中上笼，盖严笼盖，蒸至酥透出笼，冷后切成粒。将红枣洗净，煮软去皮。把锅洗净，加水 1 碗置火上烧滚，放入白糖、栗子、红枣，煮至糖溶化于水中，略焖一焖，撒入湿淀粉拌匀，勾成薄芡，出锅。将栗子羹晾凉后放入冰箱中冷冻即成。

功 效 养胃健脾，补肾强筋，活血止血。

核桃莲子炖栗仁

原 料 核桃仁 100 克，莲子 80 克，板栗仁200 克，红枣6 枚，冰糖30 克，清水适量。

制用法 将核桃仁泡洗，去肉衣；莲子去心；红枣去核，均洗净。取炖锅加入板栗仁、核桃仁、红枣、莲子及适量清水，用大火煮 25 分钟。

调入冰糖，转小火煮15分钟即成。

功效 补肾固精，润泽肌肤，补血补气。常吃不但可以开胃，还可以通润血脉，使皮肤细嫩。

板栗烧鸡

原料 母鸡1只（约800克），板栗400克，鲜汤700克，糖色适量，冰糖50克，料酒、精盐各5克，葱20克，姜10克，植物油500克。

制用法 母鸡洗净，剁成小块；板栗去壳、去皮后洗净。炒锅置旺火上，倒油烧至六成热，放入板栗炸至表面呈红色时，捞出待用。待油温升至七成热时，放入鸡块过一下油，捞出。炒锅内放入鸡块，加入鲜汤、精盐、料酒、冰糖、姜（拍破）、葱（打结）、糖色烧沸后，用小火烧至鸡肉八成熟，放入板栗烧软，待汤汁较稠时起锅装入碗中即可。

功效 鸡肉补气血，板栗健脾。两者合烹，有助于促进人体对营养成分的吸收，并可增强人体造血功能。

牛肉
——肉中骄子

【别名】黄牛肉。

【性味归经】性平，味甘，归脾、胃经。

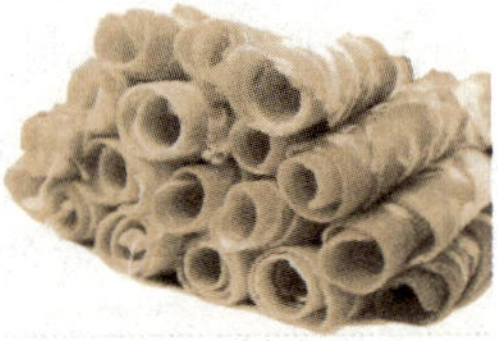

牛有黄牛、水牛、牦牛等种类，平时食用的牛肉主要是黄牛肉。牛肉是中国人消费的第二大肉类食品，仅次于猪肉。牛肉蛋白质含量高，而脂肪含量低，其营养价值仅次于兔肉，且味道鲜美，受人青睐，享有“肉中骄子”的美称。

适用人群

老少皆宜，凡身体虚弱、营养不良者，均宜多吃。尤其适合贫血、血虚者，不仅能补气还能补血。

营养价值

牛肉中不但含有丰富的蛋白质，

还含有丰富的钾、锌、镁、铁等矿物质和B族维生素。另外，牛肉是一种低脂肪食物，脂肪含量比猪肉、羊肉低10%左右。牛肉中富含亚油酸，这些潜在的抗氧化剂可以有效对抗举重等运动中造成的组织损伤。

养生功效

☞ 强壮肌肉

牛肉蛋白质中的肌氨酸，其含量比任何其他食品都高。肌氨酸被称作“肌肉燃料之源”，吸收后能在人体内迅速转化为能量，增强肌力，并能增长肌肉，凸显肉块。因此，进行训练的运动员，特别是健美运动员以及从事强体力劳动的人，宜吃牛肉。

☞ 补虚暖胃

牛肉富含蛋白质、氨基酸，能提高机体抗病能力，还能补血养血、修复组织。

☞ 抗衰老

牛肉中含有的锌是一种有助于合成蛋白质、促进肌肉生长的抗氧化剂，对防衰防癌具有积极意义；牛肉中含有的钾对心脑血管系统、泌尿系统有着防病作用；含有的镁则可提高胰岛素合成代谢的效率，有助于糖尿病的治疗。

专家提醒 牛肉不宜常吃，一周一次为宜，而且最好吃清炖牛肉。老年人、幼儿及消化能力弱的人可适当吃些嫩牛肉。另外，牛肉为发物，患疮疥湿疹瘙痒者慎食。

选购指南 选购牛肉要注意：一闻，新鲜肉具有正常的气味，较次的肉有一股氨味或酸味。二摸，一要摸弹性，新鲜肉有弹性，指压后凹陷立即恢复，次品肉弹性差，指压后的凹陷恢复很慢甚至不能恢复，变质肉无弹性。二要摸黏度，新鲜肉表面微干或微湿润，不粘手；次新鲜肉外表干燥或粘手，新切面湿润粘手；变质肉严重粘手，外表极干燥，但有些注水严重的肉也完全不粘手，但可见到外表呈水湿样，不结实。

养生厨房

土豆烧牛肉

原料 炖牛肉、土豆、胡萝卜各150克，洋葱末50克，精盐5克，肉汤200克。

制用法 土豆洗净，去皮，切块；胡萝卜切滚刀块；炖牛肉切小块。油锅烧热，放入土豆、胡萝卜煸炒，用锅铲轻推材料，倒入炖牛肉和肉汤，炖至土豆和胡萝卜变软，撒入洋葱末、精盐炒匀即可。

功效 牛肉含有丰富的蛋白质，氨基酸组成比猪肉更接近人体需要，能提高机体抗病能力。牛肉有补中益气、滋养脾胃、强健筋骨、化痰息风、止渴止涎的功效，适宜中气下陷、气短体虚、筋骨酸软、贫血久病及面黄目眩之人食用。

红烧牛肉

原料 牛肉500克，桂皮、茴香、葱、姜、大蒜、辣豆瓣酱、料酒、糖、花椒、食用油各适量。

制用法 牛肉切块，放入沸水中大火烧1分钟后取出洗净；牛肉入锅，加清水，淹没过牛肉。加桂皮、茴香、葱段、姜片、料酒，中火炖1小时；另取炒锅，食用油爆香大蒜颗粒，加辣豆瓣酱、花椒、料酒、酱油同炒2分钟；把炒好的调味酱加入牛肉锅中，加糖继续煮1小时。其间翻几次，尝味，酌情添加酱油及糖；到汁浓肉烂即成。

功效 补脾胃，益气血，强筋骨。

牛肉粥

原料 大米、去筋牛肉各200克，食用小苏打粉5克，生抽、淀粉各适量。

制用法 去筋牛肉洗净，切成薄片，将小苏打粉、生抽、淀粉加少许清水拌匀，腌牛肉片30分钟。大米淘洗干净，加水煮粥，粥将熟时，放入腌好的牛肉片，煮至牛肉片熟透即可。

功效 补脾胃，益气血，强筋骨。适用于虚损羸瘦、消渴、脾弱不运、水肿、腰膝酸软等症。

牛肉香菇汤

原料 瘦牛肉200克，鲜香菇25克，香油4克，精盐3克，味精2克。

制用法 将牛肉洗净，切片；香菇洗净，用水泡软，备用。汤锅置大火上，加水1 000克，将牛肉片和香菇一同放入锅中；待煮沸，改用小火煨炖；用精盐、味精、香油调味即可。

功效 健脾胃，益气血。

第四章

饮食进厨房，巧配食材
远离疾病不适

人们常说，开门七件事“柴米油盐酱醋茶”，这都与吃有关。厨房里，不仅有锅碗瓢勺等做饭工具，还包括各种各样的食材。这些通过“巧妇”的妙手，就能做出美味而有营养的佳肴。如果搭配合理得当，能让我们吃得更有营养、更健康。

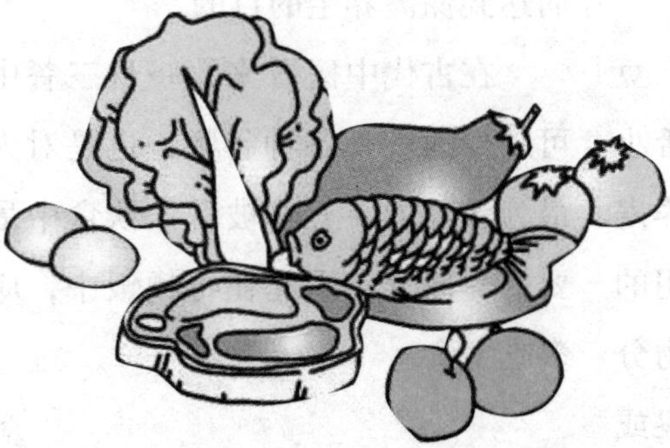

第一节 米面杂粮

《黄帝内经》中提出“五谷为养”的饮食原则，这充分说明了“五谷”在饮食中的主导地位。“五谷”原指稻、麦、黍、稷、菽五种粮食作物。黍指玉米，也包括黄米，稷指粟（高粱），菽指豆类。我们可以把这类食物统称为米面杂粮。

米面杂粮是以淀粉为主要营养成分，用于制作各类主食原料的统称。米面杂粮（粮食）是人类最基本的营养物质，是人体热量的主要来源。另外，米面杂粮可以缓解人们的饥饿感，人们在吃过这些米面杂粮之后，会产生饱腹感，并在一段时间内维持不想继续进食的状态。我国所产的主要粮食种类有20多种，其中以小麦、玉米、稻谷等为主。

米面杂粮一般可分为谷类、豆类、薯类及粮食制品。谷类包括小麦、玉米、小米、高粱、大麦、荞麦等。豆类包括大豆及作为粮食食用的绿豆、小豆、蚕豆等。薯类在植物分类上隶属于不同的科，它们的块根或块茎都含有丰富的淀粉，可作为代粮食物，主要包括甘薯、豆薯、木薯等。粮食制品可根据加工所用的原料不同，分为谷类制品、淀粉制品等。

生活改善之后，人们普遍以精白米饭为主食。普通精白米饭尽管热量不高，但消化速度过快，吃过不久就容易感觉饥饿。研究认为，白米饭的质地过分精细、进食速度过快、消化速度过快、蛋白质含量不高，都可能是白米饭饱腹感不尽如人意的重要原因。相比之下，富含膳食纤维的糙米饭及杂粮制品吃起来需要更多的咀嚼，消化速度也明显较慢，从而具有较好的饱腹感。因此，制作米面杂粮制品时可按照一定原则进行搭配，从而达到保健养生的目的。

在古代中医看来，一日三餐中不可缺少的就是各种谷物，也是对人体最为滋养的。五谷被看作饮食中最重要的一部分，因此在每顿饭中，应当多吃主食。

粳米
——五谷之首

【别名】大米。

【性味归经】性平，味甘，归脾、胃、肺经。

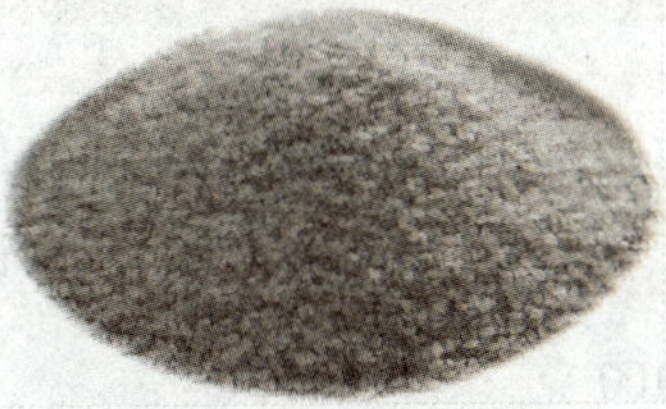

粳米是人类的主食之一，世界上有一半人口以粳米为主食。在中国，粳米是国人尤其是南方人必不可少的主食之一。无论是家庭用餐还是去餐馆，米饭都是餐桌上常见的主食。中医认为粳米味甘性平，具有益精强志、和五脏、通血脉、聪耳明目、止烦、止渴、止泻等功效，多食能令人“强身好气色”。所以粳米被誉为“五谷之首”。

适用人群

老少皆宜，尤其适合婴儿、产妇及患病者。

营养价值

粳米最主要的成分是碳水化合物，约占70%，同时含有一定量的蛋白质（7%～8%）、维生素、纤维素和矿物质。此外，蛋白质的可消化性超过90%，高于其他谷物，因此粳米蛋白质的营养价值高。

养生功效

☞ 养胃

米粥具有补脾、和胃、清肺的功效，米汤有益气、养阴、润燥的功效。

☞ 护肤

粳米含有丰富的维生素、谷维素、蛋白质、花青素等营养成分，还有护肤的功效，可补充肌肤所缺的水分，使皮肤充满弹性。经常喝点粳米粥有助于津液的生发，可在一定程度上缓解皮肤干燥等不适。

专家提醒 由于精米在加工时会损失大量营养，特别是粳米，会缺乏维生素A、维生素C和碘等人体必需成分，长期食用会导致营养缺乏，所以需要通过搭配蔬菜及其他食物来均衡营养。粳米是人体维生素B_1的重要来源，用粳米煮粥时不宜放碱，因为碱会破坏粳米中的维生素B_1。人体如果缺乏维生素B_1，会出现“脚气病”。

选购指南 在选购粳米时，以外观完整、饱满坚实、没有虫咬、没有发霉且没有异物混杂者为上品。买后最好储存在干燥、密封效果较佳的容器中，并且放置在阴凉处，尽快食用完毕，以免发霉或虫蛀。

养生厨房

胡萝卜粥

原料 胡萝卜200克，粳米100克。

制用法 胡萝卜洗净切碎，加粳米与水煮成粥即可。早、晚服食。

功效 胡萝卜含有丰富的胡萝卜素，人体摄入后，可转变成维生素A，能保护眼睛和皮肤。春季人体肌肤易干糙，此食疗方大有裨益。平素脾虚泄泻者要慎用。

猪肝粥

原料 猪肝50克，粳米250克，精盐、味精各适量。

制用法 将猪肝、粳米洗净，加水煮粥，加适量精盐、味精调味即可。随量食用。

功效 猪肝中含有丰富的蛋白质、卵磷脂和微量元素，有利于儿童的智力发育和身体发育。

枸杞子粥

原料 枸杞子20克，粳米100克。

制用法 将枸杞子、粳米洗净，先将粳米煮至半熟，再倒入枸杞子煮成粥即可。每日早、晚分食。

功效 滋补肝肾，益精明目。适用于眩晕症、神经衰弱、腰膝酸软、胃肠神经症、更年期综合征等病症。

甘草绿豆煲米饭

原料 生甘草30克，绿豆、粳米各100克。

制用法 将生甘草切片；绿豆、粳米淘洗干净。把粳米、生甘草、绿豆同放锅内，如常规加水煲饭，煲熟即成。每日2次，每次100克，早晚当主食食用。

功效 生津止渴，清热解毒。适用于中毒性肝炎不欲饮食。

当归猪肉米饭

原料 粳米适量，猪肉200克，当归15克，洋葱、土豆、胡萝卜、精盐、酱油、胡椒粉各适量。

制用法 将粳米做成干饭；将当归加水煎取药汁约50毫升，连渣保留备用。将猪肉炒熟，放入洋葱片、土豆丝、胡萝卜片，翻炒数下后倒入当归汁中，放入精盐、酱油、胡椒粉调味，煮熟后即可与米饭一同食用。当主食吃。

功效 本品具有促进血液循环及新陈代谢的功效。适用于血虚体弱、贫血、面色苍白、月经稀少等症。

糯米

——长寿之米

【别名】江米、糯稻米、元米。

【性味归经】性温，味甘，归脾、胃、肺经。

糯米是一种有黏性的、柔润的稻米，所产的热量比一般粮谷都高，特别适宜老年人晨间食用，因此自古被列为营养上品。糯米煮熟后口感滑腻，香黏可口，常被制成各种风味小吃。深受人们喜爱的传统食品年糕、元宵和粽子都是由糯米或糯米面做成的。

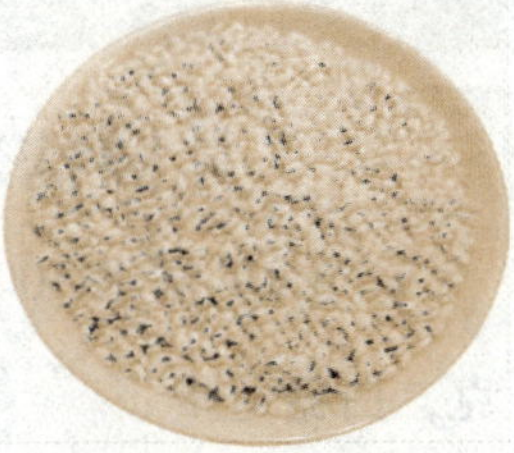

适用人群

老少皆宜，尤其适合脾胃虚弱者、产妇血虚者。

营养价值

糯米中富含碳水化合物、蛋白质、脂肪、维生素B_1、维生素B_2、烟酸等，并含有钙、磷、铁等矿物质，是一种营养价值很高的谷类食物。

养生功效

温胃祛寒

糯米是一种温和的滋补品，适用于脾胃虚寒导致的反胃、食欲下降、泄泻、尿频和气虚引起的虚汗、气短无力、妊娠腰腹坠胀等症。

☞ 护发明目

黑糯米还有明目活血、滑涩补精之效，用天麻、党参配糯米精制而成的“天麻糯米酒”，可补脑益智、护发明目、活血行气、延年益寿。

☞ 收涩

糯米有收涩作用，对尿频、盗汗有较好的食疗效果。经常食用，既可防病又能强身。

专家提醒 糯米性黏滞，难以消化，不宜一次食用过多，老年人、小孩或患病者更应慎食。

用糯米做成的年糕无论甜咸，其碳水化合物和钠的含量都很高，体重过重者及患糖尿病、高脂血症或其他慢性病（如肾病）的人，在食用时要适可而止。在食用糯米制品时，最好吃热的，凉的最好加热以后再吃。因为冷糯米不但很硬，而且口感差，不易消化。

选购指南 糯米以当年的新米为好，购买时应选择乳白或蜡白色、不透明的，形状为长椭圆形，硬度较小的。糯米制品不宜长期保存，冷藏最好不超过3天。一旦有黏丝出现，就不要再食用了。

养生厨房

桂圆糯米粥

原料 糯米100克，桂圆肉15克，白糖适量。

制用法 将糯米淘洗干净。糯米入锅，加水1 000毫升，先用旺火烧开，再转用文火熬煮。待粥半熟时加入桂圆肉，搅匀，继续煮至粥成，加白糖调味即可。

功效 补益心脾，安神。适用于贫血等症，健康人服用有助于提高记忆力，增强体质。

糯米酒鸡蛋

原料 糯米酒30毫升，鸡蛋1个。

制用法 鸡蛋打入碗内，搅匀；将糯米酒倒入铁锅内，加入适量清水。加热煮沸，放入调好的鸡蛋液，稍沸即成。

功效 适用于脾胃虚寒，气血不足，脘腹隐痛、喜暖、面色苍白、精神疲惫以及产妇体弱等。

红枣莲子糯米粥

原料 莲子 15 克，糯米 80 克，红枣 8 枚，白糖适量。

制用法 莲子去皮，去心，洗净；糯米洗净，浸泡 30 分钟；红枣洗净，去核。锅中加适量清水烧开，放入糯米、莲子、红枣，小火熬煮成粥，加白糖调匀即成。

功效 益心气，补心血。常服此粥可养心补血，润肤养颜。

小米
——粮中精品

【别名】粟米、白粱粟、粢米、黄粟、稞子、谷子。

【性味归经】性平，味甘，归脾、胃经。

小米是谷子去壳后的产物，因其粒小，直径约 1 毫米，因此得名。小米原产于中国北方黄河流域，有 8 000 多年的栽培历史，夏代和商代属于“粟文化”。中国最早的酒就是用小米酿造的。小米熬粥营养丰富，有“代参汤”之美称。

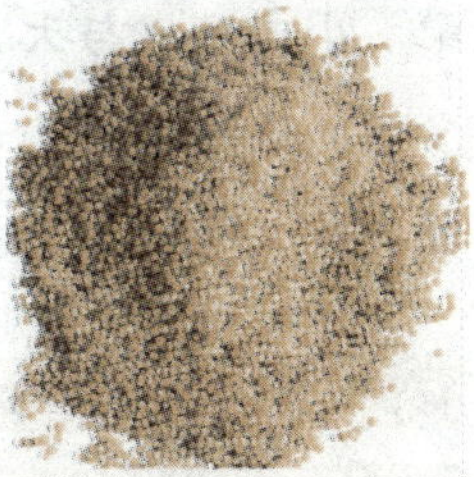

适用人群

一般人均可食用，尤其适合老年人、患病者、产妇食用。

营养价值

小米营养丰富，富含蛋白质、脂肪、糖类、维生素 B_1、维生素 B_2、烟酸和钙、磷、铁等成分。小米含铁、磷等微量元素较高，故能补血健脑；小米含钾高、含钠低，适合高血压患者食用。

养生功效

☞ 防治消化不良

小米含有丰富的维生素 B_1、维生素 B_{12} 等营养成分，可有效防治消化不良，对口角生疮也有很好的防治效果。

☞ 和胃安眠

小米所含的色氨酸，可转变为血清素，有助于养胃安眠；其含有的碳水化合物，对缓解精神压力、紧张、乏力等有很大的功效。

☞ 滋阴养血

用小米熬粥，表面浮着一层细腻、黏稠的“米油”。中医认为，这层米油有很强的滋补功效。在我国北方，产妇常喝小米粥补养身体。小米中的营养成分对产妇具有很好的滋补作用，可以使产妇虚寒的体质得到调养，帮助她们恢复体力。

专家提醒 小米中蛋白质的氨基酸组成并不理想，赖氨酸含量过低而亮氨酸含量又过高，所以产妇不能完全以小米为主食，应注意与其他谷物搭配。小米可以与大豆或肉类食物混合食用，这是因为小米的氨基酸中缺乏赖氨酸，而大豆的氨基酸中富含赖氨酸，可以补充小米的不足。

选购指南 优质小米米粒的大小、颜色均匀，呈乳白色、黄色或金黄色，有光泽，很少有碎米，无虫，无杂质。闻起来具有清香味，无其他异味。严重变质小米，手捻易成粉状或易碎，碎米多，闻起来微有异味或有霉变气味、酸臭味、腐败味和不正常的气味。此外，可取少量待测小米放于软白纸上，用嘴哈气使其润湿，然后用纸捻搓小米数次，观察纸上是否有轻微的黄色。如有黄色，说明待测小米中染有黄色素。也可将少量样品加水润湿，观察水的颜色变化。如有轻微的黄色，说明掺有黄色素。

养生厨房

芹菜小米粥

原料 芹菜、小米、粳米各适量。

制用法 芹菜去根、洗净，切碎末；小米洗净，浸泡 20 分钟，捞出；粳米洗净，浸泡 30 分钟，与小米同放入锅中，加入适量水，大火煮成粥。粥至八成熟时放入芹菜，待粥熟时调味即可。

功效 此粥可调理肠胃，改善睡眠。适合失眠多梦、脾胃不和者食用。

龙眼板栗小米粥

原料 小米、玉米、龙眼、板栗、红糖各适量。

制用法 把小米、玉米分别淘洗干净，放入清水中浸泡 30 分钟；龙眼、板栗去壳取肉，洗净备用。将小米、玉米、龙眼、板栗一同放入锅中，加入清水，大火烧开后，转小火熬煮成粥，调入红糖即成。

功效 益肝补肾，养心补血。

小米鸡蛋粥

原料 小米30克，鸡蛋1个。

制用法 锅中放小米，加适量清水煲粥；粥煲好后，加入鸡蛋，即可食用。

功效 小米含蛋白质、铁、维生素及人体必需的氨基酸。鸡蛋中含有多种维生素和氨基酸，易于消化和吸收。

羊骨粟米粥

原料 小米250克，羊骨500克，陈皮5克，生姜50克，苹果2个，精盐适量。

制用法 将羊骨捶碎，加入陈皮、苹果、生姜，加适量清水用文火熬成汁，滤去渣后，放入小米煮成粥。食用时趁热加精盐调味。

功效 对病后体虚、饮食少者有食疗作用。

玉米

——黄金作物

【别名】珍珠米、玉蜀黍、苞谷、苞米、棒子。

【性味归经】性平、味甘，归脾、胃经。

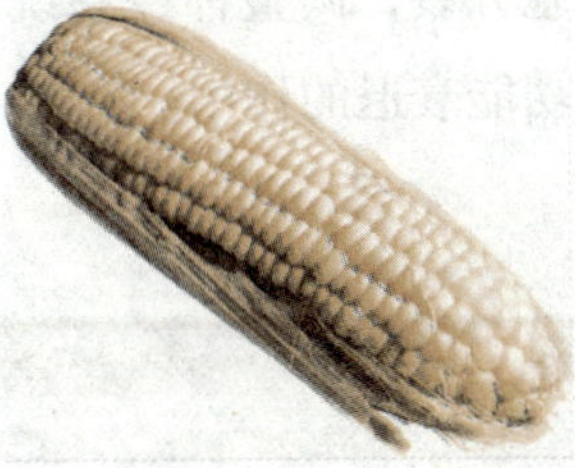

玉米是备受人们喜爱的一种粮食作物，是全世界公认的“黄金作物”。如今，它已成为一种热门的保健食品，经常出现在餐桌上，并风靡曾经以食物精细著称的欧美国家。据报载，美国前总统里根曾每天早上都以玉米片粥作早餐。

适用人群

老少皆宜，尤其适合老年人、胃部不适者和糖尿病患者。

营养价值

玉米营养丰富，含有较多的蛋白质、脂肪、糖类、多种维生素及微量元素。玉米中含有的亚油酸达到2%，是谷实类中的最高者。在当今被证实的最有效的50多种营养保健物质中，玉米含有7种——钙、谷胱甘肽、纤维素、镁、硒、维生素E和脂肪酸。

养生功效

☞ 防癌抗癌

玉米中富含镁、硒等元素，可抑制肿瘤的生长；丰富的谷氨酸能帮助和促进脑细胞进行呼吸，清除体内废物，起到防癌抗癌的作用。

☞ 降血压，软化血管

玉米富含的镁元素，可舒张血管，防止缺血性心脏病；所含的硒元素，可以降低血液黏稠度，是高血压、冠心病及动脉硬化患者的首选食品。

☞ 缓解脑功能衰退

玉米中含有的维生素E有促进细胞分裂，调整神经系统功能，延缓脑功能衰退的作用。

☞ 预防和改善胃肠道疾病

玉米中的膳食纤维含量很高，具有刺激胃肠蠕动、加速粪便排泄的功能，可有效预防和改善便秘、肠炎、肠癌等疾病。

专家提醒 玉米发霉后会产生致癌物，所以发霉玉米绝对不能食用。糖尿病患者可以吃蒸熟或煮熟的玉米，皮肤病患者和更年期综合征患者忌食玉米。

选购指南 买新鲜玉米时，除了要注意选择青绿色外皮，还要留意玉米须的颜色。若玉米须呈棕色而有光泽，代表成熟可食用。若绿色则未成熟；如果玉米须已干枯，则代表玉米不新鲜。保存新鲜玉米时除去玉米皮、须，洗净沥干水，装入保鲜膜，放冰箱中冷藏即可。另外，在吃玉米时，最好把玉米粒的胚芽尖全部吃掉，因为玉米的许多营养都集中在胚尖中。

养生厨房

三丁玉米

原料 玉米粒200克，青豆40克，泡发香菇20克，胡萝卜丁40克，精盐、高汤、白糖、水淀粉、香油、食用油各适量。

制用法 将玉米粒、胡萝卜丁、青豆用开水氽烫。锅热加食用油烧温，将所有食材下锅过油捞起。锅内留1汤匙油，倒入材料及调味料翻炒均匀，加入水淀粉勾芡，淋上香油，盛于盘中即可。

功效 此道菜包含有红、黄、绿

色食物之多种营养成分，具有益肺宁心、健脾开胃、利水通淋的功效。

玉米黄豆粥

原料 玉米面150克，黄豆面100克，白糖适量。

制用法 将玉米面和黄豆面分别用温水调成糊状，然后一起倒入沸水中，同时迅速搅拌。开锅后转小火熬至黏稠，加入适量白糖食用。

功效 健脾益气，清热解毒，降脂降压。常用于慢性胃炎、动脉硬化、高血压、高脂血症和糖尿病的防治。

奶香玉米饼

原料 面粉100克，新鲜玉米2根，奶油40克，蛋黄2个，芝麻3克，瓜子仁2克，白糖5克，红色菜粉1包。

制用法 将玉米粒与上述材料拌匀成糊状，如果玉米的水分不多，可加适量水搅成糊状；玉米糊倒在平底锅里，上面撒些芝麻、瓜子仁、白糖，最后撒上红色菜粉，煎熟即可。

功效 鸡蛋是营养丰富的食品。玉米中所含的胡萝卜素，被人体吸收后能转化为维生素A，营养价值很高。红色蔬菜富含维生素A、维生素C，有助于完善幼儿的胃肠道消化功能及促进视力发育。

小麦
——防癌谷物

【别名】麸麦、浮麦、浮小麦、空空麦、白麦。

【性味归经】性凉，味甘，归心、脾、肾经。

小麦是世界三大农作物之一，是制作面粉、面筋的主要原材料。小麦由于播种期不同，北方为冬小麦，南方为春小麦。冬小麦的品质一般高于春小麦。小麦是我国北方人民的主食，自古就是滋养人体的重要食物。

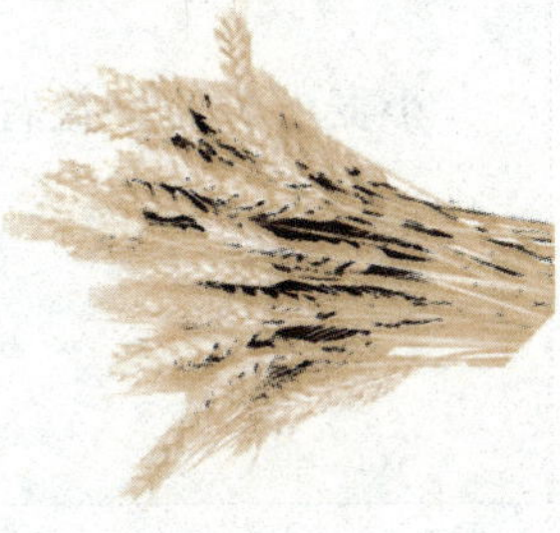

适用人群

老少皆宜，食管癌患者宜多吃，因其具有抗食管癌的作用。

营养价值

小麦含有蛋白质、脂肪、碳水化合物、钙、磷、铁、维生素 B_1、维生素 B_2、维生素 B_3 等营养物质。此外，小麦胚芽里所含的维生素 E 非常丰富。而人们通常食用的精制小麦面粉，利用小麦胚乳经精加工而成，使小麦胚乳中的 B 族维生素和维生素 E 几乎消失殆尽，麦麸中的膳食纤维也被丢弃了。因此，要高度重视全麦食品的营养价值。

养生功效

☞ 预防脚气病

小麦麸皮富含维生素 B_1，可以预防神经炎及脚气病等，调节碳水化合物代谢，帮助消化，促进生长发育。而小麦胚芽里富含的蛋白质和维生素 E，有抗氧化、抗癌作用。

☞ 美容、抗衰老

小麦可养心、益肾、和血、健脾、安眠，磨成的小麦粉（面粉）还具有嫩肤、除皱、祛斑功效。小麦胚芽油含丰富的维生素 E，可抗老防衰。

☞ 女性保健佳品

女性进食全麦食品可降低血液中雌激素的含量，达到预防乳腺癌的目的。更年期女性食用未精制的小麦，能缓解更年期综合征。

专家提醒 小麦面粉与大米搭配食用效果最好，不宜与小米、枇杷同食。糖尿病患者不宜过多食用小麦。

选购指南 主要看小麦的色泽、饱满度、干潮程度、大小和净度。优质小麦应该色泽鲜艳、籽粒饱满、干燥、大小基本一致，无杂质。正常的小麦粉具有正常香味，若有异味或霉味，则为被外部环境污染或面粉超过保质期，也可能是添加剂过量，说明小麦粉已变质。要根据不同的用途选择相应品种的小麦粉，制作面包类应选择高筋的面包专用粉，制作馒头、面条、饺子等要选择中筋小麦粉，制作糕点、饼干则选用低筋的小麦粉。

养生厨房

南瓜馒头

原料 面粉500克，老面75克。南瓜200克，食碱少许，椰浆2小匙，白糖20克。

制用法 面粉放案板上，扒一面坑，将老面用温水澗开，倒入面坑内，再加适量清水调和成面团，揉匀揉透后，用湿布盖好，静置发酵。将南瓜洗净、去皮、蒸熟，捣成泥，和进揉成的面团中，用力揉成南瓜面团。加入食碱、椰浆、白糖，将面团揉透揉匀，擀成薄面皮，将边缘切整齐。将面皮从外向里卷起，将卷起的长条搓至光滑，再切成大小相同的面团，即成生坯。将生坯放蒸笼中，蒸锅内加清水烧开，将蒸笼移锅上，盖严盖，用大火蒸15分钟左右即成。

功效 南瓜中所含的果胶可以影响肠道对胆固醇和糖的吸收，降低血清胆固醇，控制高血糖，促进胰岛素分泌。常吃能降低血糖水平，对防治糖尿病有特效。

小麦红枣茶

原料 小麦25克，红枣10枚。

制用法 先将小麦与1 000毫升水煮沸后滤出。再加入红枣，以文火煮沸约3分钟即可。

功效 红枣味甘性温，有补中益气、养血安神、缓和药性的功效。红枣可以护肝、增加体力，提高血液中的含氧量，经常加班的人宜多吃红枣。适用于自汗盗汗、诸种虚汗症、骨蒸劳热、失眠、脏躁症。更年期女性及自汗盗汗多者，每日服用可稳定精神。

麦冬小麦粥

原料 淮山、小麦各60克，麦冬、粳米各30克。

制用法 将原料洗净，放入瓦锅内，加清水适量，武火煮沸后，文火煮至小麦熟烂即可。随量食用。

功效 养心肺，止烦渴。方中麦冬、小麦味甘性凉，既能养心肺、清虚火，又能益脾阴、除烦渴。对糖尿病属心阴不足者，既可用于治病，又可用于充饥。小麦含有丰富的淀粉以及蛋白质、脂肪、糖类、粗纤维、卵磷脂、淀粉酶、麦芽糖酶、蛋白酶等。淮山味甘气香，功能补肺益脾，既可滋肺津以止消渴，又可助麦冬、小麦以养心肺。二药相伍，养心肺而不滋腻，清虚火而不苦泄，适合心阴不足、虚多实少之糖尿病患者服用。

芹菜肉馅饺子

原料 面粉400克，芹菜500克，猪肉150克，葱花40克，生姜末、味精、面酱、猪油、香油、猪骨汤、精盐各适量。

制用法 将芹菜择洗干净，用沸水烫一下，放入凉水中投凉，捞出切成末，挤出水分。猪肉洗净，剁成肉末。炒锅上火，放猪油烧热，下入猪肉末，煸炒至七八成熟，放入面酱、生姜末、猪骨汤调匀，加味精，出锅装入容器中，冷却后加入芹菜末、葱花、精盐、香油，拌匀成馅料。将面粉加清水，拌匀，和成面团，揉匀揉透，盖湿布饧10分钟，在案板上再稍揉几下，切成一个个小面剂，擀成中间稍厚的圆形面皮，包上馅料，捏成饺子生坯。净锅置大火上，加清水烧沸，下入饺子生坯，并用漏勺沿着锅底轻轻搅动至饺坯上浮水面。水沸时点2次凉水，再煮沸即熟。

功效 平肝降压。适用于各型高血压病。

黄豆
——豆中之王

【别名】大豆、黄大豆。

【性味归经】性平，味甘，归脾、大肠经。

黄豆起源于中国，世界各国栽培的黄豆都是直接或间接由中国传播出去的。黄豆可以煮粥，也可以做成豆腐，泡发豆芽，榨成豆浆，都是非常美味的佳肴。由于它的营养价值很高，被称为“豆中之王”“田中之肉”“绿色的牛乳”等。

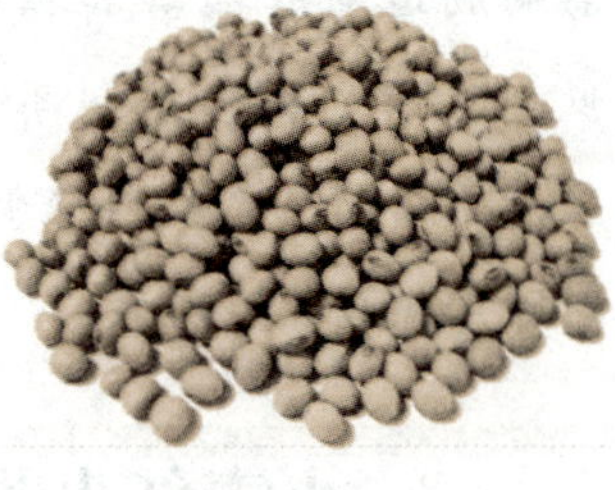

适用人群

老少皆宜，尤其适合孕妇、肺癌患者和脱发者。

营养价值

黄豆是含蛋白质最丰富的植物性食物，它的蛋白质的质量和蛋、奶食物中蛋白质相似，而它的蛋白质含量超过肉类、蛋类，约相当于牛肉的2倍，鸡蛋的2倍半，因此，科学家把黄豆称为“蛋白质的仓库”。黄豆中的脂肪含量达18%，以不饱和脂肪酸居多，质量好，极易消化吸收，还含有丰富的必需脂肪酸和亚麻油酸，是人体维持健康不可缺少的。黄豆中含有钙、磷、铁、铜、锌、碘以及维生素B_2、尼克酸、维生素E，黄豆芽中维生素C丰富，因此又是矿物质、微量元素、维生素的良好来源。

养生功效

☞ 预防癌症

黄豆含有皂角苷、蛋白酶抑制素、异黄酮、钼等抗癌成分，对几乎所有癌细胞都有抑制作用，可有效预防各种癌症，对乳腺癌的抑制功效最为明显。

☞ 补脑健脑

黄豆中所含的卵磷脂是大脑细胞组成的重要部分，常吃对增强和改善大脑功能有重要作用，可以增强智力。

☞ 增强免疫力

大豆卵磷脂还能促进脂溶性维生素的吸收，强健人体各组织器官。另外，它可以降低胆固醇，改善脂质代谢，预防和治疗冠状动脉硬化。黄豆中的大豆皂苷能清除体内自由基，具有抗氧化的保健养生功效。它还能抑制肿瘤细胞的生长，增强人体免疫功能。

☞ 辅助降压

高血压患者的饮食中，摄入的钠过多，而钾过少。摄入高钾食物，可以促使体内过多的钠盐排出，有辅助降压的效果。黄豆含有丰富的钾元素，每100克黄豆含钾量高达1 503毫克。高血压患者常吃黄豆，对及时补充体内钾元素很有帮助。

专家提醒 生黄豆含有不利健康的抗胰蛋白酶和凝血酶，所以黄豆不宜生食。夹生黄豆也不宜吃，若半生不熟食用，常会引起恶心、呕吐等症状，严重者甚至危及生命。因此，食用黄豆时应煮透、煮烂。另外，黄豆不宜食用过多，以免腹胀。

选购指南 选购豆制品时，要看看豆制品是否脱色。如果脱色，那是用工业原料染制的，不能购买。还要闻闻豆制品的味道，正规的豆制品大多有一股豆香味，无酸味。如果短期保存，最好选用干爽洁净的布袋，不要用塑料袋。

养生厨房

黄豆玉米粉粥

原料 玉米粉、黄豆粉各100克，白糖适量。

制用法 将黄豆粉放入温水中浸泡，搅成糊；玉米粉用温水调匀备用。坐锅点火，加入适量清水，下入黄豆粉糊、玉米粉糊不断搅拌，先用旺火烧沸，再转小火煮至粥将成，然后加入白糖调好口味，即可出锅食用。

功效 调节血糖，有益肠胃。

黄豆炖排骨

原料 黄豆150克，排骨350克，葱段、姜片、酱油、精盐各适量。

制用法 排骨洗净，切成小段，用沸水汆烫，去掉血沫；黄豆用水浸泡4小时。把排骨、精盐、葱段、姜片、酱油、黄豆放入锅中，加适量清水大火煮沸，转小火炖至排骨肉熟烂入味即可。

功效 猪脊髓可使髓海充足、大脑强健，黄豆健脾养血。二者合用具有健脑益神、养血宁心的功效。

芹菜黄豆汤

原料 鲜芹菜100克，黄豆20克。

制用法 将芹菜洗净，切成片；黄豆先用水泡胀。锅内加水适量，放入黄豆与芹菜同煮熟即成。每日1次，吃黄豆、芹菜，喝汤。连续食用，3个月为1个疗程。

功效 降压降脂，清热解毒。适用于脂肪肝、高脂血症、高血压病。

猪蹄焖黄豆

原料 猪蹄500克，黄豆50克，姜1块，葱花、精盐各适量。

制用法 姜切片；猪蹄在开水中焯一下洗净；黄豆提前在水中泡一会儿。高压锅内放入黄豆、猪蹄、姜片，加入适量水，煮20分钟。打开锅盖，放入葱花、精盐，调味即可。

功效 猪蹄富含胶原蛋白，可增加皮肤弹性，具有美容的功效。

芝麻
——不老仙丹

【别名】胡麻、白麻、乌麻、脂麻。

【性味归经】性平，味甘，归肝、肾、肺、脾经。

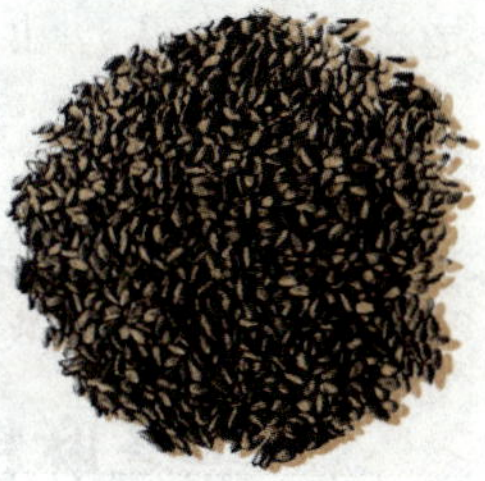

芝麻有黑白两种，食用以白芝麻为好，滋补强身则以黑芝麻为佳。芝麻既可食用又可作为油料。在中国古代，芝麻被视为延年益寿之品，古代养生学家陶弘景对它的评价是“八谷之中，唯此为良”。芝麻中含有丰富的维生素E，维生素E常被人们称为“防止衰老的维生素”，因而芝麻又被称为“永葆青春的营养源”。

适用人群

一般人群均可食用。尤其适合身体虚弱、贫血、高脂血症、高血压病、习惯性便秘者食用。

营养价值

芝麻中含有大量脂肪油，其中主要为油酸、亚油酸、棕榈酸、花生酸等甘油酯；芝麻中还含有大量的脂肪和蛋白质，以及膳食纤维、维生素B_1、维生素B_2、尼克酸、维生素E、卵磷脂、钙、铁、镁等营养成分；特别是它的“亚麻仁油酸”成分，可去除附着在血管壁上的胆固醇。芝麻中的亚油酸有调节胆固醇的作用。

养生功效

☞ 降压降脂

芝麻中含丰富的亚油酸和卵磷脂，有利于降血脂和降血压，还对机体神经活动有所帮助，可防治老年痴呆症。

☞ 通便

因为芝麻含脂肪甚多，故能润肠通便，对肠液减少引起的便秘，单独应用即有效验。

☞ 润肤养颜、乌发抗衰

黑芝麻富含芝麻素、甾醇、卵磷脂、维生素E及微量元素等物质，是永葆青春的营养源，能加强人体组织对氧的吸收能力，促进机体的新陈代谢，促进皮肤内的血液循环，使皮肤与毛发得到充分的营养物质，具有防止头发过早变白、脱落及美容润肤、保持和恢复青春活力的作用。

专家提醒 芝麻炒食燥热，食后易引起牙疼、口疮、出血等症状，需慎食。中医认为，凡患疮疡、湿疹等皮肤病的患者应忌食，便溏脾虚者也应忌食。

选购指南 芝麻应以颗粒整齐、润泽、无虫蛀、无发霉者为佳，已发霉变质者应禁食。芝麻仁外有一层硬膜，碾碎后食用营养才能充分吸收。

养生厨房

黑芝麻粳米粥

原料 黑芝麻25克，粳米50克。

制用法 将黑芝麻炒熟后研末备用，粳米洗净与黑芝麻入锅同煮，用旺火煮沸后，改用文火煮成粥。

功效 补益肝肾，滋养五脏。每日早、晚餐食用，适合中老年体质虚弱者，并能预防早衰。

黑芝麻桑葚糊

原料 黑芝麻、桑葚各60克，大米30克，白糖适量。

制用法 将大米、黑芝麻、桑葚分别洗净，同放入石钵中捣烂。然后在砂锅内放入适量清水，煮沸后放入白糖，再将捣烂的米浆缓缓调入，煮成糊状即可。

功效 补肝肾、润五脏、祛风湿、清虚火，常服可治病后虚弱、虚风眩晕等症。

芝麻杏仁蜜

原料 黑芝麻500克，甜杏仁100克，白糖、蜂蜜各125克。

制用法 将黑芝麻用锅炒香，然后研成粉末，将甜杏仁捣烂成泥，与白糖、蜂蜜共置瓷盆内，上锅隔水蒸2小时即可。每日2次，每次2～4匙，温开水配服。

功效 补肝益肾，润肺止咳。

胡桃芝麻饼

原料 胡桃仁、小麦面各100克，芝麻50克。

制用法 胡桃仁捣烂，加水同芝麻、面粉揉成粉团，烙成小饼，每饼重30～50克。每次吃1个饼，用茶水送下。

功效 补益心肾，益精填髓。

第二节 蔬菜菌菇

俗话说“三天不吃青，两眼冒金星”，是指几天不吃蔬菜，身体便感觉不适。当人体出现酸碱失调，需要碱性食物的时候，便会出现想吃蔬菜的反应，可见蔬菜是不可替代的食物。蔬菜含有丰富的维生素、矿物质和微量元素，是人类维生素C和胡萝卜素的最主要来源，是构成平衡膳食不可缺少的重要组成部分，在饮食营养治疗中具有举足轻重的作用。

蔬菜的颜色与其营养价值关系密切。一般来说，蔬菜颜色越深，营养价值越高；颜色越浅，营养价值越低。其排列顺序一般是“绿色蔬菜—白色（红色）蔬菜—白色蔬菜”。有人炒菜习惯单独炒一种蔬菜，其实将几种蔬菜合在一起烹制，不仅可以增进食物的色、香、味，而且会更有营养。

菌菇类食品包括香菇、蘑菇、冬菇和黑木耳等，营养丰富，具有治病防病的药用价值。菌类食物味美香脆、清新可口，而菇类食物味美清香、鲜嫩滑润，吃起来可增进食欲。二者都是在人们日常生活中不可缺少的美味佳肴。菌菇类食品不仅味道鲜美，而且所含蛋白质也较一般蔬菜为高，富含人体必需的多种氨基酸且氨基酸比例合适，还含有对人体新陈代谢起重要作用的维生素、矿物质和微量元素。它脂肪含量低、营养丰富，具有益脾和胃、理气化痰、排毒减肥、美容润肤、降压降脂、抗肿瘤、提高人体免疫力等全面的营养保健作用。由于菌菇类的有益成分不需特殊提取，只需经过烹饪食用即可作用于人体，并且与别的食物一起烹任会“美味补给”，因此，菌菇类被国内外医学界公认为“绿色食品”“健康食品”。

圆白菜
——四季佳蔬

【别名】卷心菜、洋白菜、疙瘩白、包菜、结球甘蓝、高丽菜、包心菜、莲花白。

【性味归经】性平，味甘，归胃、大肠经。

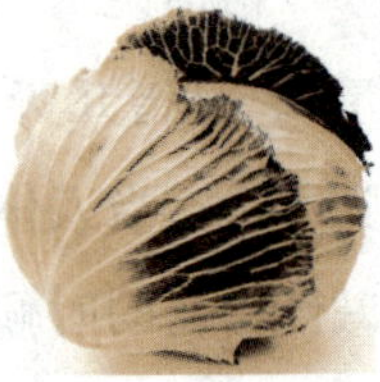

据《本草纲目》记载，圆白菜煮食甘美，其根经冬不死，春亦有英，生命力旺盛，故被称为“不死菜”。圆白菜其实是甘蓝的变种，口味清香、脆嫩，四季都能吃到，是主要蔬菜品种之一。

适用人群

一般人群均可食用。尤其适合动脉硬化、结石、便秘者以及糖尿病和肥胖患者。

营养价值

圆白菜的营养价值与大白菜相差无几，其中维生素 C 的含量丰富。此外，圆白菜富含叶酸。这是甘蓝类蔬菜的一个优点。所以，怀孕的妇女、贫血患者应当多吃些圆白菜。另外，新鲜的圆白菜有杀菌消炎的作用，咽喉疼痛、外伤肿痛、蚊叮虫咬、胃痛、牙痛之类都可食用圆白菜缓解。

养生功效

☞ 降血糖

圆白菜中富含维生素 E，可促进人体内胰岛素的形成和分泌，调节糖代谢，能有效预防由糖尿病引起的痛风、心脏病等并发症。再加上圆白菜含糖量少，热量低，是糖尿病患者的理想食物。

☞ 防癌抗癌

圆白菜含有丰富的异硫氰酸丙酯衍生体、吲哚类化合物等，能杀死人体内导致白血病的异常细胞，起到防癌抗癌的作用。此外，圆白菜中还含有较多的微量元素钼，能抑制亚硝酸盐的合成，具有一定的抗癌作用。圆白菜中还含有丰富的萝卜硫素，能刺激人体细胞产生对身体有益的酶，进而形成一层对抗外来致癌物侵蚀的保护膜。萝卜硫素是迄今为止所发现的蔬菜中最强的抗癌成分。

☞ 辅助治疗慢性病

圆白菜所含的果胶、膳食纤维

能阻止肠道吸收胆固醇和胆汁酸，对动脉粥样硬化、心脏局部缺血、胆石症及肝炎、胆囊炎等慢性病有辅助治疗作用。

专家提醒 圆白菜有轻微导泻作用，胃寒者不宜食用。另外，圆白菜易产生致甲状腺肿物质，甲亢患者应忌食。

选购指南 圆白菜以平头型、圆头型质量好，这两个品种菜球大，也比较紧实，芯叶肥嫩，出菜率高，吃起来味道也好。相比之下，尖头形较差。在同类型圆白菜中，应选菜球紧实的，手感越硬实越好。相同重量时体积小者为佳。如果购买已切开的圆白菜，要注意切口必须新鲜，叶片紧密，握在手上，感觉十分沉重。

养生厨房

圆白菜虾米粥

原料 圆白菜叶、小虾米各20克，大米100克，精盐3克，味精2克，葱花、香油各适量。

制用法 将大米洗净，放入清水中浸泡；小虾米洗净；圆白菜叶洗净，切细丝。锅置火上，注入清水。放入大米煮至七成熟。然后放入小虾米煮至米粒开花，最后放入圆白菜叶稍煮，加精盐、味精、香油调匀，撒上葱花即可。

功效 辅助治疗慢性病，抗衰老。

圆白菜橘子汁

原料 圆白菜叶6片，橘子1个。

制用法 橘子去皮；圆白菜叶洗净，卷成筒状。二者先后用榨汁机榨汁，调匀。

功效 保护血管，强化骨骼，治疗便秘。

椒油圆白菜

原料 圆白菜200克，花椒10粒，精盐4克，花生油9克。

制用法 将圆白菜洗净切成细丝，放入开水中煮至八成熟，捞出，盛在盘中。将花生油放在锅中烧热，放入花椒。冒出烟气后，迅速将花椒油浇在圆白菜上，撒上精盐，拌匀即可食用。

功效 降血糖，适合糖尿病患者食用。

番茄炒圆白菜

原料 圆白菜1/4颗，小番茄3个，大蒜1大颗，橄榄油2小匙，精盐适量。

制用法 圆白菜洗净，切片；大蒜切片；小番茄洗净切片。锅中放油烧热，放入大蒜片与番茄片先炒香。将圆白菜片放入一起拌炒，加入盐调味即可。

功效 番茄富含茄红素，茄红素有很强的抗氧化能力，可帮助清除体内过多的过氧化物，抑制肿瘤细胞。

肉末炒圆白菜

原料 猪肉末150克，圆白菜100克，葱头50克，食用植物油40克，酱油10克，精盐6克，水淀粉15克，葱末、姜末各5克，水150毫升。

制用法 将圆白菜用开水烫一下，切碎。葱头剥去老皮，洗净，切碎成末。锅上火，放入食用植物油，烧热后先下入猪肉末煸炒断生，再加入葱末、姜末和酱油搅炒几下，加入葱头末和水，煮软后再加入圆白菜末，稍煮片刻，加入精盐，用水淀粉勾芡即成。

功效 猪肉、圆白菜均含有丰富的尼克酸，其他营养也很丰富。婴幼儿常吃可防止发生尼克酸缺乏症，有利于生长发育。

芹菜
——降压良药

【别名】旱芹、香芹、蒲芹、药芹菜、野芫荽、水芹、楚葵、水英。

【性味归经】性凉，味甘、辛，无毒，归肺、胃、肝经。

芹菜一年四季可食，是具有较多药用价值的蔬菜。起初仅作为观赏植物种植，后作为食用。芹菜分为水芹和旱芹两种，二者功能相近，药用以旱芹为佳。由于芹菜有促进性兴奋的作用，西方称之为“夫妻菜”。

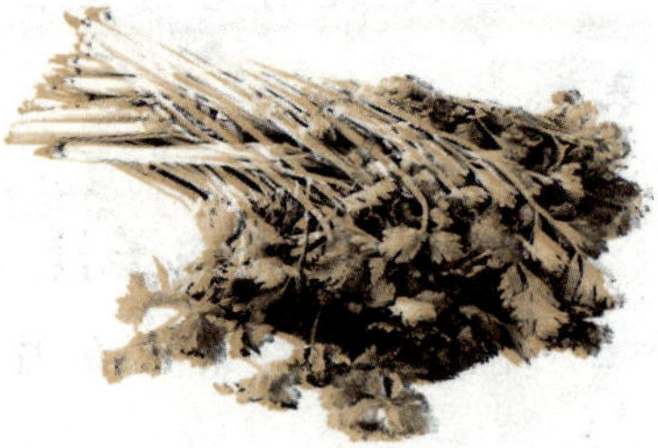

适用人群

一般人群均可食用。便秘者、高血压患者可经常食用。

营养价值

芹菜的茎叶含有芹菜苷、佛手柑内酯、有机酸、胡萝卜素、维生素 C、糖类，挥发油中含有丁基苯酞衍生物。在旱芹菜中还含有酸性的降压物质，能够起到明显的降压作用。

养生功效

☞ 降压清肠

芹菜含有丰富的矿物质、膳食纤维、维生素和挥发性物质甘露醇，既能增进食欲，又有降压健脑、清肠利便的作用。

☞ 防癌抗癌

芹菜通过肠内消化酶的作用能够产生一种木质素或者是肠内脂的物质。这种物质可以作为抗氧化剂，高浓度时能够有效抑制肠内细菌产生的致癌物质，具有防癌抗癌的作用。

☞ 养血补虚

芹菜的含铁量丰富，可以补充妇女经血损失，对于皮肤苍白、干燥、面色无华等症状具有良好的治疗效果，同时还能够使人目光有神，头发黑亮。

专家提醒 芹菜叶中胡萝卜素、维生素 C、钙、铁的含量远远超过芹菜梗的含量，所以最好把嫩叶留下。将鲜嫩的芹菜叶洗净用沸水焯一下加入调料食用，香美可口，营养丰富。另外，由于芹菜具有降血压的作用，低血压者应慎食。

选购指南 选购芹菜时，宜选菜叶翠绿、有光泽，菜梗粗壮、坚硬，分枝脆嫩、易折，且梗不要太长，以 20～30 厘米为宜。

养生厨房

芹菜小米粥

原料 芹菜、小米、粳米各适量。

制用法 芹菜去根、洗净，切碎末；小米洗净，浸泡 20 分钟，捞出；粳米洗净，浸泡 30 分钟，与小米同放入锅中，加入适量水，大火煮成粥。粥至八成熟时放入芹菜，待粥熟时调味即可。

功效 此粥可调理肠胃，改善睡眠。适合睡眠不实、脾胃不和者食用。

香干芹菜

原料 香干50克，芹菜200克，酱油、豆油、葱各10克，姜5克，精盐4克。

制用法 ①将芹菜洗净，切3厘米长的段，用开水焯过。将香干洗净，切丝。②炒锅上火，加油烧热，放葱花、姜末后，放入芹菜速炒几下，加入精盐，再放香干丝，加入酱油，用旺火快速炒几下，出锅即可。

功效 清热利湿，止咳化痰。

芹菜苹果汁

原料 苹果50克，芹菜20克，枸杞子1小匙，蜂蜜少许。

制用法 先将枸杞子用清水泡软；苹果、芹菜均洗净，切成小块。将苹果块、芹菜块及枸杞子放入榨汁机中，加适量凉开水搅打均匀。将打成的汁倒入杯中，加入蜂蜜混合均匀即可。

功效 芹菜具有清热解毒、养肝护肝的作用；苹果具有防辐射的作用，还可预防感冒；枸杞子具有滋补肝肾、益精明目的功效。三者搭配榨成的果汁，是电脑族保护眼睛、防辐射的最佳饮品，每天喝2～3杯，效果很好。

番茄芹菜汤

原料 芹菜300克，番茄、瘦肉各200克，姜、精盐、味精各适量。

制用法 将芹菜洗净切成小段，番茄、瘦肉、姜分别洗净后切片备用。将芹菜段、番茄片、瘦肉片、姜片同放入锅内，倒入清水后用大火煮10分钟，然后改用小火煮90分钟，加入精盐、味精调味即可。

功效 芹菜、番茄和瘦肉都含有大量的营养物质，此汤还具有减肥瘦身、美容养颜的功效。

芹菜拌核桃

原料 芹菜250克，核桃仁50克，精盐、芝麻油适量。

制用法 将芹菜洗净切成细丝，放入开水锅内氽后捞出放入盘中，放上洗净的核桃仁及少许精盐、芝麻油拌匀即成。

功效 润肺，清热，定喘。

番茄
——爱情之果

【别名】西红柿、洋柿子、六月柿、喜报三元、毛秀才、洋海椒、毛腊果。

【性味归经】性凉，味甘、辛，无毒，归肺、胃、肝经。

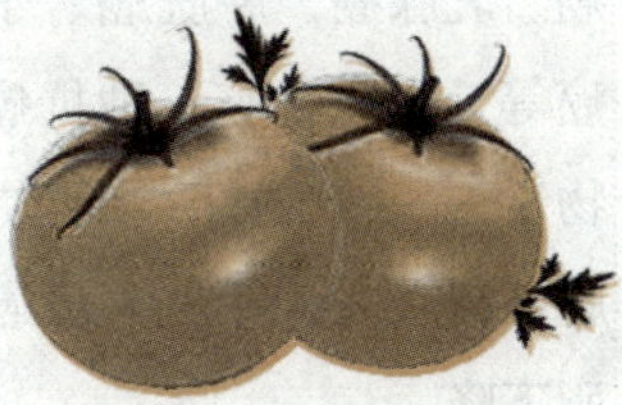

番茄是全世界栽培最为普遍的果菜之一。番茄成熟时鲜红欲滴，红果配绿叶，美丽诱人。起初只是把它作为一种观赏植物来对待。据记载，16世纪，英国有位公爵非常喜欢番茄这种观赏植物，于是如获至宝一般将之带回英国，并将其作为爱情的礼物献给了情人，从此，“爱情果”“情人果”之名就广为流传。番茄营养丰富，别具风味，可以生食、煮食，也可以被加工成番茄酱、番茄汁或罐头食品。

适用人群

一般人群均可食用。尤其适合肾虚者、白血病患者、贫血患者、高血压患者以及爱美人士。

营养价值

番茄富含维生素A、维生素C、维生素B_1、维生素B_2以及胡萝卜素和钙、磷、钾、镁、铁、锌、铜和碘等多种元素，还含有蛋白质、糖类、有机酸、纤维素。番茄中的“番茄素”有抑制细菌的作用，所含的苹果酸、柠檬酸和糖类有助消化的功能，此外还有多种功用，被称为“神奇的菜中之果”。

养生功效

☞ 清肠养胃

番茄所含的苹果酸、柠檬酸等有机酸能增加胃液浓度，调整胃肠功能，有助于胃肠疾病的康复；其所含膳食纤维可预防便秘。

☞ 减缓色斑，延缓衰老

番茄中的番茄红素是一种很强的抗氧化剂，可以抵抗衰老，增强免疫力，减少疾病的发生。番茄红素还能降低眼睛黄斑的退化、减少色斑沉着。

☞ 降脂降压

番茄所含的维生素C、芦丁、番茄红素及果酸，可降低血胆固醇，预防动脉粥样硬化及冠心病；所含的钾，有降压、利尿作用。

☞ 抗癌

研究表明，番茄红素能够有效预防前列腺癌、消化道癌、肝癌、肺癌、乳腺癌、膀胱癌、子宫癌、皮肤癌等。它还含有一种抗癌、抗衰老的物质——谷胱甘肽，能使体内某些细胞延缓衰老，并使人患癌症的概率有所下降。

专家提醒 不宜食用未成熟的番茄。患有急性胃肠炎和急性细菌性痢疾的患者不宜吃番茄，以免病情加重。脾胃虚寒者也不宜多食。

选购指南 粉红番茄呈粉红色，近圆球形，脐小，果实平滑，味甜酸适度，品质较佳，生食、熟食均可。黄色番茄呈橘黄色，果大，圆球形，果肉厚，肉质面沙，生食味淡，宜熟食。品质良好的番茄果形周整，无裂口、虫咬，成熟适度，甜酸适口，果肉厚，心室小。选择成熟适度的番茄，不仅风味好，而且营养价值高。

养生厨房

番茄炖豆腐

原料 番茄2个，豆腐1块，精盐、豌豆各适量。

制用法 番茄洗净，切片；豆腐冲洗，切条。油锅烧热，放入番茄煸炒，至汤汁状，下入豆腐和豌豆，加适量水，大火烧开后转小火慢炖，10分钟后收汤，加盐调味即可。

功效 番茄富含的胡萝卜素，在人体内转化为维生素A，能促进胎儿骨骼生长，预防佝偻病。

奶油番茄

原料 番茄400克，鲜奶1杯，油1汤匙，精盐半茶匙，粟粉1茶匙。

制用法 将番茄洗干净，用开水稍浸一下，取出，去皮及籽，切块。将鲜奶、精盐、粟粉调成稠汁。将1/4杯水烧滚，放入番茄煮滚，即加入鲜奶稠汁勾芡，用勺推动，待芡汁略浓，即淋下少许熟油，取出，即可食用。

功效 生津止渴，健脾消食，养颜润肤增白。

猪骨番茄粥

原料 番茄3个，猪骨头500克，粳米200克，精盐适量。

制用法 将番茄洗净、去蒂、切

块备用，粳米洗净备用。将猪骨头砸碎，用沸水氽一下，与番茄一起倒入锅内，加入适量的水，用大火煮沸，然后用小火熬30分钟，把汤倒出备用。将粳米倒入锅内，加适量的水，煮沸后倒入番茄骨头汤，待粳米煮烂至熟加盐调味即可食用。

功效 健脾益胃，补气补血。

番茄紫草羊肉汤

原料 番茄1个，鸡蛋2个，紫草30克，羊肉50克，淀粉、精盐、味精、胡椒粉、香菜、香油各适量。

制用法 将紫草用水煮30分钟，去渣留汁备用；番茄洗净去蒂，切块备用；羊肉切片备用；鸡蛋搅匀备用。锅上火，放适量香油，待油五成热时，将羊肉片倒入翻炒片刻，将紫草汁倒入。煮沸后再将精盐、鸡蛋倒入，煮沸2~3分钟后，将番茄块放入，放味精、胡椒粉、香菜末，最后用水淀粉勾芡，另淋香油数滴即可。

功效 补中益气，健脾祛湿。

莴笋

——助眠高手

【别名】青笋、莴菜、香莴笋、莴苣、白笋、生笋、千金菜。

【性味归经】性凉，味苦，归肠、胃经。

莴笋原本是地中海沿岸的一种植物——野莴笋，在欧洲形成叶用莴苣——生菜，在中国形成茎用莴苣——莴笋。莴笋色泽淡绿，口感鲜嫩，人们给它起了一个好听的名字，叫作“碧玉凤尾”。

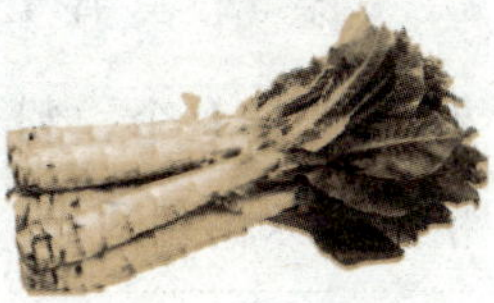

适用人群

一般人群均可食用。减肥和便秘者尤其适合食用。

营养价值

莴笋含有碳水化合物、蛋白质、脂肪、膳食纤维、钾、磷、钙、钠、镁、铁、叶酸、维生素A、维生素B_1、维生素B_2、维生素B_6、维生素E、维生素K、维生素C等成分。

养生功效

☞ 开通疏利、消积下气

莴笋味道清新且略带苦味，可刺激消化酶分泌，增进食欲。其乳状浆液，可增强胃液、消化腺的分泌和胆汁的分泌，从而促进各消化器官的功能，对消化功能减弱、消化道酸性降低和便秘的患者尤其有利。

☞ 宽肠通便

莴笋含有大量植物纤维素，能促进肠壁蠕动，通利消化道，帮助大便排泄，可用于治疗各种便秘。

☞ 调节情绪、助眠

莴笋中含有少量的碘元素，它对人的基础代谢、心智和体格发育，甚至情绪调节都有重大影响，因此莴笋具有镇静作用，经常食用有助于消除紧张、促进睡眠。

专家提醒 莴笋性凉，产妇须慎食。莴笋中的某种物质对视神经有刺激作用，因此有眼疾特别是夜盲症的人不宜多食。

选购指南 莴笋怕咸，盐要少放才好吃。焯莴笋时一定要注意时间和温度，焯的时间过长、温度过高会使莴笋绵软，失去清脆口感。

养生厨房

三丝莴笋

原料 莴笋150克，胡萝卜1根，青椒1个，粉丝10克，香油、精盐、味精各适量。

制用法 将莴笋、胡萝卜、青椒分别洗净，切成细丝备用。锅中倒入水烧沸，放入莴笋丝、胡萝卜丝、青椒丝焯透，捞出晾凉。粉丝用温水泡软，切成段，与莴笋丝、胡萝卜丝、青椒丝都放入盘中。放入精盐、味精、香油拌匀即可。

功效 莴笋、青椒都是富含维生素C的蔬菜，而且此菜用凉拌的做法，能保留原有的维生素C，使人体更好地吸收利用。

菠萝莴笋

原料 莴笋500克，菠萝（罐装）200克，糖100克，醋5毫升，味精各适量。

制用法 莴笋去叶，削皮，洗净，切片，用开水烫熟，沥干水分。再放盐稍腌片刻。入凉开水中漂洗，沥干水分，盛入盘内。菠萝切成小丁盛碗内，放入糖水（糖预先用适量凉开水化开）、醋、味精拌匀，置冰箱内凉镇成菠萝汁。食用时，将菠萝汁浇在莴笋片上即可。

功效 莴笋含有多种维生素和矿物质，具有调节神经系统功能的作用，其所含有机化合物中富含人体可吸收的铁元素，对缺铁性贫血患者十分有利。需要注意的是，菠萝不可多食，胃溃疡、肾病、凝血功能不全患者忌食。

莴笋炒肉丝

原料 猪瘦肉、莴笋各250克，植物油、酱油、精盐、葱末、姜末、水淀粉各适量。

制用法 莴笋择去叶、削去皮，洗净切细丝，猪瘦肉洗净，切细丝，放入盆内，加入水淀粉、精盐上浆，用热锅温油滑散捞出。锅内倒油烧热，下入葱末、姜末炝锅，放入莴笋煸炒至断生，加入肉丝搅拌均匀，再加酱油、精盐及少许水，沸后用水淀粉勾芡即可。

功效 莴笋和肉丝中都富含蛋白质、脂肪、糖类。此菜肴能促进消化，提升食欲，补充营养。

莴笋叶豆腐汤

原料 南豆腐200克，莴笋叶100克，精盐、味精、香油、高汤各适量。

制用法 豆腐切块，焯水，捞出沥干；莴笋叶洗净，切段，焯水，捞出沥干，盛入碗中。锅中倒入适量高汤，大火煮沸，放入豆腐、精盐煮沸，撇掉浮沫，加入味精，盛入放有莴笋叶的碗中，淋入香油即可。

功效 莴笋叶中胡萝卜素、维生素B_1、维生素B_2、维生素C等的含量均高于莴笋茎，常食莴笋叶能改善消化系统和肝脏功能；此外，莴笋叶还含丰富的维生素A，多吃能促进头发的生长、抑制癌细胞等。这道汤清香爽口，具有消积下气、润肠通便的功效。

茄子
——老年病的克星

【别名】落苏、酪酥、昆仑瓜、矮瓜、紫茄、白茄。

【性味归经】性寒，味甘，归脾、胃、肠经。

茄子最早产于印度，于5世纪传入中国。南北朝栽培的茄子为圆形，与野生形状相似。元代则培养出长形茄子。茄子有好多种叫法，吴越人沿用宋代叫法称为落苏，两广人称为矮瓜，浙江人称为六蔬。茄子是为数不多的紫色蔬菜之一，也是餐桌上十分常见的家常蔬菜。

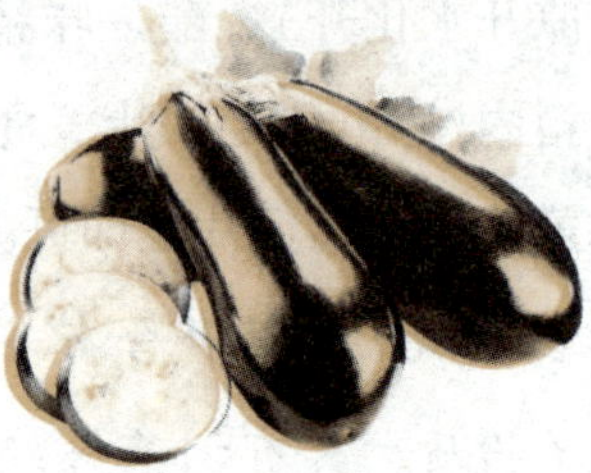

适用人群

老少皆宜。尤其适合出血性疾病患者、高胆固醇血症患者以及内痔便血者。

营养价值

茄子的营养较丰富，含有蛋白质、脂肪、碳水化合物、维生素以及钙、磷、铁等多种营养成分。特别是维生素P的含量很高。每100克中含维生素P 750毫克，这是许多蔬菜水果望尘莫及的。

养生功效

☞ 抗衰老

茄子营养丰富，含有维生素E，能够起到防止出血和抗衰老的作用。常吃茄子，能够活血，让身体中的胆固醇水平降低，延缓人体衰老，强身健体。

☞ 抗癌

茄子的抗癌性能是其他抗癌蔬菜的好几倍，茄子中含有龙葵碱，能抑制消化系统肿瘤细胞的增殖，对于胃癌、盲肠癌都有着非常好的治疗效果。

☞ 降低胆固醇

茄子富含维生素P，可软化血管，增强血管弹性，改善毛细血管的脆性，防止小血管出血、硬化和破裂。经常吃茄子能够起到预防高血压、冠心病、动脉粥样硬化、紫斑症、维生素C缺乏症的效果。

专家提醒 食用茄子最好在夏秋季节，在果实接近成熟但尚未长老的时候。

秋后的老茄子有较多茄碱，对人体有害，不宜多食。

选购指南 烹饪茄子时只要不用大火油炸，降低烹调温度，减少吸油量，就可以有效地保持茄子的营养价值。另外，加入醋有利于保持其中的维生素C和多酚类，还可防止菜色变黑。

养生厨房

地三鲜

原料 土豆1个，茄子2个，青椒1个，烹调油、酱油、糖、精盐、葱花、蒜蓉、生粉、高汤各适量。

制用法 茄子和土豆去皮，切成滚刀块；青椒掰成小块。锅中倒油，七成热时，先将土豆块放入，炸成金黄色、略显透明时捞出备用。再将茄子倒入油锅，炸至金黄色，加入青椒块后一起捞起。以少量热油爆香葱花及蒜蓉，加高汤、酱油、糖、精盐、茄子、土豆和青椒块，略烧。加入水、生粉，大火收汁即可。

功效 此菜富含维生素E和维生素P，对痛风患者有很好的疗效。常吃此菜对慢性胃炎及肾炎水肿等也有一定治疗作用。

肉末烧茄子

原料 茄子500克，肉末100克，葱、姜各10克，酱油25毫升，糖15克，料酒、鸡精、食用油各适量。

制用法 将茄子切成滚刀块；葱、姜切末待用。油锅烧热放入少许食用油，放入肉末煸炒至变白，盛起待用。锅烧热放入食用油，待油热时放入茄子，煸炒至茄子由硬变软，放入肉末、酱油、葱末、姜末、料酒、糖和少量水，盖上锅盖焖烧，放入适量鸡精，炒匀即可出锅。

功效 茄子含有蛋白质、脂肪、碳水化合物、维生素以及钙、磷、铁等多种营养成分。茄子能预防维生素C缺乏症。

鱼香茄煲

原料 茄子500克，猪肉丝50克，泡红椒末、干红椒末、酱油和辣油、葱末、蒜末、料酒、豆瓣酱、水淀粉、姜末、白糖、醋、味精、食用油各适量。

制用法 将茄子去蒂后切成长段，再顺长轴一剖为二或一剖为四，切成条状。锅置火上，放食用油烧至四成热，投入茄条炸约20秒钟，捞出茄条并沥干油，用手勺揿一下茄条压出余油。锅中留油少许，置火上烧热，放入猪肉丝及豆瓣酱、泡红椒末、干红椒末、葱末、姜末和蒜末煸出香味，加入料酒、清水、酱油、白糖及茄条，用微火烧至汤汁将干，加入醋与味精，用水淀粉勾芡，起锅盛在煲中，淋入辣油，炖沸上桌。

功效 和中养胃，增进食欲。

炸茄饼

原料 茄子250克，肉末400克，料酒、精盐、葱、姜、味精、鸡蛋、淀粉、椒盐末、食用油各适量。

制用法 先将茄子洗净去皮，切成夹刀片（第一刀切断，第二刀相连）。肉末内加料酒、精盐、葱、姜与味精，搅拌均匀。鸡蛋打入碗内，投入淀粉调成糊。茄夹内撒少许淀粉后，将肉末放入做成茄饼。锅内放食用油烧至六成热时，茄饼挂糊，逐个下锅炸至八成熟时捞出，待油温升到八成热时，再将茄饼放入复炸，至表皮酥脆出锅，撒上椒盐末即成。

功效 此菜香脆可口，具有和中养胃的作用。胃纳欠佳、食欲不振者尤宜食用。

土豆
——地下人参

【别名】地蛋、洋芋、马铃薯、馍馍蛋。

【性味归经】性平，味甘，归脾、胃经。

土豆可供食用，是重要的粮食、蔬菜兼用作物，与稻、麦、玉米、高粱一起被称为“全球五大农作物”。土豆能满足人体95%的营养需要，所含的蛋白质比大米还要多，且蛋白质中的8种氨基酸含量大大超过谷物的含量，被营养学家称之为“十全十美的食物”和“长寿食品”。

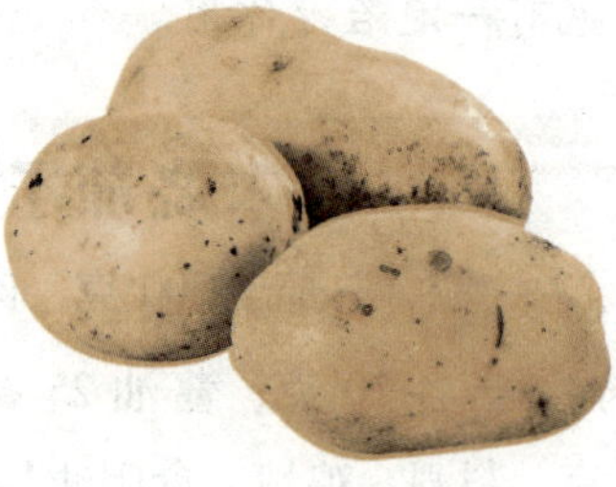

适用人群

老少皆宜。消化不良、动脉硬化以及肥胖者适宜多吃。

营养价值

土豆含有丰富的维生素 B_1、维生素 B_2、维生素 B_6 和泛酸等 B 族维生素及大量的优质纤维素，还含有微量元素、蛋白质、脂肪和优质淀粉等营养元素。土豆中维生素 C 的含量为蔬菜之最，是苹果的 10 倍，B 族维生素的含量是苹果的 4 倍，各种矿物质的含量是苹果的几倍至几十倍不等，食用后有很好的饱腹感。在欧美国家特别是北美，土豆早就成为第二主食。

养生功效

☞ 和中养胃、健脾利湿

土豆含有大量淀粉以及蛋白质、B 族维生素、维生素 C 等，能增强脾胃的消化功能。

☞ 利水消肿

土豆所含的钾能取代体内的钠，同时能将钠排出体外，有利于高血压和肾炎水肿患者的康复。

☞ 减肥

土豆富含膳食纤维，而且只含有 0.1% 的脂肪，是理想的减肥食品。膳食纤维能增强人体的饱腹感，可减少大量食物的摄入，同时，土豆中的甜味物质也会让人感到满足。注意，吃土豆减肥是要把土豆当成主食来食用，可以做煮土豆、蒸土豆泥或煎土豆饼。

专家提醒 腐烂、霉烂、皮色发青、出芽的土豆，芽眼附近以及土豆表层形成有毒的龙葵碱，人体大量摄入后，会引起恶心、腹泻等中毒反应，故千万不可食用这些土豆。家中储藏土豆，宜用筐篮等透气性较好的容器，保存的温度应在 1 ~ 10℃。储藏期间避免日晒，并每周翻动 1 次。

选购指南 土豆分黄肉及白肉两种，黄的较粉，白的较甜。选择光滑圆润的，不要畸形的；选择颜色均匀的，不要有绿色的；勿选长出嫩芽的，因长芽的地方含有毒素。色变成深灰或有黑斑的，多是冻伤或坏了，均不宜食用。

养生厨房

土豆烧牛肉

原料 牛肉 500 克，土豆 300 克，蒜瓣、咖喱粉、橄榄油、精盐、鸡精、酱油、白砂糖各适量。

制用法 将牛肉切块备用。锅加

热后，倒入适量橄榄油，待油冒烟后，倒入牛肉，大火翻炒至牛肉表面都变成灰褐色。放入切好的土豆，再放几瓣蒜瓣、约2匙咖喱粉、适量酱油及少许白砂糖、鸡精。翻炒牛肉和土豆几下使表面均匀地粘上调料。往锅内加入开水，大约刚可以没过土豆和牛肉即可。改成小火，盖锅盖，在煮至剩下一点汤的时候关火，放入精盐即可。

功效 健脾补气，益气强骨。

蛋奶土豆饼

原料 土豆200克，鸡蛋75克，牛奶50克，小麦面粉、精盐、白糖、鸡精、食用油各适量。

制用法 将鸡蛋去壳，入碗打散；加入牛奶、精盐、糖、鸡精，拌成蛋奶汁；将土豆蒸熟去皮，捣烂成泥；土豆泥加入面粉、蛋奶汁后，搓成粉团；将粉团加工成直径为1厘米的小圆球，用手轻轻压扁；入食用油锅煎至两面呈金黄色，盛起排放盘上即成。

功效 健脾利湿，补气养血。

炒土豆丝

原料 土豆2个，红辣椒3个，精盐、白糖、味精、白醋、植物油各适量。

制用法 将土豆洗净，切丝，用水过一下，去淀粉；红辣椒切丝。起油锅，油不要太多，放入精盐，油至七成热时放入土豆丝翻炒。至土豆丝渐显黄色且变软，加适量糖、味精调味，放入红辣椒丝，淋少许白醋，翻炒一下后起锅。

功效 健脾利湿，宽肠通便，降糖降脂。

当归牛肉饭

原料 当归15克，牛肉300克，洋葱3头，土豆3个，胡萝卜1根，青豆、咖喱粉各4克，面粉100克，奶油25克，米饭600克。

制用法 将当归加水煎汁，弃渣留汁。牛肉、洋葱、土豆、胡萝卜切片。锅中加奶油熔化后，炒面粉至呈淡黄色，再加咖喱粉炒至溢香，最后加水拌匀。投入土豆、胡萝卜焖煮。另锅中熔化奶油，炒熟牛肉，再炒洋葱。将各物和当归汁拌匀倒入米饭中，撒上青豆即成。

功效 补血益气，可作为膀胱癌手术后身体虚弱、气血不足、免疫功能低下患者的食疗菜品。

芋头

——秋补素食一宝

【别名】芋艿、香芋、毛芋、土芋、青芋、芋魁。

【性味归经】性平，味辛，有小毒，归胃、大肠经。

芋头口感细腻，肉质软粉，绵甜香糯，是深受人们喜爱的根茎类食物。芋头块茎中的淀粉含量高达70%，营养价值近似于土豆，既可作为蔬菜，又可当粮食食用，是老幼皆宜的滋补品，可以称得上是“秋补素食一宝”。

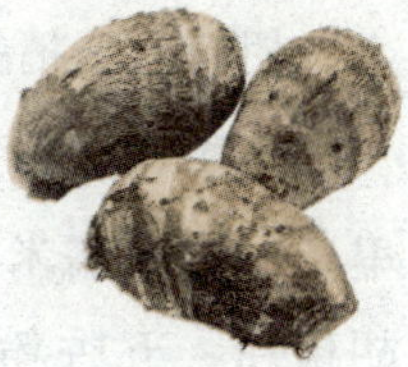

适用人群

老少皆宜，特别适合身体虚弱者。

营养价值

芋头含有大量的蛋白质、钙、磷、铁、钾、镁、钠、胡萝卜素、烟酸、维生素C、B族维生素、皂角苷等多种成分，芋头中氟的含量非常高，能够起到洁齿防龋的效果。

养生功效

☞ 解毒防癌

芋头中有黏液蛋白，这种物质被人体吸收后可以产生免疫球蛋白，从而使人体的抵抗力得到提升。因此，芋头能够起到解毒的效果，对癌毒有抑制和消解的作用。芋头可作为防治癌症的常用药膳。在癌症手术或术后放疗、化疗以及康复的过程中，有辅助治疗的作用。

☞ 美容乌发

芋头是一种碱性食品，可以中和体内积存的酸性物质，让人体达到酸碱平衡，从而起到美容养颜、乌黑头发的作用，还可用来防治胃酸过多症。

专家提醒 芋头含氟量高，有些地区饮用水中含氟量较低，多吃芋头可弥补氟的不足。适量地多吃芋头，也有预防龋齿的作用。但也不能过多食用，否则会滞气困脾。芋头生品有毒，味辛麻口，不宜食用。

选购指南 新鲜的芋头带有湿气，购买时应选须根较少而黏附湿泥的。用手掂掂重量，轻的是好芋头。再用手指轻弹一下，声沉不响的质量较好。芋头不耐低温，故鲜芋头一定不能放入冰箱，在气温低于7℃

时，应存放于室内较温暖处，防止被冻伤而腐烂。

养生厨房

芋头蒸糕

原料 芋头250克，稀糯米浆2 500克，虾仁50克，五香粉、葱末、胡椒粉、精盐各适量。

制用法 将芋头切成丁，放在盆里；加入稀糯米浆1 250克、精盐、胡椒粉、五香粉搅匀，倒在垫有湿布的蒸笼上；旺火将锅内的水烧沸；放入蒸笼蒸约40分钟，至芋头熟透。用铲子将糕面搪平，再将余下的稀浆加清水250毫升搅匀，倒在糕面上，续蒸10分钟，将虾仁、葱末撒在糕面蒸约2分钟，取出晾凉。晾凉后的蒸糕切成约30块即可，食用时加热或油煎。

功效 健脾养胃，增进食欲。

芋头炖排骨

原料 排骨250克，芋头150克，葱段、姜片、精盐、料酒各适量。

制用法 芋头去皮洗净，切块；排骨洗净，斩段，汆烫，去血沫，捞出。先将排骨、姜片、葱段、料酒放入锅中，加适量清水，大火煮沸，转中火焖煮15分钟，拣出姜片、葱段，小火慢煮45分钟，出锅前10分钟放入芋头块同煮至熟，加精盐调味即可。

功效 健脾和胃，补气养血。

芝麻芋头面

原料 芋头300克，炒芝麻30克，葱2根，精盐适量。

制用法 1将芋头去皮洗净，刨成芋丝，备用。将葱切段。

2将芋丝放碟上，加油拌匀，隔水蒸熟取出，再加精盐、葱段拌匀，撒入炒芝麻即成。

功效 补气血，通经络。主治类风湿关节炎，痹证日久，神疲乏力，关节疼痛肿大，屈伸不利。

芋头蘸白糖

原料 芋头500克，白糖适量。

制用法 将芋头洗净，放入蒸锅蒸熟。食用时去掉芋头皮，蘸白糖即可。

功效 芋头作为主食蒸熟食用时，蘸白糖不仅味道更好，还可养血安神，保养容颜。

山药
——神仙之食

【别名】怀山药、淮山药、土薯、山薯、玉延。

【性味归经】性平，味甘，归脾、肺、肾经。

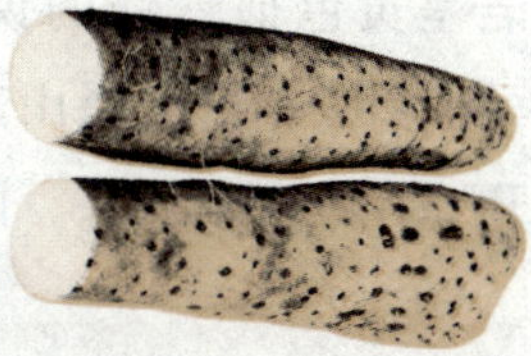

山药原本称为薯蓣，后来由于犯了皇上的名讳而改为山药。据《本草纲目》记载，由于唐代宗叫李豫，为避讳而改为薯药，又因为宋英宗叫赵曙，为避讳而改为山药。山药因其营养丰富，自古以来就被视为物美价廉的补虚佳品。既可作为主粮，又可作为蔬菜，还可以制成糖葫芦之类的小吃。

适用人群

老少皆宜，适宜糖尿病患者、病后虚弱者、慢性肾炎患者、长期腹泻者。

营养价值

山药的主要食用部分是根茎，可食用率高达95%，营养物质丰富。山药中含有大量淀粉及蛋白质、维生素、微量元素和糖类。山药还含有黏多糖、尿囊素、山药素、胆碱、盐酸多巴胺、甘露多糖等生理活性物质，是营养价值很高的药食同源食品。

养生功效

☞ 健脾益胃、助消化

山药含有的淀粉酶、多酚氧化酶等物质，有利于脾胃消化吸收，同时山药中所含的尿囊素有助于胃黏膜的修复，因此，山药是一味平补脾胃的药食两用之品。不论是脾阳亏或是胃阴虚，皆可食用。

☞ 促进内分泌、改善体质

山药中的薯蓣皂苷元被称为是天然的“激素之母”，它会在体内转化成去氢表雄酮。它能促进内分泌激素的合成，改善体质。

☞ 滋补强身、延年益寿

山药中含有多种微量元素，且含量较为丰富，具有滋补作用，为病后康复食补之佳品。多食山药可促使机体T淋巴细胞增殖，增强免疫功能，延缓细胞衰老。民间有“常服山药，延年益寿”的说法。

专家提醒 山药属于补益食品，又有收敛作用，但有湿热寒邪以及患便秘的人等不宜食用。糖尿病患者不宜大量食用。

选购指南 看重量：大小相同的山药，较重的会更好。看须毛：同一品种的山药，须毛越多越好，口感更面，含山药多糖更多，营养更全面。看横切面：山药的横切面肉质应呈雪白色，若呈黄色似铁锈的说明已经不新鲜了。看表面：如果山药的表面有异常斑点，绝对不能买，因为很可能已经感染过病害了。看是否受冻：山药怕冻，冬季买山药时，可用手将其握10分钟左右，如山药出汗就是受过冻了，掰开来看，冻过的山药横断面黏液会化成水，有硬心且肉色发红，质量差。此外，购买山药时，还要注意山药断面是否带有黏液，外皮是否有损伤，有黏液、无损伤的宜购买。

养生厨房

枸杞山药

原料 山药300克，枸杞15克，精盐、白糖、橄榄油各适量。

制用法 山药去皮，洗净，放碗中浸泡一下，捞出，沥干；枸杞洗净，泡水，备用。山药放沸水中煮熟，捞出，用凉开水冲凉，沥干，切片；枸杞放沸水中焯一下，捞出，备用。将加工后的山药、枸杞盛盘，加入精盐、白糖、橄榄油拌匀即可。

功效 山药具有健脾、补肺、固肾、益精的功效。山药内所含的淀粉酶，能分解成蛋白质及碳水化合物，不仅有滋补的功效，也是排毒的佳品。

人参山药汤

原料 人参10克，山药75克，大枣10枚，猪瘦肉50克，精盐适量。

制用法 水煎人参留汁。将山药、大枣和猪瘦肉一起放入锅中，加入适量清水，用大火煮沸，然后改用小火再煮15分钟，加入人参汁和精盐稍煮，即成。

功效 每日早晨空腹食用。适用于气虚、面色暗黄、皮肤干燥等。

山药酒

原料 鲜山药250克，黄酒1 500毫升，蜂蜜适量。

制用法 黄酒1 000毫升煮沸，放入去皮的鲜山药，移至蒸锅中，加热蒸20分钟，再将剩余的500毫升黄酒加入，继续蒸约20分钟，取出山药，淋入适量蜂蜜。每天2次，每次饮30毫升。

功效 补肾固精。适用于肾阴不足所致的骨质疏松症，症见腰痛腿软、遗精、低热、盗汗等。

丝瓜
——洗锅罗瓜

【别名】天罗、绵瓜、天丝瓜、天罗瓜、天吊瓜、倒阳菜、絮瓜、喜瓜、胜瓜。

【性味归经】性凉，味甘，归肺、肝经。

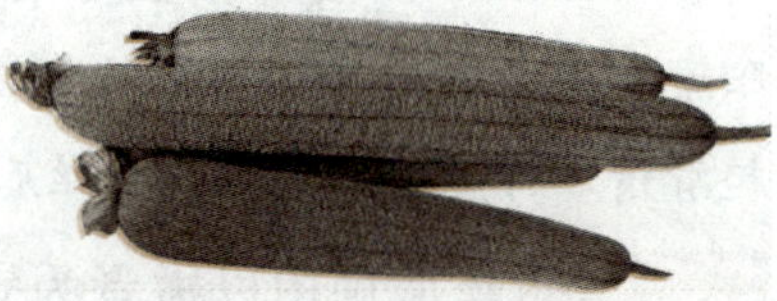

丝瓜，因其老熟后瓜瓤即成丝状而得名。老熟后可用来洗漱炊具，所以又有“洗锅罗瓜”之称。丝瓜原产于南洋，明代引入中国。丝瓜的药用价值很高，全身都是宝，有“瓜果药材”“植物海蜇”的美称。丝瓜还是不可多得的美容佳品，丝瓜汁甚至被誉为“美容水”。

适用人群

一般人群均可食用。月经不调者，身体疲乏、痰喘咳嗽、产后乳汁不通的妇女适宜多吃丝瓜。

营养价值

丝瓜含有丰富的维生素 C，对于抗坏血病及预防维生素 C 缺乏有非常好的效果。丝瓜中的维生素 B 等含量丰富，能够促进小儿大脑的发育和中老年人大脑的健康。丝瓜的藤茎汁液可以起到保持皮肤弹性的功能，具有美容的效果。

养生功效

☞ 活血通络

丝瓜具有止咳化痰、凉血解毒的作用。如果外用丝瓜，还能够起到止血消炎的效果，尤其是女性，多吃对调理月经有非常好的效果。

☞ 抗病毒、防癌抗癌

丝瓜含有干扰素诱生剂，可刺激机体产生干扰素，起到抗病毒、防癌抗癌的作用。

☞ 润肤美白

丝瓜是保护皮肤的食物，其能够消除斑块，防止皮肤的老化，对于女性而言，是美白的食物之一。丝瓜藤和茎的液汁能够有效保持皮肤的弹性，起到美容去皱的作用。

☞ 解毒消肿

丝瓜藤味苦性凉，具有通筋活络、祛咳镇痰的功效。而丝瓜络味甘性平，能够起到清热解毒、利尿消肿的效果，是日常解毒消炎的佳品。可用于治疗热病烦渴、咳嗽痰喘、便血尿血等症。

专家提醒 丝瓜性寒滑，多食易致泄泻，不可生食。肠虚泄泻者，最好不要食用丝瓜。阳痿者不宜多食丝瓜，阳素大虚者不宜多食丝瓜皮，以免引起滑精。脾虚者及孕妇慎食丝瓜子。

选购指南 丝瓜食用以嫩者为宜，药用以老者为佳。幼嫩的丝瓜柔软而有弹性，棱边也较软，外形稍细小。老丝瓜棱边较硬，粗糙没有弹性。吃丝瓜时，最好去皮。丝瓜汁水丰富，宜现切现做，以免营养成分随汁水流走。另外，在烹制丝瓜时应注意尽量保持清淡，要少用油，可勾薄芡，用味精或胡椒粉提味，这样才能保留丝瓜香嫩爽口的特点。

养生厨房

丝瓜豆腐汤

原料 丝瓜250克，南豆腐250克，精盐、植物油各适量。

制用法 将丝瓜洗净，切块；南豆腐洗净，切块。在锅内放入适量植物油，烧热，下丝瓜煸炒片刻加适量清水煮沸。开锅后，下南豆腐再煮沸一会儿，加精盐调味即可。

功效 清热解毒，润燥。适合关节疼痛急性发作期伴轻度红肿者食用。

丝瓜焖腊肉

原料 丝瓜400克，腊肉200克，葱末、姜末、甜面酱、精盐、味精、酱油、料酒、白糖、植物油各适量。

制用法 将丝瓜刮去外皮，削去两头，洗净后切成小滚刀块；腊肉洗净，切成小块。将炒锅置大火上，加入植物油，烧至六成热时放入葱姜末炝锅，再放入腊肉炒出香味，烹入料酒，加入甜面酱翻炒均匀，再加入丝瓜及少许水烧沸，待丝瓜将熟时，放入精盐、酱油、白糖、味精翻炒均匀，焖烧片刻装盘即可。

功效 清热祛痰，凉血补血。

虾仁丝瓜汤

原料 虾仁50克，丝瓜150克，葱花、姜片、味精、精盐、水淀粉、色拉油、香油各适量。

制用法 将虾仁洗净，丝瓜洗净，切片。炒锅置火上，倒入色拉油烧热，用葱花、姜片炝香，放入虾仁烹炒，再放入丝瓜同炒，倒入水，调入精盐、味精烧沸，用水淀粉勾芡，淋入香油即可。

功效 丝瓜和虾搭配食用，可防治甲状腺肿大等症。

丝瓜茶

原料 丝瓜200克，茶叶5克，盐少许。

制用法 将丝瓜（洗净切片）加适量水和盐煮熟。茶叶以沸水冲泡5分钟后取汁，倒入丝瓜汤内，不拘时饮服。代茶饮，每日1剂。

功效 清热解毒，止咳化痰，生津利咽。适用于急、慢性咽喉炎，咽痒不适，扁桃体炎及支气管炎。

黄瓜
——厨房里的美容剂

【别名】青瓜、刺瓜、胡瓜、王瓜。

【性味归经】性凉，味甘，归脾、胃、大肠经。

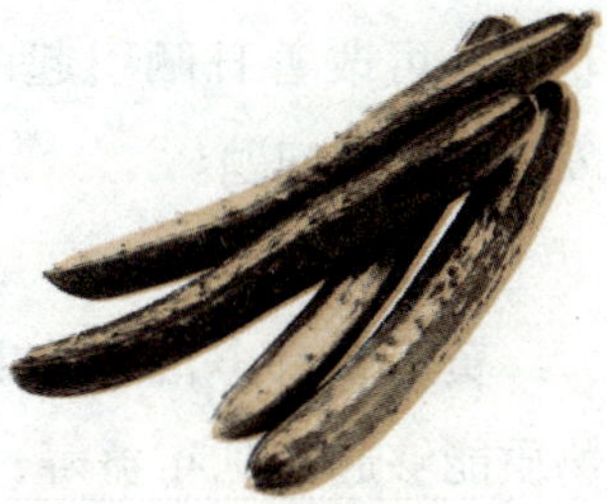

黄瓜最初被叫作“胡瓜”，这是因为它是西汉时从西域引进的，李时珍曾说：“张骞使西域得种，故名胡瓜。”黄瓜是餐桌上的“平民”蔬菜，它可以生吃、熟吃，吃法很多。黄瓜不仅营养丰富，而且具有美容瘦身的功效，因此被人们称为“厨房里的美容剂”。

适用人群

一般人群均可食用。尤其适合糖尿病、肝脏病、高脂血症以及高血压患者。

营养价值

黄瓜中含有维生素C分解酶。黄瓜生吃的时候它所含的维生素C分解酶可以保持活性，对人体有较好的保健作用。如果黄瓜同维生素C含量丰富的食物一起食用，那么维生素C分解酶就会破坏掉维生素C，从而降低维生素C的吸收。另外，黄瓜中富含蛋白质、糖类、维生素B_2、维生素

C、维生素 E、胡萝卜素、尼克酸、钙、磷、铁等营养成分。

养生功效

☞ 减肥美容

鲜黄瓜中含有一种叫丙醇二酸的物质，它可以抑制糖类转化为脂肪，因此，多吃黄瓜有助于减肥。另外，黄瓜还有一种特殊的美容功能，其含有丰富的钾盐和胡萝卜素，常吃能消除雀斑、增白皮肤。经常食用或贴在皮肤上或捣汁涂擦皮肤，可有效对抗皮肤老化，减少皱纹的产生，并且黄瓜中所含的黄瓜油对吸收紫外线有良好的作用，所以黄瓜还有一定的防晒功效，可改善日晒引起的皮肤发红、发黑等皮肤问题。

☞ 抗衰老

黄瓜含有丰富的维生素 E，这种物质能够起到延年益寿、抗衰老的作用。黄瓜中的黄瓜酶，有很强的生物活性，可以有效促进机体的新陈代谢。

☞ 抗肿瘤

黄瓜中含有葫芦素 C，能够提高人体的免疫功能，从而起到抗肿瘤的作用。同时，黄瓜还能够起到治疗慢性肝炎和迁延性肝炎的作用。

☞ 降血糖

黄瓜中的葡萄糖苷、果糖等物质与日常的糖代谢没有丝毫的联系，因此，对于糖尿病患者来说，黄瓜是非常好的充饥食物。

专家提醒 黄瓜性凉，胃寒患者食之易致腹痛泄泻。所以脾胃虚弱、肺寒咳嗽者都应少吃。胃虚冷、腹痛吐泻者，不宜食或慎食黄瓜。病后体虚者，不宜食用黄瓜，因为黄瓜不易消化。肝病、心血管病、肠胃病以及高血压患者都不应吃腌黄瓜。

选购指南 黄瓜要选嫩的，最好是带花的（花冠残存于脐部），同时还要挑选硬邦邦的。人们吃黄瓜时，喜欢把黄瓜头扔掉，其实这样是不对的。因为黄瓜头含有较多的苦味素，成分为葫芦素 C，是难得的排毒养颜食品。黄瓜当水果生吃时，不宜过多。

养生厨房

黄瓜蒲公英粥

原料 黄瓜、大米各 50 克，新鲜蒲公英 40 克（干品 20 克）。

制用法 黄瓜洗净切片，鲜蒲公英洗净切碎。大米淘洗干净后放入锅中，加水，像平常做粥那样煮。

粥熟的时候，加入黄瓜、蒲公英，再煮片刻即成。每日两次，每次1碗或佐餐服用。

功效 清热解毒，利尿消肿。适用于热毒炽盛、咽喉肿痛、风热眼疾、小便短赤等病证的辅助治疗。

香菜黄瓜汤

原料 黄瓜250克，香菜25克，生姜、精盐、胡椒粉、鸡精、香油各适量。

制用法 黄瓜洗净切丝，香菜洗净切段。生姜去皮，洗净后切丝。锅中加适量清水，加鸡精、姜丝煮滚，放入黄瓜丝煮开，调入精盐、胡椒粉，撒香菜段，滴香油即可。

功效 健胃消食，排毒养颜，减肥。

黄瓜炒虾肉

原料 黄瓜250克，虾100克，淀粉5克，料酒、葱花、姜片、精盐、酱油、食用油各适量。

制用法 将虾去壳，剔去背上的肠线，洗净，切成薄片，用料酒、酱油、葱花、姜片加水适量，浸泡1小时。将淀粉加水调好；黄瓜洗净，切成片。炒锅放入食用油上火烧热，将虾片蘸匀湿淀粉，下油锅炒熟，拨在锅边，用余油快炒黄瓜片，然后将虾片拨下来与黄瓜同炒，加入精盐，再用大火略炒，即成。

功效 清热除湿，生津祛痰。

山楂汁拌黄瓜

原料 嫩黄瓜5条，山楂30克，白糖50克。

制用法 1将嫩黄瓜去皮，洗净切条；山楂洗净。

2在锅中加水200毫升，放入山楂煮约15分钟，取汁液100毫升；黄瓜条入锅中加水煮熟，捞出；山楂汁中放入白糖，用文火慢熬，待糖溶化，投入已控干水的黄瓜条拌匀即成。

功效 此菜肴具有降脂、减肥、消积的作用，肥胖症、高血压、咽喉肿痛者食之有效。

冬瓜
——减肥妙品

【别名】 东瓜、枕瓜、白冬瓜、水芝、地芝。

【性味归经】 性凉，味甘、淡，归肺、大肠、膀胱经。

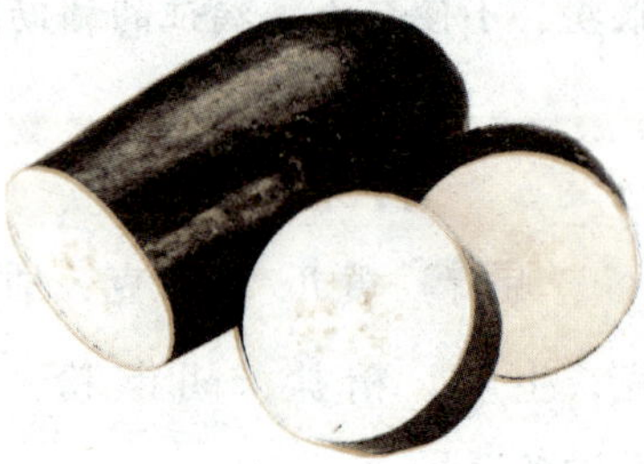

冬瓜形状像枕头，又叫枕瓜，主要产于夏季。为什么夏季所产的瓜，却取名为冬瓜呢？这是因为瓜熟之际，表面上有一层白粉状的东西，就好像是冬天所结的白霜，正是缘于此，冬瓜又称白瓜。宋代的郑清之曾写过一首诗《冬瓜》：“剪剪黄花秋后春，霜皮露叶护长身。生来笼统君休笑，腹内能容数百人。”

适用人群

一般人群均可食用。尤其适合肾脏病、糖尿病、高血压、冠心病患者食用。

营养价值

冬瓜中含蛋白质、糖类、胡萝卜素、多种维生素、粗纤维和钙、磷、铁等物质，其中钾盐的含量较高。另外，冬瓜中含有丙醇二酸，可以有效抑制糖类转化为脂肪。

养生功效

☞ **减肥降脂**

冬瓜不含脂肪，碳水化合物含量较少，而且冬瓜中含有大量的膳食纤维，这种物质能够改善血糖水平、降低体内胆固醇、降血脂、防止动脉硬化，是减肥的良好食品。冬瓜含有的葫芦巴碱可促进新陈代谢，阻止体内脂肪堆积。另外，冬瓜中含有丙醇二酸，能够抑制体内的糖类转化为脂肪，对防止人体发胖具有重要意义，而且有助于体形健美。

☞ **护肾**

冬瓜能够调节免疫功能，对肾功能具有保护作用。冬瓜皮可以治疗肾病水肿和心脏病水肿，还能防治慢性肾炎。

☞ **利尿消肿**

冬瓜含维生素 C 较多，且钾盐含量高，钠盐含量较低，属典型的高钾低钠型蔬菜，对需进食低钠盐食物的高血压、肾脏病、水肿病等患者有疗效，可达到消肿而不伤正气的作用。

☞ 通便、抗癌

冬瓜含微量元素硒，具有抗癌作用。冬瓜中的粗纤维，能刺激肠道蠕动，利于通便，同时使肠道里积存的致癌物质尽快排泄出去。

专家提醒 脾胃虚寒、阳气不足者不宜过多食用。另外，因黄瓜性寒，故久病者、阴虚火旺者以及阳虚肢冷者应忌食。

选购指南 挑选时应选择皮薄细嫩、外形完整、表皮有一层粉末的冬瓜。在存放时，不要把冬瓜倒放，即原上下面不要颠倒，否则易变质，难久藏。冬瓜是一种解热利尿比较理想的食物，连皮一起煮汤，效果更明显。

养生厨房

冬瓜排骨汤

原料 冬瓜200克，排骨100克，姜片3克，精盐适量。

制用法 将冬瓜去皮、去瓤，洗净，切块。锅中烧水，水开后放入排骨焯去血污，捞出后洗净。将排骨、姜片放入煲中，加入适量水，煲1小时后，加入冬瓜块，再加入适量精盐调味，继续炖半小时左右，至冬瓜熟透即可。

功效 此汤含有丰富的钙，不仅能促进宝宝骨骼发育，还可促进宝宝的大脑发育。冬瓜性凉而味甘，有清热解毒、利尿消肿的功效。

冬瓜菠菜汤

原料 冬瓜300克，菠菜200克，羊肉30克，姜、葱、鲜汤、精盐、酱油、味精、水淀粉各适量。

制用法 冬瓜去皮、瓤，洗净切成方块；菠菜择好洗净，切成4厘米长的段；羊肉切薄片，姜切薄片，葱切段。将炒锅加油烧热，投入葱段，放羊肉片煸炒，接着加入姜片、菠菜、冬瓜块，翻炒。加鲜汤，煮沸约10分钟，加入精盐、酱油、味精，最后倒入水淀粉汁调匀即可。

功效 具有补虚消肿、减肥健体的功效，适合妇女妊娠水肿、形体肥胖者食用。

冬瓜炒蒜苗

原料 冬瓜300克，蒜苗100克，植物油50克，精盐、味精、淀粉各适量。

制用法 将蒜苗洗净，切成2厘米长的段。冬瓜去皮、瓤，洗净，切成条状。将炒锅置火上，加植物油烧至六成热，投入蒜苗略炒，再放冬瓜条，待炒熟后加精盐调味，用淀粉调汁勾芡，最后加入味精炒匀，起锅装盘即成。

功效 利肺化痰。适用于肺中有痰、肺气不利致咳嗽气喘等症。

冬瓜银耳羹

原料 冬瓜250克，银耳30克，高汤、精盐、味精、黄酒、植物油各适量。

制用法 1将冬瓜去皮、瓤，洗净，切片；银耳用水泡发，洗净，备用。

2将锅内倒入植物油烧热，放入冬瓜，煸炒片刻，加高汤、精盐，烧至冬瓜将熟时，加入银耳、味精、黄酒调匀即成。

功效 此羹具有清热生津、利尿消肿之功效，适合高血压、心脏病、肾炎水肿患者服食。

香菇
——干菜之王

【别名】冬菇、北菇、厚菇、薄菇、花菇、椎茸、香信、冬菰。

【性味归经】性平，味甘，归脾、胃经。

香菇是一种高蛋白、低脂肪的保健食品，是菌类中的“灵芝草”，素有“蘑菇皇后”“干菜之王”的美称。香菇味道鲜美，香气沁人，其食疗价值在草菇、平菇之上，自古以来被誉为“仙家之珍品”，是延年益寿的上品。近年来，美国科学家发现香菇中含有增强机体抗癌能力的物质，因此，人们又把香菇称为“抗癌新兵”。

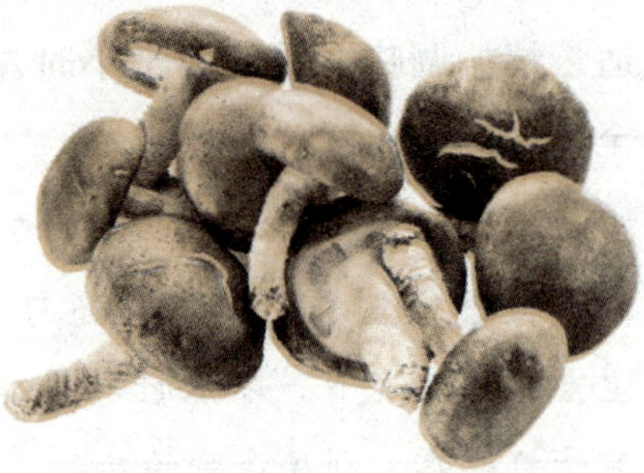

适用人群

一般人群均可食用。尤其适合高血压、高脂血症、癌症、感冒患者及减肥者食用。

营养价值

香菇含有丰富的维生素 D，然而，维生素 C 很少，维生素 A 及 A 原也极度缺乏。不过，在香菇蛋白质里含有 18 种氨基酸。人体所需要的 8 种氨基酸里，香菇就占了 7 种，而且还属于 L 型氨基酸，具有活性高的特点，易于被人体吸收，消化率可以达到 80%。

养生功效

☞ 增强免疫力

香菇含有一般蔬菜所缺乏的麦角甾醇，它可以转化为维生素 D，促进体内钙的吸收，并可提高人体的免疫力，增强人的抗病能力。另外，香菇中大量的糖分能够促进 T 淋巴细胞的产生，对人体的机体免疫功能有良好的提升效果。

☞ 防癌抗癌

香菇中含有嘌呤、胆碱、酪氨酸、氧化酶以及某些核酸物质，能起到降血压、降胆固醇、降血脂的作用，又可预防动脉硬化、肝硬化等疾病。

专家提醒 不要购买体积特别大的鲜香菇，多是用激素催肥的，大量食用对身体不利。香菇是“发物”，故脾胃寒湿，气滞者及产后、病后者慎食。另外，香菇为动风食物，故顽固性皮肤瘙痒症患者忌食。

选购指南 选购鲜香菇时，菌盖、菌柄都得挑。优质鲜香菇应菇形圆整，菌盖下卷，菌肉肥厚且厚薄一致，菌褶白色整齐，干净干爽，菌盖以 3 ~6 厘米为好；菌柄短粗鲜嫩，大小均匀，用手捏菌柄有坚硬感，放开手后随即蓬松如故。用手触摸略带潮湿但不粘手、无霉变，颜色黄褐而且气味清香者为优。用水润湿而发黑的，或过干的，或用手一摁就破碎的，品质不好；若菌盖表面色深黏滑，菌褶有褐斑则不宜食用。有的不法商贩为了给鲜香菇保鲜，用甲醛泡香菇，所以在挑选香菇时一定要闻一下，是否有刺鼻的气味。

樱桃香菇

原料 水发香菇80克，鲜樱桃50克，莴笋100克，料酒、味精、精盐、酱油、白糖、姜汁、湿淀粉、植物油、香油各适量。

制用法 将水发香菇洗净，切成薄片；莴笋洗净，去皮，切成薄片；鲜樱桃择洗干净。炒锅放植物油烧热，放入香菇片煸炒，加入姜汁、料酒、酱油、白糖、精盐和水500毫升煮沸后，再改文火煨炖10分钟。然后将莴笋片入锅，加入味精，用湿淀粉勾芡，最后放入鲜樱桃，淋上香油，出锅装盘即可。

功效 香菇益气开胃，含有丰富的维生素 B_1、维生素 B_2、维生素P、维生素E，还含有能提高机体免疫功能的香菇多糖。樱桃为“调中，益脾气，令人好颜色，美色”的佳果。莴笋中含有丰富的维生素C、维生素E，可滋润皮肤，使皮肤白嫩细腻。

香菇炖鸡

原料 鸡肉400克，香菇80克，葱段、姜片、料酒、精盐各适量。

制用法 鸡肉洗净，剁块，汆烫；香菇去蒂，洗净，浸泡。将鸡肉块、香菇（连同泡香菇的水）、葱段、姜片放入砂锅中，倒入适量清水，烹料酒，炖煮至熟，加精盐调味即可。

功效 鸡肉与香菇搭配，可改善便秘，预防脑卒中及大肠癌。

香菇豆腐

原料 豆腐300克，香菇3个，榨菜适量，酱油、白糖、香油、淀粉各适量。

制用法 将豆腐切成四方小块，中心挖空；将洗净泡软的香菇剁碎，榨菜剁碎，加入白糖及淀粉拌匀即为馅料。将馅料放入豆腐中心，摆在碟上蒸熟，淋上香油、酱油即可食用。

功效 瘦身减肥。

香菇牛肉粥

原料 水发香菇、大米各100克，熟牛肉50克，精盐1茶匙，植物油少许。

制用法 将水发香菇漂洗干净，

放入开水锅内略焯后，捞出，撕碎；大米淘洗干净；熟牛肉切成小丁。取锅倒入清水、大米，旺火烧开后，加入香菇、牛肉，再用小火煮成粥，然后加入植物油、精盐搅匀即成。

功效 适合脾胃气虚、营养不良、面色无华萎黄者，气血亏虚所致羸瘦消渴者，肾虚筋骨不健、腰膝酸软、肢体乏力者食用。

金针菇

——益智菇

【别名】毛柄小火菇、构菌、朴菇、冬菇、朴菰 、冻菌、金菇、智力菇 。

【性味归经】性平，味甘，归肺、胃、肾经。

金针菇菌盖小巧细腻，呈黄褐色或淡黄色，菌柄细长，形似金针菜，故称金针菇。金针菇既是一种美味食品，又是较好的保健食品。因为金针菇含有丰富的蛋白质，且含锌量高，能促进儿童智力发育，所以又被誉为“益智菇”。

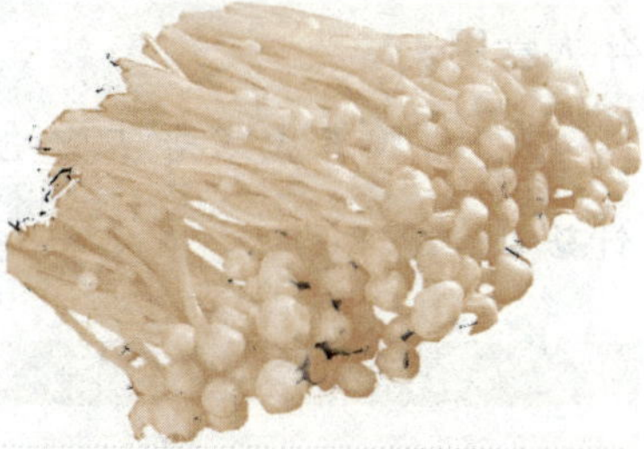

适用人群

适合气血不足、营养不良的老年人与儿童，肝病及胃肠道溃疡、心脑血管疾病患者食用。

营养价值

金针菇有极高的营养价值，富含优质蛋白质、氨基酸、脂肪、碳水化合物、膳食纤维、维生素 A、维生素 D、维生素 E、维生素 B_1、维生素 B_2、维生素 B_6、维生素 C、胡萝卜素、叶酸、泛酸、烟酸、钙、铁、磷、钾、钠、铜、锌、硒等多种成分。

养生功效

☞ 健脑益智

金针菇中赖氨酸含量特别高，含锌量也比较高，二者都有促进儿童智力发育的作用。

☞ 促进新陈代谢

金针菇能够增强机体的生物活性，促进体内新陈代谢，有利于营养素的吸收和利用，对生长发育大有益处。

☞ 防癌抗癌

金针菇中含有一种叫朴菇素的物质，能增强机体对癌细胞的抗御能力，同时含有天冬素、花粉、多种维生素等抗癌成分，所以有预防肿瘤发生、控制肿瘤的生长和发展的作用。

☞ 降血脂

金针菇是一种高钾低钠食物，可抑制血脂升高，降低胆固醇，防止高脂血症，从而减少心血管疾病的发生。适合高血压患者、肥胖者和中老年人食用。

专家提醒 脾胃虚寒者不宜吃太多金针菇。

选购指南 金针菇是可食用的菌类，它含有大量的氨基酸，营养价值非常高。挑选时首先要挑选颜色看上去微黄、均匀、无杂色的金针菇，如果颜色太黄，有可能是已经长老了。另外，长约15厘米，菌盖未开的金针菇比较鲜嫩。有些金针菇可能用硫黄熏过，在购买时闻一闻，如果有刺鼻的气味就不要购买。金针菇清洗时应先用刀切去根部，然后放清水里冲洗，浸泡10分钟。新鲜的金针菇含有秋水仙碱，多吃易中毒，可将金针菇放热水中焯10分钟，即可破坏此成分。

养生厨房

金针菇豆腐瘦肉汤

原料 金针菇100克，豆腐200克，猪瘦肉150克，葱末、姜末、精盐、味精、水淀粉、香油各适量。

制用法 金针菇洗净；猪瘦肉洗净，切片；豆腐洗净，切大块。锅内放入金针菇、猪瘦肉，加适量清水，先用大火煮沸，改用小火炖1小时，放入豆腐炖10分钟左右，加入葱末、姜末、精盐、味精、水淀粉，淋上香油，搅匀即可。

功效 健胃止血，安神利尿。适合消化不良、食欲不振、小便赤涩、内痔出血患者食用。

香油金针菇

原料 金针菇250克，青椒50克，精盐、鸡精各2克，香油8克。

制用法 金针菇去根，洗净切段。青椒切丝。金针菇、青椒丝放入盘中，加精盐、鸡精拌匀，淋上香油即可。

功效 金针菇适合气血不足，营养不良的老年人，儿童，癌症患者，肝脏病患者，胃溃疡患者，心脑血管病患者食用。

金针菇炒双耳

原料 水发银耳、黑木耳、葱、姜、金针菇、鸡汤、精盐、味精、香油各适量。

制用法 水发银耳和黑木耳洗净，切片；葱、姜去皮，洗净切细丝；金针菇去根，洗净切段。食用油锅烧热，放入葱、姜丝炒香，放入黑木耳、银耳翻炒，加入金针菇、鸡汤、精盐、味精翻炒，淋上香油即可。

功效 此菜具有清胃涤肠、补益肠胃的功效，可预防胃肠道溃疡，适宜体质虚弱者以及营养不良的老年人服用。

金针菇土鸡汤

原料 金针菇100克，土鸡250克，精盐、味精、料酒各适量。

制用法 将土鸡宰杀，去毛，去内脏，洗净。将鸡放入砂锅中加水炖至九成熟，再入金针菇，煮熟后，加入精盐、味精、料酒调味，即可起锅食用。

功效 益气养血，适用于体虚、气血不足。

木耳

——菌中之花

【别名】黑木耳、光木耳、树耳、木蛾、黑菜。

【性味归经】性平，味甘，归胃、大肠经。

黑木耳在我国已有1 000多年的栽培历史，因其生长于腐木之上，故得名木耳。黑木耳营养丰富，可与动物性食物相媲美，且含铁量极高，是一种极佳的天然补血蔬菜，有“素中之荤”的美誉。

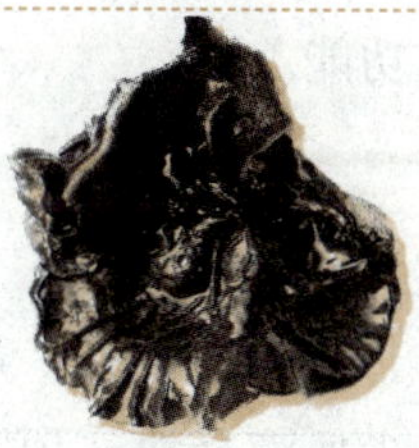

适用人群

老少皆宜，尤其适合消化不良者、脑血栓患者和肿瘤患者。

营养价值

木耳营养丰富，鲜木耳中含有较多的钙和维生素A、维生素B、维生素C，而且低热量、少脂肪，经常食用有降血压、益肝、清热凉血、防止便秘等功效，是老年人最适宜的保健蔬菜。

养生功效

☞ 养血驻颜，预防和改善贫血

每100克干黑木耳中含铁185毫克，比动物性食品中含铁量最高的猪肝还高出约7倍，是含铁量最多的蔬菜。故经常食用木耳能够养血驻颜，令人肌肤红润、容光焕发，并可防治缺铁性贫血。

☞ 清肠胃

木耳有帮助消化纤维类物质的功能，对残留在人体消化系统内的难以消化的头发、谷壳、木渣、沙子、金属屑等杂质有溶解和氧化作用，并吸附起来集中排出体外，从而起到清胃涤肠的作用。木耳对胆结石、肾结石等内源性异物也有比较显著的化解功能。

☞ 预防和改善动脉粥样硬化及冠心病

木耳含有丰富的维生素K，可减少血液凝块，预防血栓，有预防动脉粥样硬化和冠心病的作用。木耳所含的磷脂成分，能分解胆固醇和甘油三酯，使血液循环顺畅。

专家提醒 黑木耳应该以熟食为宜，这样更利于人体对黑木耳多糖的吸收作用，特别是消化功能相对较弱的老年人更应格外注意。发霉及有腐败味的木耳严禁食用，以防中毒。黑木耳滋润、滑肠，慢性腹泻者慎食。此外，黑木耳有活血抗凝的作用，有出血性疾病的人不宜食用，孕妇不宜多吃。

选购指南 市场上出售的黑木耳质量差别较大，购买时可从四个方面检验挑选。①眼看：凡朵大适度，耳瓣略展，朵面乌黑有光泽，朵背略呈灰白色的为上品；朵稍小或大小适度，耳瓣略卷，朵面黑但无光泽的属中等；朵形小而碎，耳瓣卷而粗厚或有僵块，朵灰色或褐色的最次。②手捏：通常黑木耳含水量要求保持在11%以下，取小量样品，手捏易碎，放开后朵片能很好地伸展，有弹性，说明含水量少，反之则过多。③口尝：纯净的木耳，口感纯正无异味，有清香气，反之多为变质或掺假品。常见掺假品用明矾水、碱水浸泡或用食糖水拌和，可用口尝有无涩味、碱味、甜味加以鉴别。④水泡：朵体质轻，水泡后胀发性大的属优质；朵体稍重，吸水膨胀性一般的为中等；朵体重，水泡胀发性差的为劣质。

养生厨房

黑木耳冰糖饮

原料 黑木耳、冰糖各60克。

制用法 先将黑木耳浸泡后洗净，再与冰糖同炖至烂。

功效 理血止痛。主治热郁而致经脉受阻所引起的头痛、牙痛或痔疮、血痢等症。

黑木耳炒鸡蛋

原料 水发黑木耳250克，鸡蛋2个，精盐、食用油适量。

制用法 水发黑木耳洗净，沥水；鸡蛋磕入碗内，搅匀。食用油锅烧热，将鸡蛋倒入炒熟，盛出；另起油锅，放入沥干水的黑木耳，煸炒几下，再放入鸡蛋合炒，加精盐调味即可。

功效 健脑益智，改善记忆力。

木耳炒西芹

原料 鲜木耳100克，嫩西芹100克，红椒1个，大蒜10克，色拉油8克，精盐5克，鸡精2克，白糖1克，湿生粉适量。

制用法 鲜木耳洗净切条，嫩西芹去皮切条，红椒切条，大蒜切粒。烧锅加水，待水开时，投入木耳、西芹，用大火稍煮，倒出。另烧锅下油，放入蒜粒、红椒条煸锅，加入鲜木耳条、西芹条，调入精盐、鸡精、白糖，用中火炒透入味，下湿生粉勾芡，翻炒几次即可。

功效 黑木耳含铁量为同类食品之冠，且含丰富的纤维素和特殊的植物胶质，能促进肠道脂肪排出，以减少对脂肪的吸收，是理想的健美瘦身之品。

黑木耳红枣粥

原料 黑木耳15克，粳米200克，红枣10枚，冰糖适量。

制用法 黑木耳浸泡在温水中，变软后去掉根部的硬梗，切成末，备用。红枣洗净去核，切片，备用。粳米洗净，加适量水与红枣同煮，待煮至软烂时加入木耳和少许冰糖，再略煮5分钟左右即可食用。

功效 补益气血，养血止血。适合气血虚弱、血虚失血、产后体虚、恶露不尽的产妇食用。

第三节
干鲜果品

我们常吃的水果可分为鲜果类和干果类。前者种类很多，主要有苹果、橘子、桃、梨、杏、葡萄、香蕉和菠萝等，后者为新鲜水果加工制成的果干，如葡萄干、杏干、蜜枣和柿饼等，也包括外有硬壳而水分少的果实，如栗子、核桃等。

新鲜水果的营养成分主要是维生素和无机盐，尤其是维生素C含量较高。红黄色的水果如柑、橘、杏子、柿子等还含有较多的胡萝卜素和钙、磷、铁、钾、铜、锰等无机盐。苹果和红枣中含有较高的碳水化合物。葡萄中以葡萄糖为主，可以直接吸收利用，此外还含有几种氨基酸，是营养价值较高的水果。

在干果中，因加工时的损失，维生素含量明显降低。但是，因加工使水分减少，所以蛋白质、碳水化合物和无机盐含量相对增加。干果经加工后，虽失去鲜果中的某些营养素，但易于运输和贮存，也别有风味，并有利于食品的调配，使饮食多样化，故干果类仍具有特殊的食用价值。

古语说："尝遍百果能养生。"干鲜果品不仅是人体重要的营养源，而且有一定的食疗作用。自古以来，水果的养生保健功效就一直被人们认可。这些干鲜果品之所以能养生，是因为它们含有丰富的维生素、膳食纤维、矿物质和抗氧化物，不仅能促进新陈代谢，增强人体的抵抗力和免疫力，还能滋补美颜、防病祛病。如成熟的水果含有机酸（苹果酸、柠檬酸），这些有机酸刺激胃酸分泌，故能促进消化。不成熟的水果中含有琥珀酸，能强烈刺激胃肠道。

水果中所含的铁有促进贫血患者血红蛋白再生的作用。水果由于含钾盐多、钠盐少，故具有利尿作用。

有些水果可以入药。比如，大枣能养胃健脾、补血安神，体虚的人连续食用，可早日恢复健康，比单纯服用多种维生素药物快得多，故大枣有"活维生素丸"之称。又如，梨能清热降火，润肺去燥。患肺结核、急性或慢性气管炎和上呼吸道感染的患者出现咽干喉痛、痰多而稠、大便干燥、小便黄少时，在服药的同时吃些梨，可帮助缓解病情，促进痊愈。

苹果
——全方位的健康水果

【别名】林檎、奈子、超风子、天然子、频婆。

【性味归经】性平，味酸、甘，归脾、胃经。

苹果品种繁多，颜色不一，味道酸甜可口，是老少皆宜的水果。在国外，苹果有“三果”之美誉，即“减肥果”“青春果”和“智慧果”。许多美国人把苹果作为瘦身必备食材，每周节食一天，只吃苹果，号称“苹果日”。

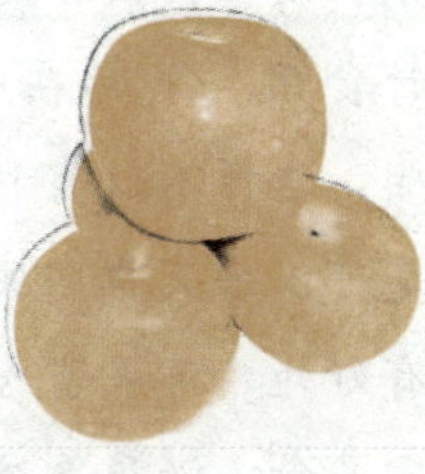

适用人群

老少皆宜。尤其适合婴幼儿、老年人和患病者食用。

营养价值

苹果中营养成分可溶性大，易被人体吸收，故有“活水”之称，有利于溶解硫元素，使皮肤润滑柔嫩。苹果中还有铜、碘、锰、锌、钾等元素，人体如缺乏这些元素，皮肤就会干燥、易裂、奇痒。苹果营养丰富，有科学家和医师把苹果称为“全方位的健康水果”“全科医生”。

养生功效

☞ 增强免疫力

苹果是碱性食品，吃苹果可以迅速中和体内过多的酸性物质（包括运动食品产生的酸及鱼、肉、蛋等酸性食物在体内产生的酸性代谢产物），增强体力和抗病能力。

☞ 降压，预防脑卒中

苹果含有较多的钾，可与体内过剩的钠结合并排出体外，从而降低血压。同时，钾离子能有效保护血管，降低脑卒中的发生率。

☞ 促进胃肠蠕动

苹果中含有大量的果酸，能够改善呼吸系统和肺功能，促进肠胃的蠕动，保证人体的健康。苹果能够让人体顺利排出废物，减少不必要的有害物质，对人体具有保健的效果。

☞ 降糖

苹果含有丰富的铬，能提高糖尿病患者对胰岛素的敏感性；苹果酸可稳定血糖，预防老年糖尿病。

专家提醒

孕妇每天吃 1 ~ 2 个苹果，可减

轻孕期反应。不要在饭前吃苹果，以免影响正常的进食及消化。苹果最好在饭后吃，但不宜饭后立即吃苹果，这样不仅不会助消化，反而会造成胀气和便秘，最合适的时间是饭后2小时食用。平时在吃苹果时要细嚼慢咽，这样不仅有利于消化，更重要的是可以杀灭口腔细菌，对预防疾病大有好处。苹果富含钾盐，肾炎患者不宜多食。泌尿系统结石患者也不宜多食苹果。在服磺胺类药物和碳酸氢钠时不宜食用苹果。

选购指南 选购苹果时，应挑选果皮光洁、色泽鲜艳、无碰伤、无虫眼、肉质细密、气味芳香的。苹果不宜与海鲜同食。因为苹果中含有鞣酸，与海鲜同食不仅会降低海鲜蛋白质的营养价值，还易发生腹痛、恶心、呕吐等。

养生厨房

猪心苹果卷

原料 苹果1个（约150克），猪心1只（约300克），鸡蛋1个，葱姜汁、料酒、精盐、胡椒面、干细淀粉、食用油各适量。

制用法 将猪心切成约8厘米长、6厘米宽的薄片，用葱姜汁、料酒、精盐、胡椒面腌入味，苹果去皮、核，切丝，加入少许干细淀粉拌匀，鸡蛋磕入碗中，加入精盐、干淀粉调成稍稠的糊。将每片猪心卷入适量苹果丝，卷成卷，拖蛋糊下入四五成热的油锅中炸到色黄外酥时，捞出装盘即可。

功效 增强免疫力，促进胃肠蠕动。

葡萄苹果沙拉

原料 紫葡萄200克，苹果2个，生菜100克，脱脂酸奶酪100克，低脂酸奶油10克，低脂蛋黄酱20克，柠檬皮丝10克，鲜柠檬汁20克，精盐2.5克，黑胡椒粉2.5克。

制用法 葡萄洗净，切成两半。苹果洗净，去核，切成小块。苹果块放入容器中，撒上鲜柠檬汁，拌匀，可防止苹果块变成棕色。再将葡萄和生菜放入容器中，拌匀。将脱脂酸奶酪、低脂酸奶油、低脂蛋黄酱放入容器中，拌匀，撒上柠檬皮丝、精盐、黑胡椒粉，拌匀。

功效 健脑益智。适合脑力劳动者。

苹果绿豆汤

原料 苹果1个，绿豆50克，冰糖适量。

制用法 1将苹果洗净，切块。

2在锅中放入苹果块、冰糖、绿豆，加水煎汤，候冷，频频饮服。每日1剂。

功效 清热解暑，生津止渴。适用于暑热烦渴。

什锦水果羹

原料 苹果100克，草莓、猕猴桃各80克，甜瓜50克。

制用法 苹果洗净，去皮去子，切块；甜瓜洗净，去皮去核后，切成丁；草莓除去根叶洗净，从中间切成两瓣；猕猴桃剥去外皮，切成块。将苹果丁、甜瓜丁、猕猴桃块、草莓一同放入锅内，加清水大火煮沸，转小火再煮10分钟即可。

功效 吃苹果既能减肥，又能帮助消化，与草莓、猕猴桃、甜瓜同食，可有效瘦身。

樱桃
——早春第一果

【别名】楔荆桃、莺桃、牛桃、樱珠、含桃、朱樱、崖蜜、车厘子。

【性味归经】性温，味甘、微酸，归脾、肝经。

春末夏初，樱桃“先百果而熟”，开始大量应市。它是成熟最早的一种乔木果实，号称“百果第一枝”。据说黄莺特别喜好啄食这种果子，因而名为“莺桃”。樱桃成熟时颜色鲜红、玲珑剔透，既可鲜食，又可腌制或作为其他菜肴的点缀，备受青睐。

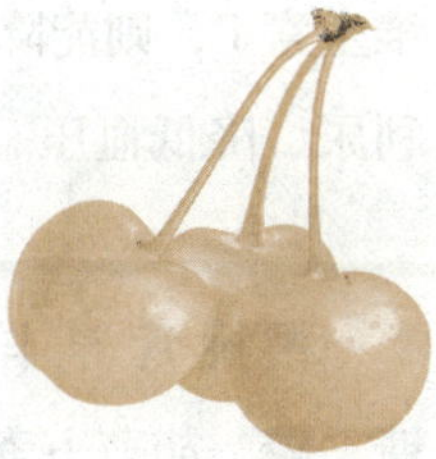

适用人群

一般人群均能食用。尤其适合消化不良、体质虚弱、面色无华者以及电脑工作者食用。

营养价值

樱桃营养丰富，富含碳水化合

物、蛋白质，也含有枸橼酸、酒石酸、胡萝卜素、维生素 C、铁、钙、磷等成分。尤其是铁的含量，每 100 克高达 6 ~ 8 毫克，比苹果、橘子、梨高 20 ~ 30 倍，维生素 A 的含量比苹果、橘子、葡萄高 4 ~ 5 倍。食用樱桃具有促进血红蛋白再生及防癌的功效。

养生功效

☞ 补铁、防贫血

樱桃含铁量高，居各种水果之首。常食樱桃可补充体内对铁元素的需求，促进血红蛋白再生，既可防治缺铁性贫血，又可增强体质、健脑益智。

☞ 保护血管、利尿降压

樱桃富含类黄酮，可清理血管，减少心血管疾病的发生，而其所含的维生素 P，则能降低毛细血管通透性，利尿、降低血压。

☞ 驻颜美容

樱桃营养丰富，所含蛋白质、糖、磷、胡萝卜素、维生素 C 等均比苹果、梨高，尤其含铁量高，常吃可驻颜美容，去皱消斑。

☞ 对电脑族有利

樱桃中含有丰富的维生素 A，这对于电脑工作者缓解视力疲劳、眼痛等有一定的效果。此外，长时间操作电脑还会导致关节、肌肉等部位酸胀疼痛，而樱桃中含有丰富的花青素、花色素及维生素 E 等，对消除肌肉酸痛十分有效。食用樱桃几天后便能消肿、减轻疼痛。

专家提醒 樱桃不可多吃，因为其中除了含铁多以外，还含有一定量的氰甙，若食用过多会引起铁中毒或氰化物中毒。一旦吃多了樱桃发生不适，可用甘蔗汁来清热解毒。樱桃属温热性水果，体质燥热的人，如阴虚火旺、大便干燥、口臭及其他热病者不宜多吃。

选购指南 新鲜的樱桃，表皮光滑有光泽，有隆胀感，无凹陷瑕疵，果蒂连着果实，用力搓果蒂才会脱落。在保存方面，购买后最好放置于冰箱内，以防软化；避免阳光直射，常洒水于果实上，以免发霉。以新鲜的樱桃而言，一般可存放 3 ~ 7 天，甚至 10 天，但不宜长久存放。

养生厨房

樱桃酱

原料 樱桃500克，柠檬汁200毫升，白糖适量。

制用法 选用个大、味酸甜的樱桃，洗净后分别将每个樱桃切一小口，剥去皮，去籽。将果肉和白糖一起放入锅内，用大火将其煮沸后转中火煮，撇去浮沫，再煮。煮至黏稠状时，加入柠檬汁，略煮一下，离火，晾凉即成。

功效 调中益气，生津止渴。适合腰膝疼痛、四肢麻木、烦渴者食用。

樱桃酒

原料 鲜樱桃500克，米酒1 000毫升。

制用法 将鲜樱桃洗净，置坛中，加米酒浸泡，密封，每2～3日搅动1次，15～20天即成。每日早晚各饮50毫升（含樱桃8～10枚）。

功效 祛风胜湿，活血止痛。适合风湿腰腿疼痛、屈伸不利及冻疮等病症患者食用。

冬菇樱桃

原料 水发冬菇80克，鲜樱桃50枚，豌豆苗50克，酱油、白糖、姜汁、精盐、料酒、味精、麻油、食用油、鲜汤、湿淀粉各适量。

制用法 将水发冬菇、鲜樱桃去杂质洗净；豌豆苗去杂质和老茎，洗净切段；炒锅烧热，加食用油，烧至五成热时，放入冬菇煸炒透，然后加入姜汁、料酒拌匀，再加酱油、白糖、精盐、鲜汤，等烧沸后，改为小火煨烧片刻，再把豌豆苗、味精加入锅中，入味后用湿淀粉勾芡，然后放入樱桃，淋上麻油，出锅装盘即成。

功效 补中益气，降压降脂。适合高血压、高脂血症、冠心病患者食用。

银耳樱桃粥

原料 水发银耳、粳米各50克，罐装樱桃30克，桂花糖、冰糖各适量。

制用法 将粳米洗净煮粥；粥熟后，放入冰糖溶化，加入银耳，煮10分钟，再放入樱桃、桂花糖，煮沸即可。

功效 补气养血，美颜嫩肤。适合气血虚之颜面苍老、皮肤粗糙干皱者食用。

菠萝
——消炎佳品

【别名】凤梨、黄梨、番梨、露兜子。

【性味归经】性平，味甘、微酸，归脾、胃、肝、肾、肠经。

菠萝是热带和亚热带地区的著名水果，其汁多味甜，有特殊香味，深受人们喜爱。菠萝与香蕉、荔枝、柑橘统称为“华南四大名果”。

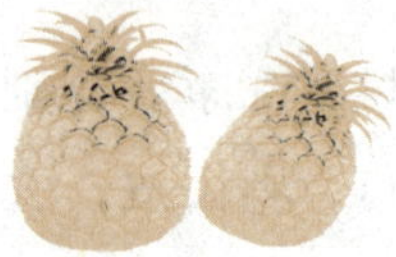

适用人群

除溃疡病、肾病、凝血功能障碍者外，均可食用，尤其适合高血压患者食用。

营养价值

新鲜的菠萝含有大量的水分，其成分有糖类、蛋白质、脂肪、维生素 A、维生素 B_1、维生素 B_2、维生素 C、蛋白质分解酵素及钙、磷、铁、有机酸类、尼克酸等。其中维生素 C 含量最高。

养生功效

☞ 消炎消肿、抗血栓

菠萝含有一种物质叫菠萝朊酶，可分解蛋白质，能加速溶解阻塞于组织中的纤维蛋白和血凝块，降低血液黏度，对局部的血液循环具有改善作用，可以消除炎症和水肿。同时具有抗血栓作用，对于由冠状动脉血栓引起的心脏病有缓解作用。

☞ 清热利尿

菠萝富含维生素 C、碳水化合物、矿物质及各种有机酸，可健脾解渴；此外，它所含的糖、盐和酶有利尿作用。适当食用对肾炎、高血压病患者有益。

☞ 减肥

菠萝中含有大量的果汁，这些物质能够有效地溶解脂肪，从而达到减肥的效果。因此，日常生活中可以多食用菠萝来减肥。

专家提醒 菠萝含有丰富的菠萝朊酶，能分解蛋白质，帮助消化，尤其是过量食用肉类及油腻食物之后，吃些菠萝更为适宜。发热及患有湿疹、疮疖的人不宜多吃。胃寒者应煎汤食用。个别人在吃了菠萝15分钟至1小时后，会出现腹痛、腹泻、呕吐等过敏反应，称为“菠萝病”。这是由于对菠萝中的菠萝朊酶过敏所致。可在食用前先切开放入盐水中浸一会儿，这样既可使菠萝的味道显得更甜，又可避免过敏反应。

选购指南 挑选菠萝时，可用手轻轻地按压，坚硬而无弹性的是生菠萝，而挺实且微软的是成熟度好的菠萝。另外，过陷甚至凹陷者为成熟过度的菠萝。此外，如果发现挑选的菠萝（或放置一段时间的菠萝）有汁液溢出，则说明其果实已经发生变质，不可以再食用了。可以用鼻子闻菠萝的香气是否浓郁，这样也可以判断出你挑选的菠萝是否成熟。一般成熟度好的菠萝外皮上能稍微闻到些香味，果肉则香气馥郁。而浓香扑鼻的菠萝为过熟果，放不长，且易腐烂。另外，无香气的菠萝可能是带生采摘果，所含糖分明显不足，吃起来也没什么味道。所以，挑选稍微能嗅到些香味的菠萝为佳。

养生厨房

白菜菠萝卷

原料 菠萝、胡萝卜各1个，白菜叶200克，盐、白糖、白醋各适量。

制用法 往锅中加水、白糖，煮沸后撇去浮沫，将糖水倒进容器中，加入白醋和菠萝汁拌匀。把菠萝、胡萝卜切丝，拿开水氽一下，捞出，控干，撒盐，用清水冲净，纱布挤干，放入制好的汤汁中泡3小时。把白菜叶铺在砧板上，码上菠萝丝和胡萝卜丝，卷成粗卷，用刀切成菱形，装盘。

功效 对厌食症、牙龈出血、维生素C缺乏症有食疗效果。

菠萝葡萄羹

原料 菠萝100克，葡萄干75克，白糖30克，玉米淀粉15克。

制用法 将菠萝切丁，葡萄干洗净。锅内加水烧开；下入菠萝、葡萄干烧开；再加入白糖烧化熬透；用玉米淀粉勾芡，出锅装碗即可。

功效 健脾解渴，醒酒益气。

菠萝蜜汁

原料 菠萝400克，蜂蜜10毫升，精盐适量。

制用法 将菠萝去皮切成块，放入盐水中浸泡。将菠萝清洗干净后放入绞碎机中绞碎，加入蜂蜜即成。

功效 菠萝性平，味甘、微酸，有生津止渴、清心润肺、除烦利尿、清热解毒、润喉消痰、降火止咳等功效。菠萝中含有大量的蛋白分解酶，可促进消化，防止胃胀，改善局部血液淋巴循环，加速溶解人体组织中的纤维蛋白，有助于排毒、消肿和消炎。此外，菠萝中含有丰富的维生素 B_1，能增进人体的新陈代谢，缓解疲劳。另外，对美容和健康也很有益。每日饮1~2杯，长期饮用有效。

木瓜
——超强解毒水果王

【别名】万寿果、乳瓜、番瓜、番木瓜、铁脚梨。

【性味归经】性平、微寒，味甘，归肝、脾经。

木瓜是岭南四大名果之一，早在南朝时期，木瓜就已经成了朝廷的贡果。作为水果食用的木瓜实际上是番木瓜，它的果皮光滑美观，果肉厚实细致、香气浓郁、汁水丰多、甜美可口、营养丰富，素有“百益之果”“水果之皇”“万寿果”之美称。诗歌中也曾提到过木瓜，如《诗经》中的名句“投我以木瓜，报之以琼琚”。

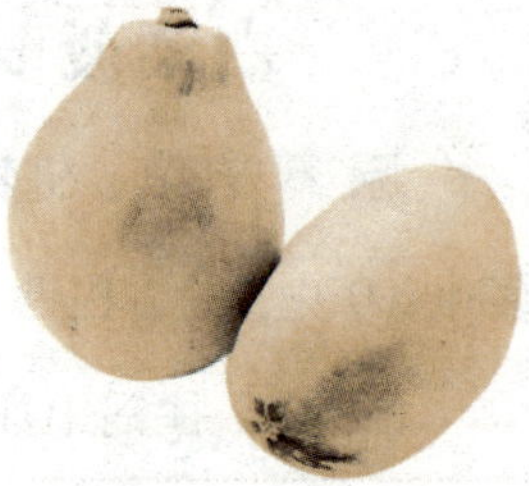

适用人群

除溃疡病、肾病、凝血功能障碍者外均可食用，尤其适合高血压患者食用。

营养价值

据现代科学测定，木瓜中富含维生素 A、维生素 B_1、维生素 B_2、维生素 C 以及铁、钙、钾等微量元素，还含有天然植物“多糖”、胡萝卜素、蛋白质、木瓜酵素以及有机酸，营养非常丰富。

养生功效

☞ 解毒

木瓜除了富含水分，其中酵素的

解毒能力更是出色。一天食用约200克的木瓜，就能慢慢代谢掉累积在肝脏里的毒素，也能缓和皮肤的流脓症状，以及经久不愈的异位性皮炎，因此木瓜有“超强解毒水果王”的称号。

☞ 美白、丰胸、美容

木瓜有美白、丰胸等美容功效。既可以生食，也可以熟食，两者丰胸效果好坏还不能确定。

☞ 清热润肺

木瓜适用于肺热、干咳、虚热烦闷等病证。可以起到清热润肺的功效。

专家提醒 木瓜性偏寒，因此胃寒、体虚者不宜多吃。同时木瓜中的番木瓜碱有一定的毒性，所以每次食量不宜过多。孕妇不能吃木瓜，原因是可能引起子宫收缩疼痛，但不会影响胎儿。

选购指南 值得注意的是，北方的木瓜多用来治病，南方的木瓜则多用于食用。一般以大半熟的程度最宜生吃，肉质爽滑可口。新鲜木瓜可以用报纸包好，常温保存或冷藏保存，一般可保存2～3天。

养生厨房

雪梨鲜奶炖木瓜

原料 雪梨350克，木瓜300克，鲜牛奶500克，蜂蜜适量。

制用法 将雪梨、木瓜分别用水洗净，削去外皮，去掉核、瓤，切成块。把雪梨块、木瓜块放入炖盅内，加入鲜牛奶、清水，放在火上，先用大火烧开，盖好盖，改用小火炖30分钟，至雪梨块、木瓜块软烂时，放入蜂蜜调好口味即成。

功效 色泽乳白，香味浓郁。具有润肺消痰、消暑解热、美容护肤等功效。

木瓜花生猪尾汤

原料 猪尾1根，木瓜1个，花生仁100克，莲子、芡实各50克，芝麻油、精盐各适量。

制用法 猪尾去毛，刮洗干净，切成小段，用开水煮约5分钟后漂净；木瓜削皮，去瓤，切成大块；花生仁、莲子、芡实分别淘洗干净。往砂锅内倒入适量清水煮沸，然后将所有食材放入砂锅；先用大火煲约30分钟，再用中火煲约60分钟，后用小火煲约90分钟即可。煲好后，放芝麻油、精盐调味即可。

功效 强壮筋骨，补血增髓，强身健体，催乳。

木瓜牛骨汤

原料 木瓜、水发木耳、油菜、海米各20克，鲜牛骨300克，葱段、姜片、香油、味精、胡椒粉、醋、精盐、水淀粉各适量。

制用法 木瓜焙干，研成细末；木耳、海米、牛骨、油菜分别洗净。锅内放入牛骨，加入适量清水，大火烧沸，撇去浮沫，放入葱段、姜片，煮至牛骨表面呈灰白色，捞出牛骨，原汤待用。牛骨汤锅内加入木耳、油菜、海米、味精、精盐、木瓜末，大火烧沸，用水淀粉勾芡，加入胡椒粉、醋、香油，稍煮即可。

功效 调理肠胃，益智安神，增强软骨弹性，缓解关节疼痛。

桃
——天下第一果

【别名】桃实、毛桃、蜜桃、白桃、红桃。

【性味归经】性温，味甘、酸，归肝、大肠经。

桃味道鲜美，营养丰富，是人们喜爱的鲜果之一。除鲜食外，还可加工成桃脯、桃酱、桃汁、桃干和桃罐头。自古以来，桃始终被作为福寿吉祥的象征，因此桃又被称为“寿桃”“仙桃”“圣桃”和“王母桃”。古人将桃列为五果之首，被称为“天下第一果”。

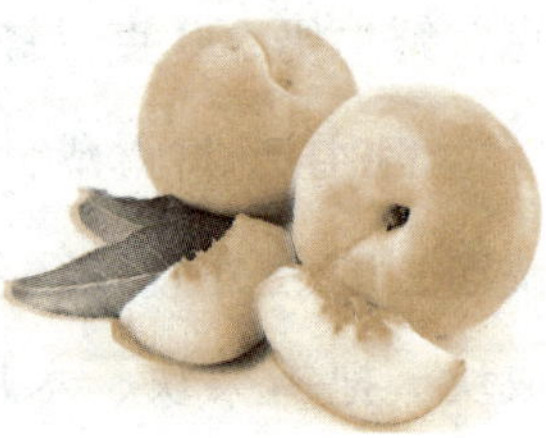

适用人群

适用于气血两亏、面黄肌瘦、闭经、瘀血肿痛者。

营养价值

桃含有多种维生素、果酸以及钙、磷、铁等矿物质，特别是铁的含量较高。新鲜的桃子含水量极高，热量低，具有补充人体水分的作用。

养生功效

☞ 促进食欲、帮助消化

桃含有有机酸和纤维素，能促进消化液的分泌，增加胃肠蠕动，增进食欲，利消化。

☞ 补益气血、养阴生津

桃含有丰富的维生素，对于气血亏虚、面黄肌瘦、心悸气短有着非常好的治疗效果。另外患有慢性支气管炎、肺结核等病的患者，食用桃可以治疗干咳、咳血、慢性发热、盗汗等症状。桃的含铁量较高，对于缺铁性贫血的患者有非常好的效果。

☞ 缓解水肿、润肠通便

桃含钾较多，钠较少，水肿患者可以适当多吃些桃，有利水消肿的作用。桃仁能够起到活血化瘀、润肠通便的功效，对于闭经、跌打损伤等病症有显著的疗效。

☞ 抗凝血、降血压

桃仁提取物有抗凝血作用，并能抑制咳嗽中枢而止咳，同时能使血压下降，可用于高血压患者的辅助治疗。

专家提醒 桃子多食易燥热，因为纤维多，会导致消化不良，造成腹胀，所以胃肠功能不良者及老年人、小孩不宜多吃。糖尿病患者应慎食。溃疡病、慢性胃炎患者以及血枯型闭经、津亏型便秘者忌食桃子。另外，桃仁有小毒，不要生吃。无瘀滞者及孕妇禁服桃仁。

选购指南 选购时以果体大，形状端正，外皮无伤，有桃毛，果色鲜亮的桃为佳。桃最好随吃随买，在常温下存储。吃桃时，可以在清水中放入少许碱或精盐，将鲜桃放入水中浸泡3分钟，搅动几下，桃毛便会自动脱落。

养生厨房

蜜桃干片

原料 新鲜桃子30个，蜂蜜80毫升，白糖10克。

制用法 1将桃子洗净，剖成两半，晒干。

2将晒好的桃干放入瓷盆中，拌蜂蜜、白糖，再将瓷盆放入锅内，隔水蒸2小时；蒸好后冷却，装瓶备用；每次饭后食桃干片1～2片，用温开水冲半匙蜂蜜服食。

功效 益肺养心，生津活血，助消化。肺病、心血管病患者食之大有裨益。

桃果酱

原料 桃子4个（约500克，要选完全成熟的），桑葚250克，松子仁、核桃仁、黑芝麻仁各100克，白糖250克。

制用法 桃子去皮、核，桑葚洗净。将桃子果肉刮入锅中，加入桑葚、白糖及500毫升水，旺火煮沸后改用文火熬成糊状，放入松子仁、核桃仁、黑芝麻仁搅匀，再煮沸10分钟左右，离火，稍晾后即可食用。

功效 养血，润燥，通便。

猪腰杜仲桃肉汤

原料 猪腰子1对，杜仲、桃肉各30克，精盐适量。

制用法 1将猪腰剖开，洗净，备用。

2将杜仲、桃肉、猪腰一同入锅煮至猪腰熟透，除去药渣，加精盐调味，吃肉喝汤。

功效 杜仲有补肝肾之功。可治遗精、早泄。

杏
——夏季仙果

【别名】甜梅、叭达杏。

【性味归经】性微温，味甘、酸，有小毒，归肝、心、胃经。

杏果鲜艳亮丽，香气扑鼻，酸甜多汁，又有“甜梅”的美誉，是夏季主要水果之一。杏全身都是宝，杏肉除了供人们鲜食之外，还可以加工制成杏脯、杏汁、杏酒、杏丹皮等；杏仁可以制成杏仁露、杏仁酱、杏仁点心、杏仁油等。中国古代有许多描述杏和杏树的动人诗句，如“一陂春水绕花身，身影妖娆各占春”。

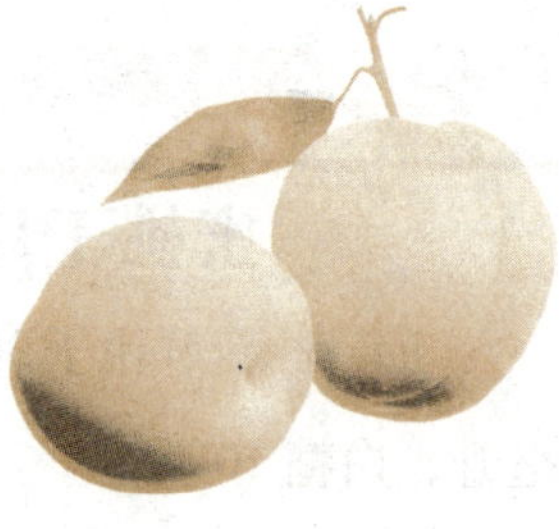

适用人群

一般人都能食用，有呼吸系统疾病患者、癌症患者以及术后放化疗的人尤其适宜食用。

营养价值

鲜杏所含水分极高，达到85%，同时，其富含碳水化合物、钾、维生素A、维生素P、柠檬酸、番茄烃等多种物质。其中果肉含糖、蛋白质、钙、磷、胡萝卜素、维生素B_1、维生素B_2、维生素B_3及维生素C。

养生功效

☞ 生津止渴、止咳平喘

杏所含柠檬酸、苹果酸等能生津止渴，可用于治疗咽干烦渴。苦杏仁含苦杏仁苷，在体内分解后可产生微量氢氰酸，对呼吸中枢有抑制作用，使呼吸运动趋于安静，具有较强的镇咳、化痰、平喘作用。

☞ 抗肿瘤

杏是维生素B_1含量丰富的果品，而维生素B_1又是有效的抗癌物质，并且只对癌细胞有杀灭作用，对正常健康的细胞无任何毒害。因此，对于晚期癌症患者具有缓解的效果。另外，杏仁中含有丰富的胡萝卜素，能够起到抗氧化，防止自由基侵袭细胞的作用。

☞ 降低胆固醇、美容

杏仁含有丰富的多酚类成分，这种成分不但能降低人体内胆固醇的含量，还能显著降低心脏病和很多慢性病的发病危险。杏仁还有美容的功效，能促进皮肤血液微循环，使皮肤红润而有光泽。

专家提醒 杏虽好吃，但不可过量食用。杏仁有甜、苦之分。其中苦杏仁有毒，需要用凉水浸泡后才能食用。成人吃40~60粒，小孩吃10~20粒，就有中毒的危险。因为苦杏仁中含有苦杏仁苷，它的代谢产物会导致组织细胞窒息，严重者会抑制中枢，导致呼吸麻痹，甚至死亡。因此，产妇、幼儿、患病者，特别是糖尿病患者，不宜吃苦杏仁。阴虚咳嗽、便溏者，忌食杏仁。

选购指南 成熟的鲜杏个大均匀，黄里泛红，捏在手里比较柔软，并有香甜的气味。未成熟的杏，果肉较硬，闻之有酸涩的气味。另外，吃杏后不宜饮浓茶。

养生厨房

菊杏桑甘茶

原料 菊花、杏仁、桑叶各10克，甘草5克。

制用法 1将以上食材分别洗净，备用。

2将洗净的食材放入锅内，加适量清水，煎煮取汁，代茶饮。

功效 菊花可散风清热；杏仁可镇咳平喘；桑叶可疏散风热，清肺润燥；甘草可清热解毒，祛痰止咳。适用于脾肾阳虚型支气管炎。

杏仁豆腐汤

原料 甜杏仁100克，豆腐250克，盐适量。

制用法 将甜杏仁用温水略泡，剥去外皮，剁碎；豆腐切小块，略焯。砂锅内放适量水，放入杏仁，大火煮沸，倒入豆腐块，转小火煮至杏仁酥透，放盐调味即可。

功效 本道药膳可润肺平喘、祛痰止咳、养护气管黏膜，主治虚劳咳喘、心腹逆闷，尤以治疗干性、虚性咳嗽最为有效。

杏子粳米粥

原料 杏子10个，粳米60克，冰糖适量。

制用法 1将杏子洗净，粳米淘洗干净，备用。

2将杏子煮烂，去核，用粳米煮粥，待粥将熟时，加入杏子肉、冰糖，再煮1～2沸即可。空腹食，1日2次。

功效 适用于燥热伤肺之咳嗽。

杏苏蜜饯

原料 杏仁50克，白苏子50克，陈皮10克，蜂蜜30克。

制用法 先将白苏子拣去杂质后，放入纱布袋，扎口备用。将杏仁、陈皮洗净，晒干或烘干，研成粗粉，与白苏子药袋同入砂锅，加水适量，中火煎煮30分钟，取出并沥干药袋，小火煮至沸，停火，趁温热加入蜂蜜，拌和均匀即成。早晚2次分服。

功效 对寒痰型肺气肿尤为适宜。

葡萄

——晶明珠

【别名】蒲桃、草龙珠、山葫芦、李桃。

【性味归经】性平，味甘、酸，归肺、肾经。

葡萄形如珍珠，肉软清甜，营养丰富，有“晶明珠”之称。它不但可以用来酿酒、榨汁，还可以晒成葡萄干。特别是葡萄汁，被科学家誉为“植物奶”。欧洲是葡萄和葡萄酒最大的生产区和消费区，尤其是法国、意大利和西班牙三个国家。我国葡萄的主要产地在西北地区的新疆。

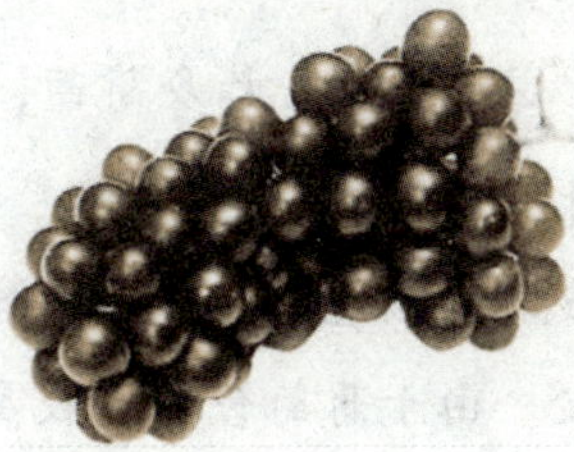

适用人群

老少皆宜，尤其适合贫血、高血压、水肿、神经衰弱、疲劳者以及儿童、妇女、体弱者。

营养价值

葡萄含有丰富的糖，主要成分是葡萄糖。葡萄中所含的糖分较多，其中很大一部分可以轻易被人体直接吸收，因此，葡萄对于消化出现问题的人非常有效，具有健胃消食的作用。另外，葡萄中含有矿物质钙、钾、磷、铁以及维生素 B_1、维生素 B_2、维生素 B_6、维生素 C 和维生素 P 等，同时，还含有氨基酸等物质。

养生功效

☞ 预防血栓

现代研究发现，葡萄具有比阿司匹林更好的阻止血栓形成的作用，同时，也能很好地降低人体血清胆固醇，对心脑血管病有很好的防治效果。

☞ 缓解低血糖

葡萄中含有大量的糖分，而这些糖分主要是葡萄糖，可以迅速被人体吸收。所以，低血糖的人多吃葡萄有助于病症的缓解。

☞ 防癌、有助康复

葡萄中含有白藜芦醇，它是一种抗癌微量元素，可以防止健康细胞癌变，阻止癌细胞扩散。喝葡萄汁可以帮助器官移植手术患者减少排异反应，促进早日康复。

☞ 抗衰老

葡萄籽中的花青素能有效清除体内多余的自由基，起到抗氧化的作用。抗氧化又能够让人保持健康的体魄，抵抗衰老。

专家提醒 吃太多葡萄，容易使人产生烦闷、腹泻等反应，所以不宜多食。胃肠虚弱、便秘者，也不宜多食。由于葡萄含糖量较高，所以糖尿病患者应忌食葡萄。食用后最好漱口或刷牙，以防有机酸腐蚀牙齿。另外，吃葡萄后不能立刻喝水，否则很容易引起腹泻。

选购指南 葡萄的味道主要与产地、品种、成熟度和新鲜度有关，选购时可以从外观、色泽、气味和滋味等方面来判断葡萄的优劣。首先，看外观形态。外观新鲜，大小均匀整齐，枝梗新鲜牢固，颗粒饱满，青籽和瘪籽较少，外有白霜者，品质为最佳。新鲜的葡萄用手轻轻提起时，颗粒牢固，落籽较少。如果葡萄纷纷脱落，则表明不够新鲜。枝梗干枯、霉锈，果面润湿，果皮呈青棕色或灰黑色，皮皱、脱粒者质次。其次，看色泽。一般成熟度适中的葡萄，颜色较深、较鲜艳，如玫瑰香为黑紫色，龙眼为琥珀色、紫红色，巨峰为黑紫色，牛奶为黄白色等。

养生厨房

三汁饮

原料 葡萄、藕、生地黄各100克，蜂蜜50克。

制用法 1将葡萄、藕洗净，榨汁，备用。

2将生地黄放入砂锅中，加水文火煎煮半小时，取汁冲入葡萄和藕汁中，加入蜂蜜，分2次于饭前服。

功效 清热利水、通淋。适用于前列腺炎。

葡萄甘蔗汁

原料 葡萄200克、甘蔗1段。

制用法 将葡萄洗净；甘蔗榨汁，将葡萄放入搅拌机中，倒入甘蔗汁一起搅碎即可。

功效 甘蔗具有清热生津、下气润燥、补肺益胃的特殊效果。甘蔗还可以通便解结，饮其汁可缓解酒精中毒。葡萄与甘蔗都具有解酒醒酒的功效，两者搭配食用，是经常饮酒者的良好选择。

葡萄酒

原料 葡萄600克，江米酒600克，高粱酒50克，冰糖适量。

制用法 用江米酒清洗葡萄，沥干备用；用手捏破葡萄，放入广口玻璃瓶中；底部先放入一层葡萄，再放入一层冰糖；将葡萄与冰糖一层一层交互放入玻璃瓶中，最后倒入高粱酒，然后封紧瓶口，放置于阴凉处。静置3个月后，开封滤渣，即可饮用。

功效 平衡饮食失调，有助于清除食物中的毒素。

山莲葡萄粥

原料 莲子25克，山药500克，葡萄干30克，柠檬汁和白糖适量。

制用法 山药洗净后切成薄片，莲子洗净。山药与莲子一起放入锅中，加适量水烧至八成熟后放入葡萄干，烧开即成，最后把柠檬汁和白糖调配放入锅内搅匀。

功效 具有补脾养心的功效，可治虚烦、消渴、不思饮食、肌肉消瘦。

橘子

——人类珍贵果品

【别名】 柑橘、宽皮橘、蜜橘、黄橘、红橘、大红袍、大红蜜橘。

【性味归经】 性温，味甘、酸，归肺、胃经。

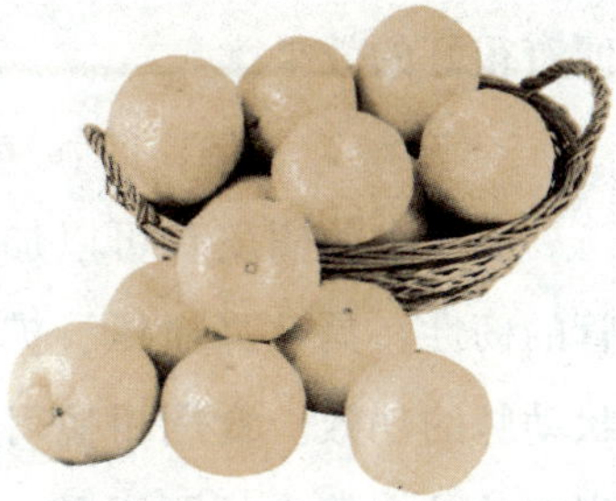

橘子富含水分，口味酸甜，果皮较薄，呈橙色或红色，是秋、冬季比较常见的水果。中国是橘子的重要原产地之一，有4 000多年的栽培历史。我国东南某些地区把橘子视为吉利果品，新年时，人们常互赠橘子，表示对对方的祝福。在广东潮州，人们把橘子称作“大橘”，谐音“大吉”，被视为吉祥物。到亲戚家拜年，都要用漆篮盛红橘相送。

适用人群

老少皆宜，尤其适合高血压患者、癌症患者以及爱美人士。

营养价值

橘子含有非常多的营养元素，其果肉、皮、核、络都能够入药。橘子皮可以制成“陈皮”。橘络含有维生素P，能够起到通络、化痰、理气、消滞的作用。橘核味苦、无毒，具有理气止痛的作用。

养生功效

☞ 美容护肤

橘子含有大量的维生素C和柠檬酸，维生素C能够起到美容的作用，而柠檬酸则可以助消化、抗疲劳。橘子中所含的蛋白有紧肤作用，可让肌肤净白有活力，还能收敛毛孔，去除角质。橘子内侧的薄皮不仅含有维生素C，还含有膳食纤维，对于促进通便有很好的效果。

☞ 预防冠心病和动脉硬化

橘子中的橘皮苷可以加强毛细血管的韧性，具有降血压、扩张心脏冠状动脉的功效。食用柑橘可以降低沉积在动脉血管中的胆固醇，有助于动脉粥样硬化发生逆转。因此，橘子是预防冠心病和动脉硬化的食品。

☞ 防癌抗癌

鲜橘汁中含有一种叫作“诺米林”的物质，它的抗癌活性很强，能使致癌化学物质分解，抑制和阻断癌细胞的生长，具有防癌抗癌的作用。

专家提醒 橘子不宜多吃，易上火，吃完应及时刷牙漱口，以免有害牙齿健康。大多数人都适合吃橘子，但是肠胃、肾、肺功能差和脾胃虚寒的老年人要少吃橘子，否则会引起腹痛、腰膝酸软等病症。饭前或空腹时不宜食用，宜饭后食用，且吃橘子前后不要喝牛奶。

选购指南 挑选橘子时，应选中等个为好，因为个大则皮厚，肉实不饱满；个小则发育不好，味欠佳。应选橙色或橙黄色的，还要选皮光滑的。用手指轻压，弹力好的则佳。看底窝，底部凹的较好，底部平坦或外凸的欠佳。吃橘子时最好连橘络一起吃，橘络具有通络化痰、顺气活血的功效。经常食用可以治疗痰滞咳嗽等症。而且橘络中含有维生素P，这种物质可以防治高血压等疾病。

养生厨房

橘饼银耳羹

原料 水发银耳100克，橘饼25克，冰糖50克。

制用法 银耳去根，洗净，撕成片。橘饼切成细粒。冰糖砸碎。砂锅内放入清水700克，下入银耳片、橘饼粒，用大火烧开，再改用小火煮30分钟。下入冰糖煮至溶化，出锅装碗即成。

功效 银耳富含蛋白质，脂肪含量少，并含有较多的钙及膳食纤维、硫、磷、铁、镁、钾、钠、B族维生素及多种氨基酸等，可润肺化痰，养阴生津，止血。橘饼含金橘苷、维生素C、B族维生素、钙、磷、铁、蛋白质、糖类等，可化痰止咳，理气解郁。二物配以可补中益气、和胃润肺、止咳化痰的冰糖同烹成羹，具有滋阴润肺、止咳止血的功效，适宜有咳嗽、咯血、胸闷咽干等症状的患者食用。

养颜橘子饮

原料 橘子100克，苹果200克，胡萝卜150克，白砂糖20克。

制用法 将鲜橘子、苹果、胡萝卜洗净；橘子去皮。苹果、胡萝卜切成薄片，橘子切成丝；加白砂糖、冷开水一起搅成泥汁，滤去皮渣，取汁即可。

功效 美容保健。

橘子白糖瓣

原料 鲜橘子500克，白糖250克。

制用法 将鲜橘子去皮、核，剥瓣，放入大碗内，加入白糖及少量水，腌渍1天。待橘肉浸透糖后，放入锅里，加水适量，再以小火煎熬至浓汁，停火，装入盘中即可。每次吃4~6瓣，每日3次。

功效 宽中下气，祛痰化湿。适用于咳嗽痰多、餐后脘胀、胸闷呕逆等症。

橘子山楂汁

原料 橘子250克，山楂100克，白糖20克。

制用法 橘子去皮，榨汁；山楂洗净入锅，加水200毫升煮烂，取汁。山楂汁与橘汁混合，加入白糖，即可。

功效 健脾开胃，美容。

橙子
——疗疾佳果

【别名】 橙、黄橙、金环、黄果、金球、金橙、鹄壳、甜橙。

【性味归经】 性寒，味苦、辛，归肺、肝、胃经。

中国甜橙品种很多。橙子颜色鲜艳，酸甜可口，外观漂亮，富有香气，是人们喜欢吃的水果之一，也是走亲访友、探视患者的常见礼品水果之一。橙子营养丰富，含有丰富的维生素C、钙、磷、钾、胡萝卜素、柠檬酸、橙皮苷以及醛、醇、烯类等物质。被称为“疗疾佳果”。

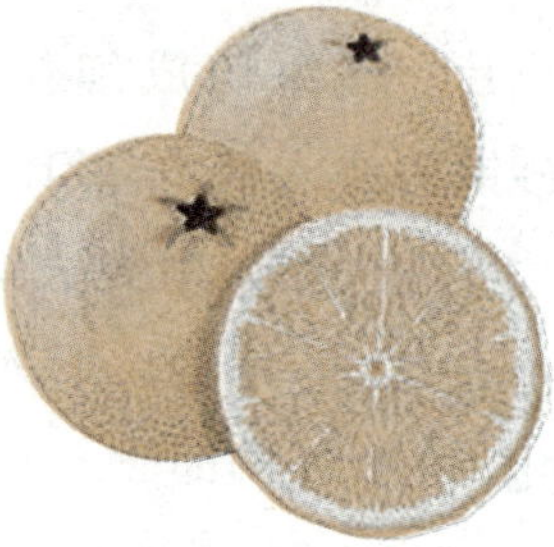

适用人群

一般人均可食用，消化不良者以及饮酒过多、宿酒未醒者尤其宜食。

营养价值

橙子含有蛋白质、脂肪、碳水化合物、纤维素、无机盐、钙、磷、铁、柠檬酸、苹果酸、琥珀酸、糖类、果胶、维生素A原、维生素B_1、维生素B_2、维生素C、维生素P等。其中每百克含维生素C高达54毫克，是老年人、儿童及孕妇补充营养的最佳果品，也是胃酸缺乏患者的天然良药。

养生功效

☞ 润肠通便

橙子所含的维生素和胶质可促进肠胃蠕动，有利于清肠通便，排除体内的有害物质。

☞ 降低胆固醇

橙子中含有丰富的维生素C、维生素P，能增加毛细血管的弹性，降低血中胆固醇。高脂血症、高血压、动脉硬化者常食橙子有益。

☞ 促进肠道蠕动，治疗感冒

橙子所含膳食纤维和果胶物质，可促进肠道蠕动，有利于清肠通便，排除体内有害物质。橙皮性味甘苦而温，止咳化痰功效胜过陈皮，是治疗感冒咳嗽、食欲不振、胸腹胀痛的良药。

专家提醒 吃橘子容易上火，而吃橙子则能清火，对于体质偏热或患热性病者尤为适宜，但不宜吃得太多，且吃完后应及时刷牙漱口，以免有害牙齿健康。吃橙子前后1小时内不要喝牛奶，因为牛奶中的蛋白质遇到果酸会凝固，影响消化吸收。饭前或空腹时不宜食用橙子，否则橙子中所含的有机酸会刺激胃黏膜，对胃不利。脾胃虚寒、腹泻腹痛者不宜吃橙子。

选购指南 橙子有甜橙和酸橙之分。酸橙又名缸橙，味酸带苦，不宜食用，大多用来制取果汁；甜橙则颜色鲜艳，酸甜可口，外观整齐漂亮，稍有褶皱，适合生食。购买时，留意一下橙的脐，如果脐是一个圆圈，说明比较甜；如果脐是尖尖的，说明比较酸。仅仅喝橙汁，营养价值不能完全利用，因此，最好吃鲜橙。不要用橙皮泡水饮用，因为橙皮上一般都会有保鲜剂，很难洗净。

养生厨房

开胃柳橙酒

原料 柳橙600克，高粱酒50克，冰糖适量。

制用法 将柳橙洗净，完全晾干后，切成约2毫米的薄片；以一层柳橙片、一层冰糖的方式放入广口玻璃瓶中；再倒入高粱酒，然后封紧瓶口，放置于阴凉处，静置浸泡3个月后，开封滤渣装瓶饮用即可。

功效 增进食欲、预防感冒及消除疲劳。

红枣橙子饮

原料 红枣5枚，橙子1个。

制用法 红枣去核，洗净。橙子去皮，洗净，放入榨汁机中榨取汁液。将红枣放入炖锅内，加适量清水，大火烧沸，再用小火煮10分钟，将橙子汁液加入即成。去渣留汁，每日数次，代茶饮用。

功效 益气养血，美容。适用于气血亏损，面色枯黄憔悴等症。

鲜橙鸡蛋饼

原料 鸡蛋3个，鲜橙10克，淀粉、植物油、牛奶、精盐、白糖各适量。

制用法 将鲜橙去皮切丁，用牛奶泡好；鸡蛋打散，加入精盐、白糖、鲜橙丁、淀粉拌匀。煎锅中放植物油烧热后，把拌匀的鸡蛋液倒入，用小火煎熟，盛出切块即可。

功效 宽胸理气，和中开胃。

山楂
——消食化积佳品

【别名】赤爪实、棠球子、赤枣子、柿楂子、山里果。

【性味归经】性微温，味酸、甘，归脾、胃、肝经。

山楂果实味酸稍甜，适于鲜食，还可以被加工成各种风味小吃，如山楂片、山楂糕、山楂酱、冰糖葫芦、山楂饮料、山楂酒等。另外，山楂还具有重要的药用价值，自古以来，都被作为健脾开胃、消食化滞、活血化瘀的良药。

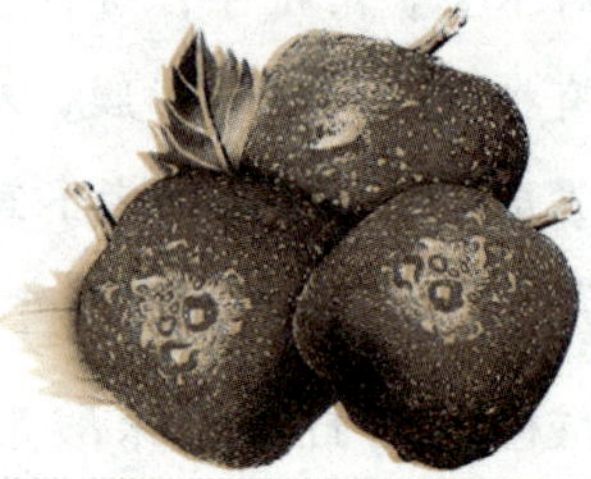

适用人群

一般人群均可食用，高血压、心脏病患者以及跌打损伤者可多吃。

营养价值

山楂中含有非常高的热量，其中包括丰富的胡萝卜素、钙质、碳水化合物、山楂酸、果胶等营养元素。在山楂中，维生素的含量非常高，其中黄酮类化合物的含量也非常高，对人体具有良好的保健作用。

养生功效

☞ 健胃消食

山楂是开胃消食的良药，其所含的解脂酶、鞣质等成分，能促进胃液分泌，增加胃内酶素，促进脂肪类食物的消化，对于消食化积的作用也非常突出，很多助消化药都有山楂的成分。

☞ 保护血管、治腹泻

山楂中含有三萜类药物成分，具有显著的扩张血管及降压作用，对于防治心血管疾病、降低血压和胆固醇、软化血管有一定的作用。同时，山楂中的营养元素还有平喘化痰、抑制细菌、治疗腹痛腹泻的作用。

☞ 活血化瘀

山楂还有活血化瘀的功效，能够有效解除瘀血状态，达到活血化瘀的目的。孕妇临产时服用山楂有催生之效，并能促进产后子宫复原。

☞ 抗衰老、抗癌

山楂被称为“长寿食品”，它所含的黄酮类和维生素 C、胡萝卜素等物质能阻断并减少自由基的生成，能增强机体的免疫力，有防衰老、抗癌的作用。

专家提醒 山楂生食会令人烦躁，需慎食。由于山楂有收缩子宫的作用，所以孕妇也需谨慎食用。儿童最好少吃山楂，若不注意刷牙，可能引起牙病，而且山楂含糖量高，会使儿童没有饥饿感，影响正常进食。长期大量食用会导致营养不良、贫血等。

选购指南 优质的山楂个大均匀，果皮深红鲜艳，黄褐色果点明显，有香气，无虫眼、损伤和皱皮现象。

养生厨房

银花山楂茶

原料 银花30克，山楂干10克，蜂蜜100克。

制用法 1将银花、山楂干洗净，备用。

2在砂锅内放入前2味食材，加水煎沸5～7分钟，滤出药液，加水再煎1次，去渣取汁，将2次药液合并，调入蜂蜜，趁热饮服。再服用时须加温。每日1剂。

功效 清热解毒，散风止痛，醒脾开胃。适用于风热感冒之发热、头痛、口渴等症。

山楂红糖饮

原料 山楂30克，红糖30克。

制用法 将山楂洗净，切成薄片，晾干备用；在锅里加入山楂片和适量清水，用旺火将山楂煮至烂熟；再加入红糖稍微煮一下，出锅后即可给产妇食用。

功效 可以促进恶露不净的产妇尽快化瘀，排尽恶露。

家制山楂糕

原料 山楂1 000克，白糖800克，琼脂3克，冷水3 000毫升。

制用法 将九成熟的山楂洗净。把琼脂放入碗内，用开水浸泡2小时，备用。将山楂、浸软的琼脂和冷水一同放入锅内。置于大火上煮至山楂烂，琼脂溶化。用捣臼将山楂捣成糊状，去子，加入白糖，搅拌均匀，用小火煮20～30分钟即可离火。将煮好的山楂糊趁热倒入深3～4厘米的盘中，晾凉后即成山楂糕。

功效 本品具有解酸消食、降压醒脑、软化血管的功效，特别适合老年人、儿童食用。

山楂麦芽瘦肉粥

原料 山楂、荷叶各 100 克，麦芽、猪瘦肉末各 50 克，精盐、鸡精适量。

制用法 将山楂洗净去核，荷叶洗净，与麦芽、猪瘦肉末一起下锅。锅内加适量的清水，大火煮开后转小火继续煮至烂熟，然后加入精盐、鸡精适量即可。

功效 健脾消滞，利尿解毒，可用于消化不良和高血压、高脂血症、肥胖症的治疗。

芒果
——千年圣果

【别名】杧果、檬果、漭果、闷果、蜜望、望果、面果和庵波罗果。

【性味归经】性平，味甘、酸，无毒，归肝、脾经。

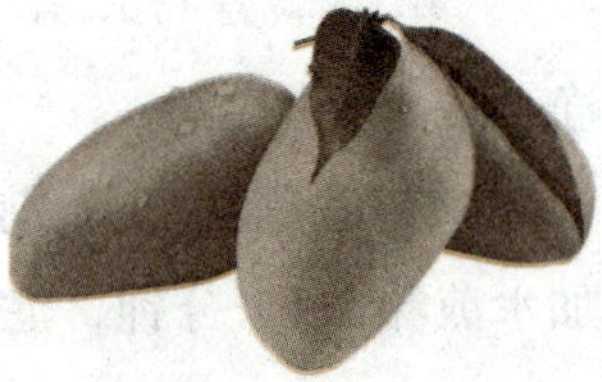

芒果产于热带地区，有 4 000 多年的栽培历史，是印度佛教徒用来敬佛神的圣品。相传是由中国唐代高僧玄奘法师去西天取经时引入中国的。芒果味道酸甜不一，有香气，汁水多而果核大，被誉为“热带水果之王”。

适用人群

一般人群均可食用，尤其适合脾胃虚弱、高血压患者，咳嗽、痰多、气喘者以及心血管病患者。

营养价值

芒果含有极高的水分。其未成熟的果实中含有淀粉，等到成熟后可以转为糖。芒果果肉含糖、可溶性固形物，还有大量的蛋白质、芒果酮酸、维生素 A、维生素 B、维生素 C、胡萝卜素及多种人体所需要的钙、磷、铁等矿物质和氨基酸。

养生功效

☞ 祛痰止咳

芒果中所含的芒果苷有祛痰止咳的功效，对咳嗽痰多、气喘等症有辅助治疗作用。

☞ 防治心血管疾病

芒果中含有大量的维生素 C，并

且能够在加热后依然保持较高的含量。因此，经常吃芒果能够补充人体所缺少的维生素，降低胆固醇、甘油三酯，对于防治心血管疾病有显著的效果。

☞ 美化肌肤

芒果中的胡萝卜素含量特别高，有益于视力，能润泽肌肤。因此，爱美女士可常食芒果，保持肌肤润泽、娇嫩。

☞ 防癌抗癌

芒果含芒果酮酸、异芒果醇酸和多酚类化合物，具有一定的抗癌作用。芒果汁还能增加胃肠蠕动，常饮对防治结肠癌大有裨益。

专家提醒 饭后不可食用芒果，也不可与大蒜等辛辣食物一起食用，否则，可以使人发“黄病”（对肾脏造成损害）。过敏体质者要慎吃芒果，因为芒果皮内含有漆酚，过敏体质者接触、食用芒果会致过敏，引起过敏性皮炎，多在接触芒果后1～5天发病。过敏体质者吃完芒果后要及时清洗掉残留在口唇周围皮肤上的芒果汁肉，以免发生过敏反应。芒果性质带湿毒，若本身患有皮肤病或肿瘤，应谨记避免进食。由于芒果含糖量较高，故糖尿病患者也应忌食。哮喘患者，应遵照医生嘱咐忌吃。

选购指南 在选购芒果时，可以以其硬度作为判断标准，即果熟度在八成或九成以上，通常近蒂头处感觉硬实、富有弹性者为佳；过硬或过软者都不应选择。芒果置于常温下可存放7～10天，也可以将果肉切好，置于保鲜盒，放入冷冻室中保存；尽量不要直接将芒果放入冰箱冷藏，以免果皮变色。过多食用芒果会有失声之感，要立即用淡盐水漱口化解。

养生厨房

芒果粟米饭

原料 芒果2个，粟米150克，白糖120克，杂鲜果适量。

制用法 1将粟米洗净，放入清水中浸泡2小时，用小筛盛起，晾干，再放入沸水中煮至浮起呈透明状，捞起冲凉水，沥干。

2将芒果去皮及核，同凉开水、白糖放搅拌器内搅成芒果汁。将煮熟的粟米与芒果汁拌匀，分盛于碗中，表面铺杂鲜果，晾凉后即可食用。

功效 美容养颜，养胃益气。

芒果绿茶

原料 芒果500克，绿茶适量。

制用法 芒果去果蒂，连皮切片，以水煎煮20分钟，加入绿茶泡8分钟后即可饮用。

功效 该茶饮可以促进身体排毒燃脂，清除体内垃圾，增加肌肤透明感，还具有淡化脸上色斑的功效。

芒果烧鸡柳

原料 青芒果250克，鸡肉500克，番茄、洋葱各1个，生粉、胡椒粉、牛油、白糖、精盐、花生油各适量。

制用法 将芒果洗净，去皮切片；洋葱和番茄洗净，切成块；鸡肉洗净，切成块放入碗内，加入生粉拌匀。将锅放火上，加入花生油烧热，投入洋葱，炒出香味时，放入鸡肉炒匀，加入牛油、白糖、胡椒粉、精盐，倒入芒果片、番茄块，注入适量清水，然后用勺轻轻搅几下，待熟后出锅，倒入碗内即成。

功效 补脾胃，益气血，生津液。

猕猴桃

——水果金矿

【别名】白毛桃、木子、毛木果、阳桃、鬼桃、奇异果、狐狸桃。

【性味归经】性寒，味甘、酸，归脾、胃经。

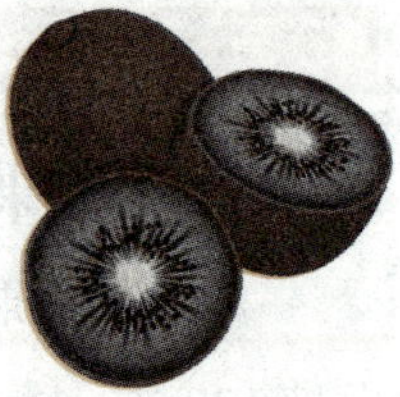

猕猴桃形状如桃，果肉绿似翡翠，皮薄汁多，酸甜可口，是猕猴喜食的一种野生水果。猕猴桃营养丰富，在国外被誉为“水果金矿”，其中维生素C的含量在水果中名列前茅，所以猕猴桃又被称为“维C之王”。

适用人群

一般人群均可食用，高血压、冠心病患者尤为适合。

营养价值

猕猴桃中含有大量的碳水化合物、维生素和微量元素。特别是维生素C、维生素A、叶酸的含量很高。维生素C的含量比苹果要高出10倍多。猕猴桃的外皮含有果胶。

养生功效

☞ 助消化、防便秘

猕猴桃所含纤维中有大量果胶，可以有效降低胆固醇的浓度，预防心血管疾病。猕猴桃含有的膳食纤维可以帮助消化，防止便秘，清除体内有害代谢物。

☞ 美容瘦身

猕猴桃富含维生素E和维生素K，对减肥健美、美容有独特的功效。

☞ 调节情绪

猕猴桃中含有天然肌醇，有助于脑部活动，可以帮助抑郁之人走出情绪低谷。

☞ 补血、增强免疫力

猕猴桃中叶酸含量较高，叶酸是人体制造红细胞非常重要的营养成分，还能促进细胞分裂，增强人体抵抗力。

☞ 防癌、抑肿瘤

经常食用烧烤食物，会让体内发生硝化反应，从而产生致癌物。猕猴桃所含的维生素C能够有效抑制这种致癌物，防止癌症的发生。

专家提醒 猕猴桃性寒，脾胃功能较弱者如果食用过多，会导致腹痛、腹泻，所以脾胃虚寒者应慎食。由于猕猴桃中维生素C含量很高，易与奶制品中的蛋白质凝结成块，不但会影响消化吸收，还会使人出现腹胀、腹痛、腹泻。因此，食用猕猴桃后不要立即喝牛奶或其他乳制品。食用时间以餐前餐后1～3小时较为合适，不宜空腹吃。

选购指南 充分成熟的猕猴桃，质地较软，并有香气。对于尚未成熟的猕猴桃，可以用塑料袋密封，在常温下放置5天左右，一般能自然熟化；对于暂时不食用的猕猴桃，最好用塑料袋包好，保存于冰箱内。

养生厨房

猕猴桃荷花饮

原料 荷花1朵，猕猴桃100克，白糖适量。

制用法 1将荷花撕成碎片，洗净；猕猴桃去皮洗净，榨汁。

2在锅中加水适量，放入荷花煮沸，去渣取汁，加入猕猴桃汁、白糖，拌匀即成。每日1剂。

功效 清热止渴，利水通淋。适用于湿热蕴蒸型牙周炎。

银耳果味芙蓉汤

原料 银耳50克，鸡蛋3个，橘瓣5瓣，猕猴桃片15克，香蕉片15克，水淀粉适量。

制用法 将银耳用温水泡软；鸡蛋取蛋清。锅置火上，放入银耳、清水，大火烧沸后，转小火焖至银耳酥烂，用水淀粉勾芡，再徐徐倒入蛋清，迅速搅匀，放入橘瓣、香蕉片、猕猴桃片，起锅倒入碗中即成。

功效 补脑益智，润肺清凉。虚劳咳嗽、胃燥口渴、大便干结者食用效果尤佳。

二冬炖猕猴桃

原料 天冬10克，麦冬10克，猕猴桃2个，冰糖适量。

制用法 将天冬润透，顺切薄片；麦冬用清水浸泡1夜，去内梗，洗净；猕猴桃去皮，切成薄片；冰糖打碎成屑。将天冬、麦冬、猕猴桃、冰糖同放入砂锅内，加入清水，置大火烧沸，再用小火炖煮25分钟即成。每天1次，单独食用。

功效 清热滋阴，止渴减肥。适用于皮肤粗糙、肥胖等症。

猕猴桃西芹汁

原料 猕猴桃、菠萝各100克，西芹80克，蜂蜜适量。

制用法 猕猴桃去皮，切小块；西芹洗净，切小段；菠萝去皮，洗净，切块。榨汁机中放入猕猴桃、西芹、菠萝，加入适量凉开水，榨取汁液，倒入杯中，加入蜂蜜，搅匀即成。

功效 通便排毒，降低血压。

草莓
——神奇之果

【别名】凤梨草莓、红莓、洋莓、地莓、士多啤梨、五月香、广州地锦。

【性味归经】性寒，味甘、酸，归脾、胃、肺经。

草莓呈心形，鲜美红嫩，果肉多汁，浓郁芳香，是老少皆宜的健康食品。草莓是世界上七大水果之一，在欧洲，草莓早就享有“水果皇后”的美称，并被作为儿童和老年人的保健食品。台湾地区人们常把草莓称为“活的维生素丸”，德国人把草莓誉为“神奇之果”。

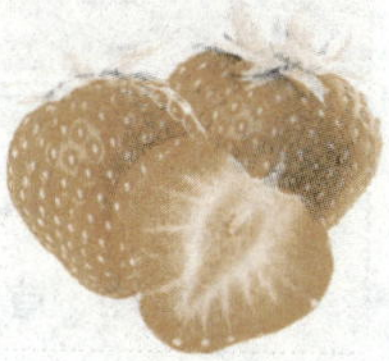

适用人群

风热咳嗽、咽喉肿痛、声音嘶哑者，夏季烦热口干或腹泻如水者尤其适宜食用。

营养价值

草莓含有丰富的营养物质，其包含了葡萄糖、果糖、柠檬酸、苹果酸、胡萝卜素、维生素 B_2 等。这些物质能够有效地促进人体的健康发育，同时，对老年人也有很好的帮助。草莓主要的营养价值是其维生素C的含量极高。维生素C能够起到防治牙龈出血，帮助伤口愈合的效果，同时还能够使皮肤细腻。

养生功效

☞ 明目

草莓中含有大量的胡萝卜素，是人体所需的维生素A的重要组成物质，其对明目养肝有着非常好的治疗效果。草莓所含的多种有机酸和果胶类物质，能帮助消化，促进肠胃蠕动，对胃肠道以及贫血都有着非常重要的调理作用。草莓能够防止坏血病的发生，对动脉硬化、冠心病也有良好的疗效。

☞ 美容瘦身

女性常吃草莓，对皮肤、头发均有保健作用。草莓含有一种叫天冬氨酸的物质，可以自然而平缓地去除体内的“矿渣”，达到自然减肥的目的。

专家提醒 草莓中含有的草酸钙较多，尿路结石患者不宜吃得过多。易过敏者应避免吃草莓。

选购指南 优质草莓个大、洁净，富有光泽，无虫咬，无腐烂斑块，果肉硬，色泽淡红。如果颜色褐红，果肉软黏，并有汁液流出，说明已经腐坏，不能再食用了。草莓表面粗糙，不易洗净，可以用淡盐水浸泡10分钟，这样既可以杀菌又较易洗净。草莓宜先洗净，再用保鲜膜包裹，置于冰箱，这样保鲜效果较好。

养生厨房

冬瓜皮煮草莓

原料 草莓100克，冬瓜皮50克。

制用法 1 将冬瓜皮、草莓洗净，备用。

2 在锅中加水适量，放入冬瓜皮，文火煎煮30分钟，加入草莓同煮20分钟。每日食用2次，连续食10天。

功效 清热解毒，利水消肿。用于冠心病、肾病综合征、肾小球肾炎的辅助治疗。

草莓麦片粥

原料 麦片50克，草莓3克，蜂蜜5克。

制用法 将锅中水烧开后放入麦片煮2～3分钟。草莓用勺背碾碎，加入蜂蜜混匀，然后放入煮麦片的锅内，边煮边搅拌混合，再煮片刻即可。

功效 此粥富含蛋白质、糖类、钙、磷、铁及B族维生素等多种营养素。麦片也可用牛奶代替。此粥营养丰富，有减脂美容的功效。

草莓奶露

原料 杏仁50克，核桃仁50克，草莓100克，牛奶500克，白砂糖25克，淀粉（玉米）10克。

制用法 杏仁、核桃仁碾碎，待用；草莓洗净，放入碗中捣成浆汁；锅内加水和糖，中火熬成半透明的糖液；倒入牛奶和杏仁、核桃仁碎粒煮至微沸，加淀粉勾芡；然后将草莓浆汁倒入奶露中，搅拌均匀，即成。

功效 助消化，解尿毒，健胃益肾。

草莓薏苡仁甜饮

原料 草莓汁100毫升，薏苡仁50克，赤小豆50克，白糖适量。

制用法 薏苡仁、赤小豆洗净，用清水浸泡2小时，捞出后入锅，加水300毫升，大火烧开后改用小火，煨煮1小时，至薏苡仁、赤小豆熟烂后，调入草莓汁、白糖即成。

功效 清热利湿，消肿止痛。

椰子

——白色黄金

【别名】椰果、树头、越王头。

【性味归经】性温，味甘，归肺、胃经。

椰子是典型的热带水果，由越南引入我国，已有2 000多年历史。西汉司马相如《上林赋》中有“留落胥邪”的记载，其中的“胥邪”指的就是椰子树。椰子是老少皆宜的美味佳果，其椰汁藏于果腔中，清如水、甜如蜜，饮之甘甜可口；椰肉芳香滑脆，柔若奶油，可以直接食用，也可制作菜肴、蜜饯、椰丝、椰蓉食用。

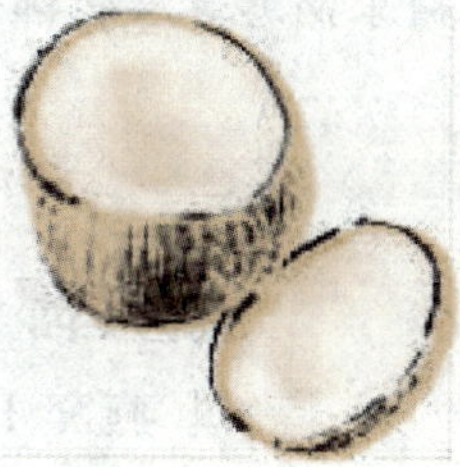

适用人群

老少皆宜，尤其适合发热、口干渴之人，呕吐、泄泻者。

营养价值

椰汁及椰肉中含有蛋白质、果糖、葡萄糖、蔗糖、脂肪、维生素B_1、维生素E、维生素C、钾、钙、镁等物质。其中椰肉的含油量极高，另外还含有棕榈酸、油酸、月桂酸、脂肪酸和游离脂肪酸等。

养生功效

☞ 生津止渴、益气祛风

椰汁在夏天能够解渴祛暑、生津利尿，对于热病有非常好的防治效果。另外，其果肉有益气、祛风、祛毒、润颜的效果。

☞ 利尿消肿

椰汁含有丰富的钾、镁等矿物质，其成分与细胞内液相似，可纠正脱水和电解质紊乱，达到利尿消肿的功效。

☞ 美容护肤

椰肉中含有挥发油，油中的成分是癸酸、棕榈酸、油酸、月桂酸、游离脂肪酸及多种甾醇物质。这些物质能够起到补充机体营养、美容、防治皮肤病的作用。

☞ 调节月经

叶子中含有的植物雌性激素，具有调节月经、减轻更年期症状等作用，尤其对于更年期女性十分有益。

专家提醒 长期睡眠不佳，爱吃煎炸食物，容易发脾气或口干舌燥的人不宜多吃椰子。凡大便清泄者忌食椰肉。病毒性肝炎、脂肪肝、支气管哮喘、高血压、脑血管病、胰腺炎以及糖尿病患者忌食椰子。

选购指南 选购椰子时可双手捧起椰子，放在耳边摇动，水声弱的说明椰子饱满，果实还未充分成熟；成熟的椰子水声较大。椰子浸在水里可保存较长的时间，但椰汁倒出后最好尽快饮用。

养生厨房

燕窝椰子鸡汤

原料 燕窝15克，椰子半个，山药、枸杞子各10克，红枣2枚，母鸡1只，生姜、精盐适量。

制用法 1 将燕窝浸透，漂洗干净；椰子取肉切块，山药切片，生姜去皮切片，红枣去核；将母鸡杀洗干净，去毛，去内脏。

2 将所有材料放入盅内，加开水，炖约4小时，加精盐少许调味，即可食用。

功效 本汤健脾补气，补血养颜，健体润肤，长肌肉。可作为身体虚弱、血气不足、面黄肌瘦、气喘痰多、胃口欠佳、精神萎靡、失眠者的辅助食疗。

椰子鸡肉蒸米饭

原料 椰子肉、鸡肉各50克，糯米80克。

制用法 1 将椰子肉切成小块；鸡肉洗净，切丁备用。

2 将糯米淘洗干净，浸泡3小时。将椰子肉、鸡肉、糯米放入蒸锅内，隔水蒸熟即可。

功效 椰子肉补益脾胃；鸡肉温中补脾，益气养血，补肾益精。

椰汁咖喱饭

原料 马铃薯、玉米各300克，红椒50克，素腊肠100克，米饭1碗，咖喱粉、洋葱末、椰奶、精盐、白糖、植物油各适量。

制用法 马铃薯去皮，洗净，切块；玉米笋洗净，切块；红椒去蒂去籽，洗净切块；素腊肠切丁备用。锅加植物油烧热，放入咖喱粉、洋葱末炒香，再放入准备好的马铃薯、玉米、红椒、素腊肠拌炒，加适量水和精盐、白糖，以小火炖煮20分钟，最后加入椰奶煮滚，浇在米饭上即可。

功效 此饭具有和中养胃、健脾利湿、宽肠通便、增进饮食之功效。适合病后体弱、消化不良、食欲不振、大便干结等患者食用。

龙眼椰子炖羊肉

原料 龙眼肉20克，红枣2枚，椰子1个，生姜1片，羊肉640克。

制用法 将羊肉洗净，放入滚水中5分钟后捞起，用水洗净。椰子去壳，取肉，保留椰子汁；洗净椰子肉，切块。龙眼肉、红枣和生姜用水洗净。红枣去核；刮去姜皮，切成片。往砂锅内加入清水，先用大火煮沸，然后放入以上材料和椰子汁，再改用中火煲3小时，即可。

功效 补脾益胃，养血安神。

甘蔗

——补血果

【别名】薯蔗、糖蔗、黄皮果蔗、糖梗、接肠草。

【性味归经】性温，味甘，归肺、胃经。

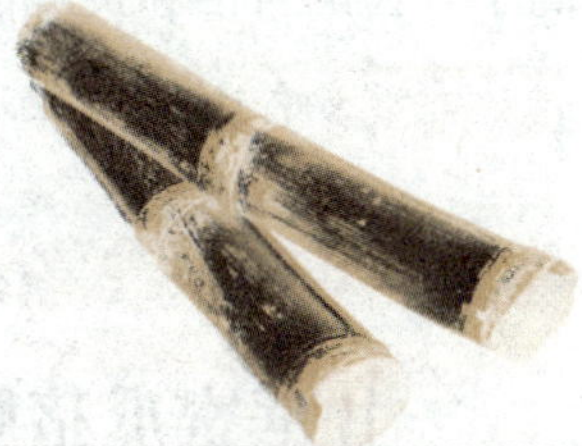

甘蔗原产于印度热带地区，中国也是世界上最古老的植蔗国之一，早在公元前4世纪已有种植甘蔗的记载，历代又受帝王显贵、文人墨客的青睐。三国时魏文帝曹丕爱蔗如命，他常把甘蔗当手杖，和大臣议事时竟边吃甘蔗边议事。甘蔗分紫皮甘蔗与青皮甘蔗两种，由于其有清热生津的功效，所以，古人称甘蔗汁为“天生复脉汤”。

适用人群

一般人都可食用。

营养价值

甘蔗中含有碳水化合物、蛋白质、脂肪等成分；甘蔗汁液中含有天冬酰胺、天门冬氨酸、丙氨酸、缬氨酸、丝氨酸、苹果酸、枸橼酸等多种氨基酸；茎节中含维生素 B_6；茎端含维生素 B_1、维生素 B_2。甘蔗中还含有丰富的铁、钙、磷、锰、锌等人体必需的微量元素，其中铁的含量，居水果之首，故甘蔗素有“补血果”的美称。

养生功效

☞ 补充热量

甘蔗含糖量十分丰富，为18%～20%，甘蔗的糖分是由蔗糖、果糖、葡萄糖3种成分构成的，极易被人体吸收利用。同时，为机体补充充足的热量，对防治低血糖有较好的效果。

☞ 生津止渴

甘蔗含水量高，且含多种有机酸成分，能清热解暑，消除疲劳。

☞ 健齿护齿

甘蔗膳食纤维含量丰富，在反复咀嚼时就像用牙刷刷牙一样，把残留在口腔及牙缝中的垢物一扫而净，提高了牙齿的自洁和抗龋能力。

专家提醒 吃甘蔗后应及时漱口或刷牙，以防龋齿的产生。糖尿病患者不宜多吃甘蔗。孕妇和儿童不宜大量食用白糖。产妇适合食用红糖，但不要持续太久，一般以半个月为佳。老年人及阴虚内热者不宜多吃红糖。

选购指南 第一，甘蔗粗细要均匀，过细不能选，过粗一般也不建议，可以选择相对中等粗细的甘蔗。第二，选择紫皮甘蔗时，皮泽光亮，挂有白霜，颜色越深越好。颜色越深说明甘蔗越老，甘蔗是越老越甜，所以皮色黑的老甘蔗最甜。第三，看甘蔗直不直，甘蔗弯来弯去的可能有虫口。要挑选相对直的甘蔗。第四，选择节头少而均匀的甘蔗，这样吃起来比较爽。

养生厨房

甘蔗蜜瓜猪腱汤

原料 甘蔗55克，蜜瓜半个，南杏仁50克，北杏仁20克，猪腱肉250克，精盐适量。

制用法 甘蔗洗净，斩成小段，劈开边。蜜瓜去皮，去瓤，去核，洗净，切成小块。南杏仁、北杏仁去衣，洗净。猪腱肉洗净，沥干水。瓦煲内加入清水，用火煲至水开，放入甘蔗、南杏仁、北杏仁和猪腱肉，候水再开，改用中火煲1小时，再放入蜜瓜，煲30分钟，以精盐调味，即可饮用。

功效 清热润燥，生津解渴，润肤养颜。

甘蔗四汁饮

原料 甘蔗汁50毫升，梨汁30毫升，荸荠汁、莲藕汁各15毫升。

制用法 甘蔗汁、梨汁、荸荠汁、莲藕汁同放于大瓷碗中，盖好，隔水蒸熟，分1～2次服。

功效 适用于秋燥干咳少痰，咽干，大便燥结。

鲜梨甘蔗粥

原料 鲜梨4只，甘蔗250克，大米100克，冰糖适量。

制用法 将梨削去外皮，剖开，抠去心，洗净切块。甘蔗削去外皮，切成长段，剖成4份，与梨一起放于砂锅中，注入清水适量，中火煮半小时，过滤去渣，收取鲜汁。大米洗净，放入砂锅中，加入鲜梨蔗汁，大火烧开后，转用小火慢熬至粥将成时，加入冰糖，继续小火熬至冰糖溶化。

功效 清热解毒，生津止渴，下气宽中，止咳化痰。适用于肺热咳嗽、痰多烦热、咽干口渴、目赤灼痛、大小便不畅、心烦胸闷、食欲不振等症。

枣

——天然维生素丸

【别名】大枣、美枣、良枣、干枣。

【性味归经】性温，味甘，归脾、胃、心经。

枣历史悠久，自古以来就被列为“五果”（桃、李、梅、杏、枣）之一。红枣以营养丰富、口感香甜赢得了人们的喜爱，被誉为“百果之王”。民间有“一日吃十枣，医生不用找”“一天吃三枣，终身不显老”“五谷加红枣，胜似灵芝草”的说法。

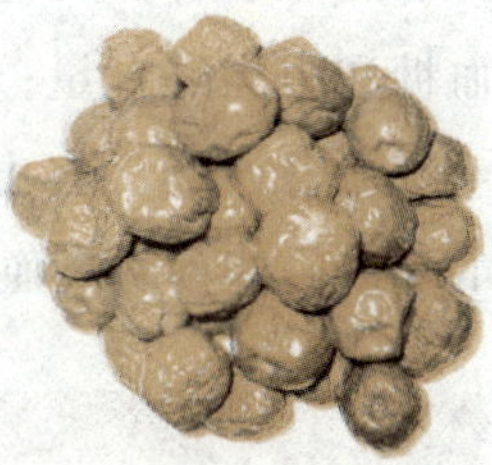

适用人群

老少皆宜，尤其适合癌症、骨质疏松、贫血、高血压患者。

营养价值

枣的果肉肥厚，含有丰富的蛋白质、脂肪、糖类、维生素、矿物质等，其中维生素含量极高，且枣中含有生物类黄酮，能保护维生素C不受破坏，因此人们把枣誉为“天然维生素丸”。大枣是日常生活中益气、养血、安神的保健食物。

养生功效

☞ 保护肝脏

红枣中的果糖、葡萄糖、低聚糖均可保护肝脏；红枣还能减轻化学药物对肝脏的损害，促进蛋白质合成，增加血清总蛋白含量，同样可以达到保护肝脏的作用。

☞ 补血益气

枣中含有丰富的钙和铁，其对于防治骨质疏松、贫血有良好的效果。中老年人多吃枣能够减少骨质疏松的发生，保证身体的强健，而青少年和女性多吃枣可以避免贫血的发生。

☞ 降糖降压

红枣中所含的皂类物质，可降低血糖和胆固醇含量；所含芦丁有保护毛细血管通畅、防止血管壁脆性增加的功能，能预防高血压。

☞ 预防和辅助治疗结石病

鲜枣中有丰富的维生素C，可促进体内多余的胆固醇转变为胆汁酸，这样可以降低结石形成的概率。因此，经常食用鲜枣，能够避免患胆结石。

专家提醒 枣不宜多食。枣性偏湿热，每天食用10~20个为最佳进食量，过多食用会有损消化功能，出现口渴、胃胀等不良反应。糖尿病患者更不可多食，多食会使血糖上升。湿痰积滞、腹胀、疳积龋齿者忌食。

选购指南 选购鲜枣，以果皮光滑新鲜、肉厚质脆、有香甜气味的为佳。表皮绿色发暗的还没成熟，而带有紫红色条斑的是熟得太久了，都不适合生吃。如果表皮萎缩瘪皱，可能已经开始腐烂变质，不要购买。另外，吃枣一两个小时后才能吃高蛋白食品，如海鲜和奶制品等。因为维生素C会使这类食品中的蛋白质凝结成块而导致不易吸收。

养生厨房

大枣粥

原料 大枣5枚，大米100克，白糖少许。

制用法 将大枣去核备用。先取大米淘净，与大枣同放入锅中，加清水适量煮粥，待熟时调入白糖，再煮一两沸即成，每日1剂。

功效 适用于脾胃虚弱，倦怠乏力，血虚萎黄，神志不安，精神恍惚等症。

枣莲猪骨汤

原料 猪脊骨1具，大枣150克，莲子100克，木香3克，甘草10克。

制用法 将猪脊骨洗净砍碎，大枣和莲子去核去心，木香、甘草用纱布包好。上述各味同放砂锅内，加水适量，小火炖煮3小时，即可分顿食用。每日早晚两次，以喝汤为主，亦可吃肉、枣和莲子，可常服食。

功效 补中益气，养血。适合糖尿病患者食用。

红枣糕

原料 红枣150克，糯米粉150克，白糖50克。

制用法 将红枣洗净，入笼蒸熟，捣成泥。红枣泥内加入糯米粉、白糖一起拌匀。上笼蒸15分钟至熟即可。

功效 此点心味道可口，有助于补气养血、健脾益胃，常吃可增强免疫力。红枣具有补脾益气、养血安神、生津液、解药毒、缓和药性的功效。

花生
——植物肉

【别名】长生果、落花生、番豆、地果、唐人豆。

【性味归经】性平、温，味甘，归脾、肺经。

花生长于滋养补益，有助于延年益寿，所以民间又称“长生果”，并且和黄豆一样被誉为“植物肉”“素中之荤”。

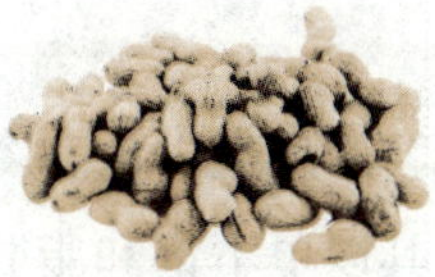

适用人群

适宜营养不良、食欲不振、咳嗽患者，以及高血压、高脂血症、冠心病、动脉硬化患者。

营养价值

花生的营养价值非常高，含有蛋白质、脂肪、糖类、钙、磷、铁，而且含有较高的胡萝卜素、B族维生素、维生素 E、胆碱等。花生含多种脂肪酸，其中不饱和脂肪酸达到 80% 以上，而且接近 1/2 的是亚油酸，有利于降低胆固醇、防治动脉粥样硬化、降低血压等。

养生功效

☞ 促进生长发育

花生含丰富的维生素及矿物质，可以促进人体的生长发育。特别是花生中含有丰富的锌，儿童多食用含锌丰富的食品，能增进食欲，促进身体发育。

☞ 健脑益智

花生蛋白中含十多种人体所需的氨基酸，其中赖氨酸具有提高智力的作用，谷氨酸和天门冬氨酸可促使细胞发育和增强记忆力。儿童常吃花生，有助于提高智力。老年人常吃花生，有助于预防老年痴呆。

☞ 延缓衰老

花生中含有多种抗衰老成分，尤其以单不饱和脂肪酸、白藜芦醇、植物类固醇、叶酸和微量元素锌 5 种抗衰老成分最为突出。常食花生，有益于人体延缓衰老，故花生又有“长生果”之称。

☞ 预防和改善心脑血管疾病

花生中含有一种生物活性物质白藜芦醇，可以防治肿瘤类疾病，同时也是降低血小板聚集，预防和治疗动脉粥样硬化、心脑血管疾病的化学预防剂，具有抗氧化和稀释血液的性能，有助于降低人体胆固醇含量，改善心血管健康。

专家提醒 花生能增进血凝，促进血栓形成，故血黏度高或有血栓的人不宜食用。即使食用也应把花生的红衣剥掉。花生含油脂多，消化时需要多消耗胆汁，所以，胆病患者慎食。花生含有大量脂肪，故肠炎、痢疾等脾胃功能不良者忌食。另外，跌打瘀肿者也不宜食用花生。

选购指南 ①果荚：优质花生果荚呈土黄色或白色，果仁呈各不同品种所特有的颜色，色泽分布均匀一致。一般的花生果荚颜色灰暗，果仁颜色变深。劣质花生果荚灰暗或黯黑，果仁呈紫红色、棕褐色或黑褐色。②颗粒：优质花生带荚花生和去荚果仁均颗粒饱满、形态完整、大小均匀。一般的花生颗粒不饱满、大小不均匀或有未成熟颗粒，体积小于正常颗粒的二分之一或重量小于正常颗粒的二分之一，另外还有破碎颗粒、虫蚀颗粒、生芽颗粒等。劣质花生不仅发霉，严重虫蚀，而且有大量变软、色泽变暗的颗粒。③气味：优质花生具有花生纯正的香味，无任何异味。一般花生其固有的气味淡薄。劣质花生有油脂酸败味、霉味、苦涩味及其他不良气味。

养生厨房

花生炖猪蹄

原料 猪蹄3只，花生仁50克，姜片、葱段、酱油、料酒、精盐、葱花、鲜汤、植物油各适量。

制用法 把猪蹄剁开，入沸水氽去血污，冷水浸漂，捞出。油锅烧热，加葱段、姜片煸炒，烹料酒，加1勺鲜汤，倒入猪蹄、花生仁、酱油，炖煮至熟，加精盐调味，收汤汁，撒葱花即可。

功效 补脾益血，催乳、增乳，尤其适合产后缺乳的产妇。

补血花生粥

原料 当归10克，熟地20克，花生45克，黑米100克，冰糖少许。

制用法 当归、熟地洗净，加水煎煮30分钟后取汁备用。花生去壳洗净，加黑米、药汁及适量清水，大火煮沸后转小火熬煮40分钟，加冰糖煮至溶化。

功效 此粥能扶正补虚、润肺化痰、滋养调气、补血养颜，是贫血体虚者的食疗佳品。

花生醋

原料 新鲜的花生（未经蒸煮炒炸）500克、米醋6瓶（每瓶以600毫升计量）。

制用法 将花生洗净后晾干，放进米醋中浸泡45天。每天饮用1次，每次30毫升，以5倍的凉开水稀释后饮用。花生粒也可以直接食用。

功效 花生含有脂肪分解酶与一种促凝血因子，能增加毛细血管弹性，止血，预防脑溢血、心脏病、高血压；还能促进血液循环，消除慢性疲劳。新鲜的花生营养丰富，而醋能有效地萃取这些成分。此方可消除慢性疲劳、偏头痛，治疗脚气、水肿、慢性支气管炎。

五香花生

原料 花生仁150克，白糖50克，精盐、五香粉、植物油各适量。

制用法 花生仁放碗中，倒入沸

水泡闷片刻，剥去外衣，投三成热油锅中慢慢炸至松脆，捞起待用。待花生仁冷却后，将炒锅置小火上，放白糖、精盐、五香粉，待糖化后炒匀，将花生仁倒入，使糖包裹住花生仁并炒干，将锅端离火口，装盘即可。

功效 增强记忆力、抗老化、延缓脑功能衰退、滋润皮肤。

核桃
——益智果

【别名】胡桃、英国胡桃、波斯胡桃。

【性味归经】性温，味甘，归脾、胃、心经。

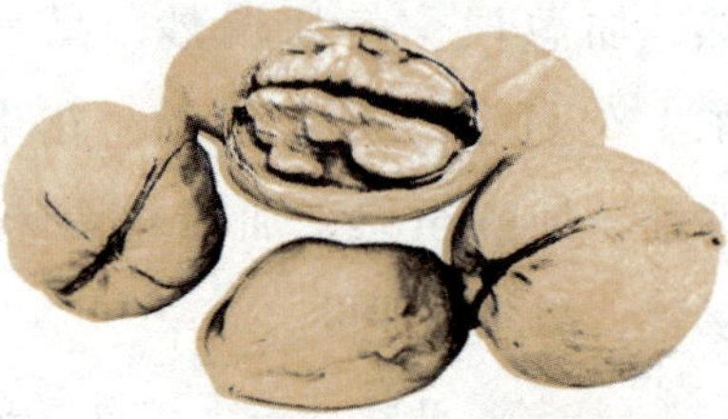

核桃，又称胡桃、羌桃，与扁桃、腰果、榛子并称为世界著名的“四大干果”。核桃既可以生食、炒食，也可以榨油、制作糕点、糖果等。因其含有丰富的营养成分，可益寿延年，被誉为“大力士食品”“营养丰富的坚果”“万岁子”“长寿果”和“养人之宝”。在国外，因其健脑益智的功效，被称为“益智果”。

适用人群

老少皆宜，尤其适合癌症、骨质疏松、贫血、高血压患者。

营养价值

核桃含有丰富的脂肪、蛋白质、糖类、钙、磷、铁、锰、锌、钾以及维生素 A、维生素 B_1、维生素 B_2、烟酸、维生素 C、维生素 E 等成分，是滋补强壮佳品。

养生功效

☞ 健脑益智

核桃仁含有较多的蛋白质及人体必需的不饱和脂肪酸，这些成分皆为大脑组织细胞代谢的重要物质，能滋养脑细胞，增强脑功能。

☞ 净化血液

核桃仁能减少肠道对胆固醇的吸

收，并可溶解胆固醇，排除血管壁内的“污垢杂质”，净化血液，从而能防止动脉硬化，降低胆固醇。

☞ 防治老年病

核桃仁所含的精氨酸、抗氧化物对保护心血管，预防冠心病、老年痴呆等老年病大有益处，是老年人的食疗佳品。

专家提醒 核桃含有较多脂肪，所以不要一次吃得太多，否则会影响消化。一般来说，每天服用核桃仁的量，应在40克左右，相当于四五个核桃。核桃火气大，含油脂多，吃多了会令人上火和恶心，上火、腹泻的人不宜吃。此外，核桃仁易生痰动风助火，所以痰热咳嗽、阴虚内热者忌食。

选购指南 优质核桃外壳薄而洁净，果肉丰满，肉质洁白；核壳颜色越暗，说明核桃越陈；核壳有油渍渗出，说明核桃已经变质；观察外壳是否有破损现象，如外壳破损，就会对里面的果肉造成污染，不能食用。用手掂量一下单个核桃，核桃越轻，核仁越干瘪，反之则饱满。

养生厨房

核桃牛肉汤

原料 牛肉60克，核桃肉30克，生姜、精盐适量。

制用法 牛肉洗净，切好；核桃肉用清水洗净；生姜洗净。锅中烧开水后，将牛肉放入开水中焯2~3分钟捞出。把全部用料放入炖盅内，加开水适量，炖盅加盖，隔水文火炖2小时，调味食用。

功效 补气养血，强身增重，适用于小儿气血不足。另外，核桃肉中富含维生素B和维生素E，可健脑，增强记忆力，对儿童智力发育颇有益处。

核桃仁炒韭菜

原料 韭菜250克，核桃仁60克，精盐、香油适量。

制用法 将核桃仁用开水泡2分钟，撕去表皮；韭菜洗净，切成小段。炒锅烧热，倒入香油，放入核桃仁，翻炒至色黄，然后放入韭菜一起翻炒至熟，再撒入精盐，炒匀后装盘即可。

功效 具有补肾壮阳、温固肾气的功效，适用于肾阳不足之阳痿、乏力，肾气不固之遗精、带下等。

复元汤

原料 山药50克，肉苁蓉20克，核桃仁2个，菟丝子10克，羊瘦肉500克，羊脊骨1具，粳米100克，葱、姜、料酒、胡椒粉、八角、精盐各适量。

制用法 将羊瘦肉洗净，切块，羊脊骨剁块；将山药、肉苁蓉、菟丝子用纱布袋装好，扎口，与核桃仁、羊肉、羊脊骨、净粳米同放锅中，加清水适量，旺火烧开，去浮沫，加入料酒、八角、葱、姜、胡椒粉，文火焖至羊肉熟烂，加精盐调味即可。佐餐食用，每日1次。

功效 温补肾阳，抗衰老。适用于未老先衰、耳鸣目花、腰膝无力、阳痿早泄等。

芡实核桃莲子粥

原料 芡实50克，核桃仁30克，莲子40克，红枣20克，白砂糖适量。

制用法 将核桃仁用小火炒焦，磨成粉；芡实磨成粉；莲子去心，洗净，用温水浸泡20分钟；红枣去核，洗净。将芡实粉、核桃仁粉放入碗中，加入凉开水，拌匀成糊。往锅中放入莲子、红枣、适量清水，大火煮熟，然后倒入芡实核桃仁糊，煮成粥，粥熟后加入白砂糖调味即成。

功效 补脾益肾，固精止遗。适用于脾肾两虚所致的遗精、阳痿早泄等症。

腰果

——青春果

【别名】 树花生、槚如树、鸡腰果、介寿果。

【性味归经】 性平，味甘，归脾、胃、肾经。

腰果，因其坚果呈肾形而得名。腰果为世界著名的四大干果之一。腰果是一种营养丰富、味道香甜的干果，既可当零食食用，又可制成美味佳肴。

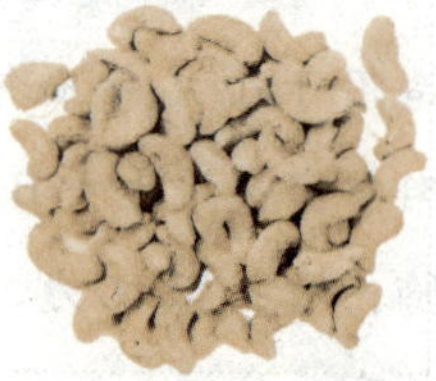

适用人群

老少皆宜。

营养价值

腰果营养价值很高，含有丰富的蛋白质、脂肪、碳水化合物、胡萝卜素、维生素A、维生素B_1、维生素B_2、维生素E和铁、锌等多种微量元素，具有抗氧化、防衰老、预防肿瘤和心血管病的作用。

养生功效

☞ 排毒养颜

腰果含有丰富的维生素A，是优良的抗氧化剂，能使皮肤有光泽、气色变好；另外，腰果含有大量油脂，可润肠通便、排毒养颜、润肤美容、延缓衰老，还可增进性欲，使青春长驻。常食腰果，还能有效地防治心脑血管疾病。

☞ 补充能量

维生素摄入不足和食肉少的老年人平时最好能多吃点腰果。可以每天上午或者下午吃3～5粒，平时做菜时也常加点，以补充每天所需的能量和不饱和脂肪酸。

专家提醒 过敏体质者不宜食用。腰果中含有大量的油脂，因此胆功能不良者不宜食用。

选购指南 应选购外观呈完整月牙形、色泽白、饱满、气味香、油脂丰富、无蛀洞、无斑点的腰果；有粘手或受潮现象的，表示鲜度不佳。

养生厨房

腰果胡萝卜酥饼

原料 面粉500克，腰果100克，黄油300克，糖150克，鸡蛋2个，胡萝卜1个。

制用法 将胡萝卜榨成汁，备用。将黄油和糖搓软后，加入鸡蛋、面粉、胡萝卜汁搅匀后搓成长条，再揪成小剂子。将小剂子揉成半圆球状，表面蘸上蛋液，放上腰果，放入烤箱以小火200～210℃烤20分钟即可。

功效 腰果中含有很高的热量和人体必需的氨基酸，对宝宝健康很有益处。

莲薏腰果羹

原料 腰果、莲子、茯苓、薏米、芡实、藕粉各50克，糯米100克，白糖适量。

制用法 将腰果、莲子、芡实、

茯苓分别洗净；薏米、糯米分别淘净。锅内放入腰果、莲子，加适量水，大火烧沸，改用小火煮熟，捞出沥水。锅内放入茯苓、薏米、芡实、糯米，加适量水，大火烧沸，改用小火煮软，放入果汁机中打成米羹。取一碗，放入藕粉，加水拌匀，倒入腰果、莲子，加入米羹、白糖，拌匀即可。

功效 补润五脏、安神，适合神经衰弱而失眠者食用。

腰花核桃仁汤

原料 猪腰500克，核桃仁300克，腰果、猪瘦肉、姜片、精盐各适量。

制用法 将腰果切碎；猪腰洗净后切块，入沸水氽烫，捞出。猪瘦肉切成大块，入沸水氽烫，捞出，洗净血水。锅中注水烧沸，放入猪腰块、猪瘦肉块、腰果碎、核桃仁、姜片，大火煮沸，转小火煮约3小时，加精盐调味即成。

功效 健脾益气，补肾强心。

腰果虾仁

原料 鲜虾仁300克，腰果50克，青豆15克，冬笋25克，鸡蛋清1个，葱末、姜末、精盐、味精、料酒、水淀粉、植物油各适量。

制用法 将虾仁洗净后，挤出多余的水，放入碗内，加精盐、味精、水淀粉、鸡蛋清搅匀上浆；冬笋切成长方丁。取一碗，加入料酒、精盐、味精、水淀粉和少量水对成汁水。炒锅置大火上，加入植物油，烧至四成热时放入虾仁，用筷子划散捞出。将腰果放入五成热的油中炸透捞出。炒锅内留少许底油，用葱姜末炝锅，放入冬笋、青豆、虾仁略炒，烹入对好的汁水，颠翻均匀，盛入盘中，撒上炸好的腰果即成。

功效 补肾健脾，补气养血。

腰果炒鸡丁

原料 鸡腿肉150克，腰果100克，葱段、姜花、蚝油各5克，胡萝卜花10克，精盐2克，蒜蓉、味精、生粉各4克，绍酒10毫升，糖0.5克，鸡蛋清6克，食用油30克。

制用法 将鸡腿肉去骨，切成1.5厘米见方的丁，腌味；腰果炸熟；用武火热锅温油将鸡丁炸至金黄后捞出；爆香料头，加入鸡丁、腰果、调料等翻炒均匀即可。

功效 降压，养颜，延年益寿。

松子
——长生仙果

【别名】海松子、开口松子、罗松子、红松果。

【性味归经】性温，味甘，归肝、肺、大肠经。

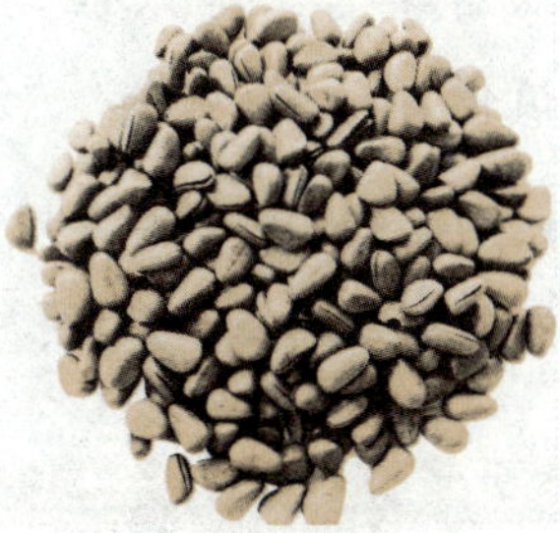

松子是松树的种子，为东北土特产、黑龙江特产的重要代表，不仅是美味的食物，更是食疗佳品。它具有独特的营养价值和保健功效，备受历代医家、营养学者所推崇。古人将松子视为延年益寿的长寿果，有“多食松子，英寿如松”之说，故松子被称为“坚果中的仙品”。

适用人群

适宜老年体虚便秘者，慢性支气管炎、高脂血症、高血压患者食用。

营养价值

松子的营养价值很高，含有脂肪、蛋白质、糖类、膳食纤维、钙、磷、铁、B族维生素等营养成分。其中含油脂约70%，被称为“木本油料王”。

养生功效

☞ 润肠通便

松子富含脂肪油，能润肠通便，具有缓泻作用而不伤正气，尤其对于年老体弱、小儿津亏便秘、妇女产后及病后的大便秘结有辅助食疗的功效。

☞ 健脑补脑

松子中的磷和锰含量丰富，对大脑和神经有补益作用，是学生和脑力劳动者的健脑佳品，对老年痴呆症也有很好的预防作用。

☞ 软化血管

松子中维生素E含量高达30%，有很好的软化血管、防治动脉硬化的功效，还可降低血压，预防心脑血管疾病。因此，老年人常食用松子，有防止因胆固醇增高而引起心血管疾病的作用。

专家提醒 松子油性较大，属于高热量食品。对于平时喜欢吃肉食的人来说，体内脂肪量本已很高，吃太多松子会使体内脂肪增加，造成肥胖。所以，松子不要食用太多，每天食用松子的量以20～30克为宜。松子滋腻性较大，易润滑肠道，所以咳嗽痰多、大便溏泻者不宜多食。因松子含油脂丰富，所以胆功能不良者应慎食。

选购指南 选购松子时可以从两个方面鉴别好坏。一是看，正规厂家生产的开口松子从表面上看颗粒均匀，开口不均匀；而非正规厂家生产的开口松子颗粒不均匀，但开口长而均匀。二是口感，正规厂家生产的吃起来有清香味，非正规厂家生产的吃起来发涩，有异味。需要注意的是，散装的松子最好放在密封的容器里，以防油脂氧化变质。

养生厨房

松仁玉米

原料 玉米粒200克，松仁20克，青、红椒各15克，香葱1棵，精盐3克，鸡精2克，白糖适量。

制用法 青、红椒洗净，切小丁；香葱洗净，切末备用；将玉米粒放入沸水中煮4分钟至八成熟，捞出沥干。用中火将炒锅烧至温热，放入松仁干炒，至略变金黄色出香味，盛出平铺在大盘中晾凉。炒锅中倒入油，用中火烧热，先将香葱末煸出香味，再依次放入玉米粒、辣椒丁和松仁煸炒2分钟，调入精盐、白糖和少量水，盖上锅盖稍煮，最后撒入鸡精炒匀即可。

功效 降低胆固醇，防止细胞衰老以及减缓脑功能退化。

松仁爆鸡丁

原料 松子仁100克，嫩鸡肉300克，葱花、姜末、精盐、水淀粉、植物油各适量。

制用法 鸡肉洗净，切丁；松子仁洗净。锅烧热放油，葱花、姜末炝锅，放鸡丁翻炒，加精盐，用水淀粉勾芡后下松子仁炒匀即成。

功效 健脾益气，滋阴养肾。

松仁粳米粥

原料 松仁15克，粳米50克。

制用法 将松仁和水研末；粳米淘洗干净，放入锅内，放入清水，煮熟，加入松仁末搅匀，略煮即可。

功效 润肠通便。适用于老年人气血不足、热病伤津引起大便秘结。

枸杞子松仁炒鲜虾

原料 枸杞子、松仁各30克，鲜虾仁100克，白砂糖、葱段、料酒、植物油各适量。

制用法 虾仁、枸杞子分别洗净。炒锅放植物油烧至六成热，放入葱段、虾仁、松仁、枸杞子、料酒、白砂糖，炒熟即成。每日1次，佐餐食用。

功效 滋阴补肾，养精填髓。

龙眼

——滋补佳品

【别名】桂圆、荔枝奴、亚荔枝、燕卵、骊珠。

【性味归经】性温，味甘，归心、脾经。

龙眼的种子圆黑，有光泽，种脐突起呈白色，看似传说中“龙”的眼睛，所以得名“龙眼”。新鲜的龙眼肉质极嫩，汁多甜蜜，美味可口，与荔枝、香蕉、菠萝（凤梨）一起被称为“华南四大珍果”。

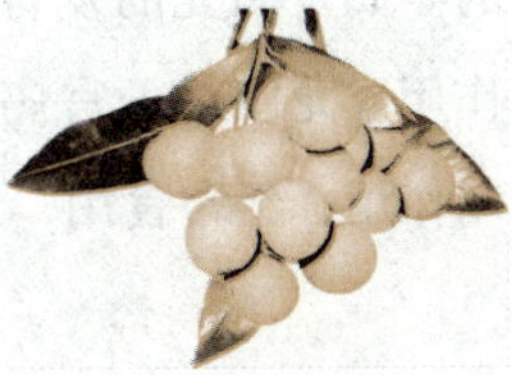

适用人群

体弱者、妇女最适宜食用。失眠、贫血、记忆减退者，中老年人以及更年期女性均可多吃。

营养价值

龙眼的营养丰富，具有滋养的功效。其果实可制成罐头、酒、膏、酱等，龙眼的叶、花、根、核都是非常好的药材。龙眼花是非常有用的蜜源植物，其所提取的龙眼蜜是蜂蜜中质量较高的蜜。

养生功效

☞ 提神醒脑

龙眼含有丰富的糖分，其中有易于被人体直接吸收的葡萄糖，对于体弱贫血、年老体衰，有非常好的治疗效果。经常吃龙眼能够补益安神，治疗失眠、健忘、惊悸等症状，具有提神醒脑的效果。

☞ 补益心脾

龙眼肉味甘性温，对于心脾两虚以及气血两虚的患者有很好的疗效。龙眼肉甘温滋补，补益心脾，是补心健脾的良好食品。对于久病体虚的患者，能够起到一定的补益作用，治疗倦怠乏力、心悸气短等症。

☞ 安胎防癌

龙眼含铁及B族维生素比较多，可减轻宫缩及下坠感，对于代谢加速的孕妇及胎儿的发育有利，具有安胎作用。龙眼对子宫癌细胞有很好的抑制作用，经常食用，还可防癌抗癌。

☞ 补益身体

桂圆含丰富的葡萄糖、蔗糖及蛋白质等，含铁量也较高，可在帮助人体提供能量、补充营养的同时，促进血红蛋白再生以补血，还可治疗心悸、失眠、健忘等症。

专家提醒 桂圆属湿热食物，多食易滞气，有上火发炎症状的时候不宜食用。龙眼辛温助阳，孕妇食用后易动血动胎，所以孕妇要慎食。凡患有肺结核、慢性支气管炎、支气管扩张等症者以及中满气壅、肠滑泄泻及风寒感冒、消化不良、舌苔厚腻者均应忌食龙眼。

选购指南 在购买龙眼时，应注意鉴别疯人果和龙眼，因二者极为相似。疯人果又叫龙荔，有毒，它的外壳较龙眼平滑，没有龙眼的鳞斑状外壳，果肉粘手，不易剥离，也没有龙眼肉有韧性，仅有点儿带有苦涩的甜味。龙眼宜鲜食，变味的颗粒不要吃。食用龙眼后少喝开水，以免胀肚。

养生厨房

龙眼炖老鸭

原料 龙眼15克，老鸭1只，胡萝卜50克，莴笋50克，料酒、精盐、桂皮、八角、淀粉、明油、葱、姜、蒜各适量。

制用法 先把莴笋切成段，然后削成球，胡萝卜也削成球，把莴笋和胡萝卜放在水中一起煮熟，备用。将收拾好的鸭子放在锅中炖煮，炖熟后出锅，备用。切好葱段和姜块，在锅里放半锅水，放入鸭子，同时放入胡萝卜球、莴笋球、料酒和精盐，再将少许桂皮、八角、龙眼和葱、姜也放入锅中，炖10分钟后出锅，用淀粉、明油做芡，浇在鸭肉上即可。

功效 开胃健脾，助消化。

龙眼莲子红枣粥

原料 龙眼、红枣各10颗，莲子（留心）20克，银耳15克，大米50克。

制用法 将龙眼、红枣、莲子、银耳、大米均洗净，加水同煮至熟烂。放温即可食用，每晚服1次，可以常服食。

功效 龙眼具有养血安神的功效，红枣也是补血养血的佳品，与莲子、银耳、大米搭配食用，不但可养血安神，而且对闭经也有一定疗效。

龙眼酒

原料 龙眼肉、何首乌、鸡血藤各125克，白酒1 500毫升。

制用法 1将何首乌、鸡血藤洗净，切块，备用。

2将龙眼肉与以上药材一同浸入白酒内，密封贮存，每日摇荡1次，15日后即成。每次服15～20毫升，每日2次。

功效 补血益精，养心宁神。适用于贫血、神经衰弱、健忘失眠等。

莲子龙眼饮

原料 莲子、龙眼肉各30克。

制用法 1将莲子、龙眼肉分别洗净，备用。

2将以上材料放入锅中，加清水适量，武火煮开3分钟，改文火煨炖30分钟，分次食用。

功效 益肾宁神。主治阳痿属惊恐伤肾型，伴失眠易惊、心悸。

第四节
肉蛋奶类

肉蛋奶类食物是提供优质蛋白质、脂肪及钙、磷、维生素A、维生素D的极好食物。尤其对生长发育阶段的小儿和身体走下坡路的中老年人来说，膳食中是绝不能缺少的。

肉类食物是现代人生活中的常见食材，具有很高的营养价值和食用价值。肉类食物是人们获得蛋白质最多的食物来源。动物蛋白质是优质蛋白质，因为其所含的8种必需氨基酸的含量和比例均接近人体需要，吸收利用率高。肉类食物能满足人体每日所必需的60～70克脂肪，而同样多的脂肪需要5千克的植物性食物才能提供。除了钙质外，肉类是所有矿物质的最好来源，能提供含量高且易为机体吸收的铁和磷，并含有一些铜。肝脏是多种维生素，尤其是维生素A、B族维生素和维生素D及无机盐铁的良好来源。

常见的蛋类有鸡蛋、鸭蛋、鹅蛋和鹌鹑蛋等。各种禽蛋的营养成分大致相同，均富含优质蛋白、卵磷脂、维生素D等营养成分。除含有各种必需氨基酸外，还含有人脑必需的卵磷脂、胆固醇等。蛋黄中还含有较多的维生素A。这些都是植物性食物中不易获得的，有极高营养价值的营养素。全蛋蛋白质几乎能被人体完全吸收利用，是食物中最理想的优质蛋白质。

奶类食物主要包括牛奶、羊奶和马奶等，其营养价值非常高，还易于消化吸收，是婴幼儿的主要食物，也是患病者、老年人、孕妇、乳母以及体弱者的良好营养品。奶类食物除不含膳食纤维外，几乎含有人体所需要的各种营养素，如蛋白质、脂肪、碳水化合物（主要是乳糖）、维生素和无机盐等。奶的水分含量为86%～90%，是一般食物中水分含量最高的。奶类食物蛋白质的含量仅次于蛋类，是一种优质蛋白，其中赖氨酸和蛋氨酸含量较高，能补充谷类蛋白质氨基酸组成的不足，提高其营养价值。此外，奶类食物是我们常吃的食物中含钙质最多的，喝奶是补钙的最好方式。

猪肉

——长寿之药

【别名】豚肉、彘肉。

【性味归经】性微寒，味甘、咸，无毒，归脾、肾经。

猪肉纤维较为细软，结缔组织较少，肌肉组织中含有较多的肌间脂肪。烹饪后肉味鲜美，让人垂涎欲滴。猪肉是人们餐桌上重要的动物性食品之一，可以说是家常必备的动物性食品。用猪肉可以做成几百种不同风味的菜肴，东坡肉、红烧肉、东北炖菜、猪肉水饺等都少不了猪肉。

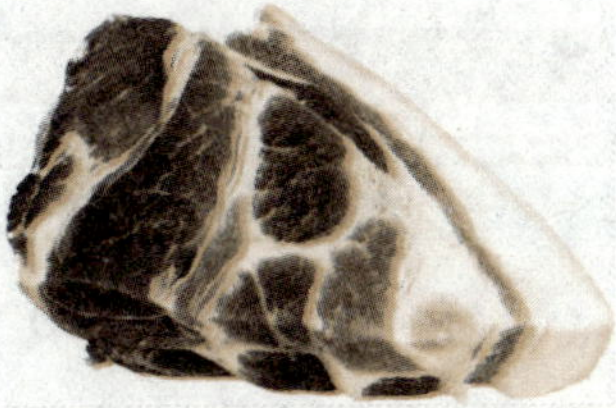

适用人群

老少皆宜。尤其适合气血不足、心悸、腹胀、痔疮患者食用。

营养价值

猪肉含蛋白质、脂肪、糖类、磷、钙、铁、维生素 B_1、维生素 B_2、烟酸等成分。猪肉是肉类中含维生素 B_1 最多的食品，相当于牛羊肉的7倍。

养生功效

☞ 益气补血

猪肉可提供血红素（有机铁）和促进铁吸收的半胱氨酸，能改善缺铁性贫血。平素体质虚弱，以及病后、产后、手术后气血亏损，疲乏无力，头目眩晕等病症的人可以食用猪肉，有助于增进健康。

☞ 促进代谢

猪肉中维生素 B_1 的含量居肉类首位，它能促进人体新陈代谢，预防末梢性神经炎。

☞ 补虚损，增气力

猪肉为人类提供优质蛋白质和必需的脂肪酸，可满足人体生长发育的需要，尤其是精瘦肉的食疗效果更佳。猪肉中所含的B族维生素可以使身体感到更有力气。

专家提醒 猪蹄中脂肪含量高，所以每次不要吃太多，以免造成消化不良，影响食欲。患有慢性肝炎、胆囊炎、胆结石的老年人最好不要吃猪蹄。食用猪肉后不宜大量饮茶，否则易造成便秘，增加有毒物质和致癌物质的吸收。肥胖和血脂较高者不宜多食猪肉。

选购指南 新鲜的猪肉，肉皮白净细嫩而薄，脂肪纯白，瘦肉粉红，肉与皮均有光泽。用手摸一下，不粘手，肉质紧密、有弹性，手指压后的凹陷立即恢复。猪肉买回后，最好当天食用，因猪肉比较容易变质，剩下的猪肉应放在冰箱中冷藏。待吃时拿出来解冻，最好提前数小时将冻肉放在阴凉处使其自然化开，这样才能更好地保留其鲜味。

养生厨房

木耳红枣瘦肉汤

原料 猪瘦肉250克，黑木耳30克，红枣6枚。

制用法 黑木耳用清水泡发，剪去蒂，洗净；猪瘦肉洗净，切块；红枣去核，洗净。把全部用料放入锅内，加清水适量，武火煮沸后，改文火煲2小时，调味供用。

功效 养血止血。猪瘦肉含有丰富的蛋白质、多种氨基酸、维生素B_1、维生素B_2等，具有滋阴补血、健脾和胃的功效。红枣能健脾补血，且味道甘甜，既可助木耳补血止血，又可助猪瘦肉补中和胃。合而为汤，补血与止血两者兼顾，故出血或贫血之症均可用之。此汤适合血虚之月经不调者食用。也可用于缺血性贫血、产后贫血、痔疮出血等。

冬瓜肉片汤

原料 带皮猪肉200克，冬瓜1 500克，生姜、花椒、葱、蒜泥、酱油、麻油、味精、精盐、豆瓣酱各适量。

制用法 将带皮猪肉切成薄片。冬瓜去皮、子，切成长5厘米、宽2.5厘米、厚0.6厘米的片，同放入冷水锅中，用小火煨煮至绵软，加调料调味，淋上麻油即成。

功效 滋阴清热，祛湿除烦。适用于慢性胃炎、营养不良性水肿、更年期综合征。

阿胶炖肉

原料 猪肉100克，阿胶6克。

制用法 猪肉洗净，切丝。阿胶制成小丁。将肉丝放入锅中，加水适量，煮沸后撇去浮沫，炖至肉丝熟透后调入阿胶，煮开即可。

功效 适用于血虚委顿、面色苍白、头目眩晕、心悸、身体消瘦等。

莴笋猪肉粥

原料 莴笋100克，猪肉末3

大匙，粳米半杯，盐 2 小匙，香油少许。

制用法 莴笋去皮，洗净，切小块。粳米淘洗干净，加水煮熟后放精盐、猪肉末、香油，煮至粥将熟时加莴笋，熬煮成粥即可。

功效 莴笋有清热利尿，通脉下乳之功。这道粥具有健脾胃、通乳汁的功效，适用于产后气血亏虚、脾胃不足所致的产后缺乳、乳汁分泌不足等症。

鸡肉

——济世良药

【别名】 家鸡肉。

【性味归经】 性温，味甘，归脾、胃、肝经。

鸡肉肉质细嫩，味道鲜美，是人们佐餐的美味佳肴，而且还是丰富的营养来源，是滋补身体最理想的“济世良药”。中医将鸡肉视为补品，世界卫生组织将其列为最佳肉食。它适合多种烹调方法，不但适合热炒、炖汤，而且是比较适合冷食凉拌的肉类之一。

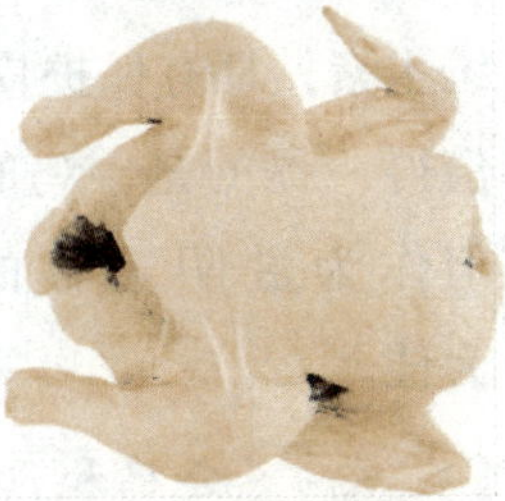

适用人群

老少皆宜，尤其适合血虚、脾虚、体弱者和肺病患者食用。

营养价值

鸡肉的蛋白质含量较高，比鸭肉、鹅肉、羊肉、猪肉高，其蛋白质的氨基酸组成模式与蛋、奶很接近。鸡肉的脂肪含量较低，低于猪肉、羊肉、牛肉，主要为对健康有益的不饱和脂肪酸。此外，鸡肉还含有较多的维生素 B_6、维生素 B_{12} 和钾、铁等矿物质。

养生功效

☞ 提高免疫力

吃鸡肉可以提高人的免疫力，因为鸡肉中含有增强人体免疫力、改善心脑功能、促进智力发育的牛磺酸。尤其是乌鸡、火鸡等品种，牛磺酸的含量更是比普通鸡肉高。对于现代的白领人群，鸡肉是最宜食用的肉类之一。

☞ 强身健体

鸡肉中蛋白质含量高，种类多，且易于被人体吸收利用，鸡肉更是脂肪和磷脂的重要来源，有增强体力、强壮身体的作用。

☞ 美容养颜

蛋白质占体内细胞成分中的30%，蛋白质不足时将产生组织萎缩、皮肤干燥的现象。鸡肉可以提供充分的蛋白质供给，保持肌肤的活力。另外，鸡脯肉中含有较多的B族维生素，具有保护皮肤的作用。尤其值得一提的是，鸡的品种虽然很多，但作为滋阴美容的食品，以乌鸡为佳。

专家提醒 公鸡和母鸡功效不同。公鸡属阳，温补力强，适宜阳气虚弱者食用；母鸡属阴，可滋阴养血，适宜产妇、年老体弱及久病体虚者食用。鸡肉性温，多吃容易生热动风，因此不宜过多食用。有下列病症者忌食：外感发热、热毒未清者；黄疸、痢疾、疳积和疟疾患者；因肝火旺盛或肝阳上亢而头痛、头晕、目赤、烦躁、便秘者。

选购指南 新鲜的鸡肉肉质紧密，颜色呈干净的粉红色而有光泽，皮呈米色，有光泽和张力，毛囊突出。鸡肉在肉类食品中是比较容易变质的，所以购买之后要马上放进冰箱里，可以在稍微迟一些的时候或第二天食用。此外，鸡肉的营养高于鸡汤，但鸡屁股是淋巴最为集中的地方，也是储存病菌、病毒和致癌物的仓库，如未经加工处理，应弃掉不用。

养生厨房

鸡肉粥

原料 粳米80克，鸡脯肉30克。

制用法 将粳米洗净，把鸡脯肉煮熟后撕成细丝。将粳米放入锅内，加适量清水，小火煮粥，煮至粳米完全熟烂，放入鸡肉丝再煮3分钟即可。

功效 鸡肉含有对生长发育有重要作用的磷脂类，是膳食结构中脂肪和磷脂的重要来源之一。

菠萝炒鸡片

原料 菠萝肉250克，鸡脯肉100克，味精、胡椒粉、精盐各适量。

制用法 将菠萝肉、鸡脯肉分别洗净切成薄片，油锅烧热，先放鸡脯肉片和精盐炒至半熟，再放菠萝同炒，注入适量清水，加盖片刻，焖至熟透，下味精、胡椒粉，炒匀。单食或佐餐。

功效 适用于低血压眩晕，手足软弱无力。

枸杞松子爆鸡丁

原料 鸡肉250克，枸杞子10克，松子仁、核桃仁各20克，鸡蛋1个，食用油500克，姜末、葱末、蒜末、精盐、酱油、料酒、胡椒粉、白糖、玉米粉、鸡汤各适量。

制用法 将鸡肉洗净，剁成丁，加入精盐、料酒、酱油、胡椒粉、鸡蛋、玉米粉抓匀，入热油锅内滑熟，捞出控去油。炒锅置火上，烧热，放入核桃仁、松子仁炒熟。枸杞子放入小碗内蒸20分钟。锅再置火上，放入葱末、姜末、蒜末、精盐、酱油、料酒、胡椒粉、白糖、玉米粉、鸡汤调成的调料汁，然后倒入鸡丁翻炒，再下枸杞子、核桃仁、松子仁翻炒即成。

功效 此菜富含蛋白质、钙、磷、铁、锌、钾和维生素等多种营养素，有养目、提神、健脑、生发、护肝、养血、补气的作用。孕妇食用有利于母体健康和胎儿大脑的发育。

清炖乌鸡汤

原料 乌鸡1只（约800克），香葱25克，姜25克，料酒6克，精盐6克，味精3克。

制用法 乌鸡宰杀洗净，放入沸水中焯水，除去血水；把乌鸡、料酒、香葱、姜放入砂锅内，大火烧沸后，改用小火炖2小时，加入精盐、味精即可。

功效 乌鸡“补虚”的功效已深入人心。鸡汤可以提高人体免疫功能。

童子鸡

原料 童子鸡1只，桂圆肉30克，葱、生姜、精盐、料酒各适量。

制用法 将童子鸡宰杀，剖洗干净，鸡腿别在鸡翅下面，放入沸水中汆烫，捞出洗净。将桂圆肉与童子鸡一并放入汤锅内，加清水、葱、生姜、精盐、料酒，上笼蒸1小时左右，以鸡肉熟烂为度。

功效 适合心脾两虚、面色萎黄、失眠心悸、头昏、健忘、饮食减少者食用。

鸭肉
——养生珍品

【别名】鹜肉、家凫肉、扁嘴娘肉、白鸭肉。

【性味归经】性微寒，味甘、咸，归脾、肺、肾经。

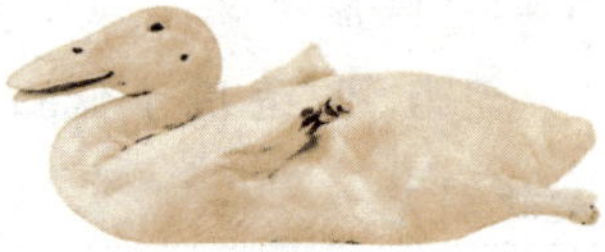

鸭肉适于滋补，是各种美味名菜的主要原料。“烤鸭”早在明朝时就已成为北京官宦人家的席上珍品，后来成为家喻户晓的全国风味名菜。此外，南京板鸭、武汉久久鸭、江南香酥鸭等都是广为流传的美味。

适用人群

凡体内有热者宜食。营养不良、水肿、糖尿病患者尤其适合。

营养价值

鸭肉的营养价值比较高，其中蛋白质含量为16%～25%，比畜肉含量高得多。其脂肪含量适中，较均匀地分布于全身组织中，而且脂肪酸主要是不饱和脂肪酸和低碳饱和脂肪酸，因此熔点低，非常易于消化吸收。鸭肉中B族维生素和维生素E含量也比较多。同时鸭肉还含有无机物和较多的钾、铁、铜、锌等微量元素。

养生功效

☞ 保护血管和心脏

鸭肉富含不饱和脂肪酸和低碳脂肪酸，有助于降低胆固醇，能够保护心脑血管；它所含的烟酸，对心肌梗死等心脏病患者有保护作用。

☞ 益气补虚

鸭肉有大补虚劳、清肺解热、滋阴补血、消除水肿的功能，可补血行水、止咳化痰、清热健脾。

☞ 消炎抗衰

老鸭肉含B族维生素和维生素E比较多。B族维生素是抗脚气病、神经炎和多种炎症的维生素，处在生长期、妊娠期及哺乳期的人比一般人需求量更大。维生素E是人体多余自由基的清除剂，在抗衰老过程中起着重要的作用。

专家提醒 食鸭肉忌食大蒜、黑木耳、鳖肉。鸭肉腥气较重，不宜吃得过多。尤其是体弱、四肢逆冷、大便溏泄、月经少者不宜多食。

选购指南 选择鸭肉时，应选择胸骨、背脊匀称美观，脚、翅外形正常，肌肉结实饱满富有弹性，外皮光滑无破损，肉皮色泽洁白或米黄者。肥嫩的鸭味道好，但老鸭的药效更高。可以从三个方面鉴别鸭的老嫩，一是看羽毛，老鸭的羽毛疏松，嫩鸭的羽毛丰厚。二是看脚底，老鸭脚底有大而硬的肉垫，嫩鸭脚底的肉垫小而软。三是看鸭嘴，老鸭嘴硬，嫩鸭嘴软。

养生厨房

薏米绿豆老鸭汤

原料 老鸭 1 800 克，薏米 38 克，绿豆 38 克，陈皮 25 克，姜 25 克，花椒 5 克，盐 10 克。

制用法 老鸭去内脏，切半，切掉鸭尾，洗净，汆烫；陈皮用水浸软，刮去瓤。其他食料洗净。将清水煮沸，把各种食料放入煲内，用大火煮 20 分钟，再改用小火炖 2 小时，下盐调味，即可饮用。

功效 消暑清热，健脾益脏腑。

白果全鸭

原料 鸭 1 只，白果 50 克，猪油、精盐、胡椒粉、料酒、姜、葱、清汤、味精、水淀粉各适量。

制用法 将白果去壳，以沸水煮熟，捞出，去皮膜，切去两头，去心，入猪油锅内炸一下，捞出待用。将鸭宰杀，去头去爪，洗净，以精盐、胡椒粉、料酒将鸭身内外抹匀，放盘内，加姜、葱，上笼蒸约 1 小时取出，去骨取肉，与白果和原汁，上笼蒸 30 分钟至鸭肉烂即可。炒锅内加清汤、料酒、精盐、味精、胡椒粉，以水淀粉勾芡，放猪油少许，制成料汁。用鸭肉蘸汁食用。

功效 鸭肉滋阴养胃，利水消肿，定喘止咳。适合咳嗽水肿、哮喘痰多者食用。

啤酒鸭

原料 鸭肉 500 克，啤酒半瓶，姜 50 克，泡椒 100 克，魔芋 200 克，香菜、精盐、食用油、鸡精、豆瓣酱、麻油各适量。

制用法 鸭肉洗干净切成块，姜和泡椒切片，魔芋切块；将锅中水煮开，鸭块放入其中快速过水，捞出后沥干水分；炒锅加油烧热，放入豆瓣酱、姜、泡椒炒香，再放入鸭块、魔芋爆炒，接着倒入啤酒，煮开后全部倒入砂锅。然后将砂锅置火上用小火慢煮，待鸭块熟透后加精盐、鸡精、麻油，再撒上香菜即可。

功效 清热除湿，健脾益气。

徽菜姜母鸭

原料 鸭肉 400 克，米酒 250 毫升，生姜 150 克，芝麻油 20 毫升，盐、糖各适量。

制用法 将鸭肉剁小块，放入开水中焯烫备用。炒锅倒入香油，放入姜片炸香。倒入鸭肉块翻炒，至表皮微焦黄时，加入 1 200 毫升水，大火煮开后撇去浮沫，改小火炖煮 25 分钟。然后倒入米酒，加盐和糖调味，继续炖煮 15 分钟，至鸭肉熟烂，调入芝麻油即可。

功效 健脾，利水，滋阴。

鹅肉
——咳嗽的天然克星

【别名】家雁肉、舒雁肉。

【性味归经】性平，味甘，归脾、肺经。

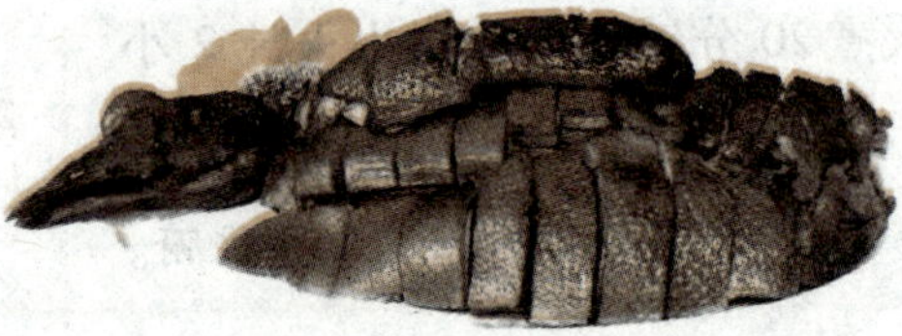

鹅是家禽之一，是天上飞雁的变种。鹅浑身是宝，特别是鹅肝味道鲜美，营养丰富，是世界三大美味营养食品，被称为“人体软黄金”。自古民间就流传着“喝鹅汤，吃鹅肉，一年四季不咳嗽”的谚语。

适用人群

适宜身体虚弱、气血不足、营养不良者，尤其适合糖尿病、慢性支气管炎、肺气肿患者食用。

营养价值

鹅肉是理想的高蛋白、低脂肪、低胆固醇的营养健康食品。鹅肉含有丰富的蛋白质、脂肪、矿物质和维生素等，脂肪含量高，其脂肪熔点较低，吃起来美味可口且易于消化，所含的一种重要必需脂肪酸——亚油酸可与植物油相媲美；鹅肉属完全蛋白质，其中含有 10 多种氨基酸，是人体生长发育所必需的；鹅肉中富含维生素 E，由于维生素 E 具有抗氧化作用，所以鹅肉不易酸败。常喝鹅肉汤，对于老年糖尿病患者还有控制病情发展和补充营养的作用。

养生功效

☞ 清热止咳

鹅胆汁有清热、止咳、消痔疮之功效，天气寒冷时吃鹅肉，对防治感冒和急（慢）性气管炎有良效。鹅肉有补阴益气之功，暖胃开津之效，还可补充糖尿病患者的营养，是中医食疗的好原料。

☞ 低脂低糖

鹅肉的脂肪含量低，不饱和脂肪酸含量高，它是理想的高蛋白、低脂肪、低胆固醇食品，也是高脂血症、糖尿病患者补充营养、控制病情发展的理想膳食。

☞ 防癌抗癌

鹅血中含有较高浓度的免疫球蛋白，可增强机体的免疫力，还含有一种抗癌因子，对于治疗胃癌、肝癌、食管癌、肺癌、乳腺癌等恶性肿瘤有食疗效果。

专家提醒 鹅肉不宜与鸭梨同吃。鹅肉也不宜与鸡蛋同食，否则会损伤脾胃。

选购指南 选购鹅肉以肌肉切面有光泽、肉质有弹性、外表无黏液者为佳。在挑选鹅肝时，最好选择肥大一些的。将鹅去除内脏，洗净，沥干水分，切成适当大小后分装包好，置入冷冻室中保存，可存放1～2个月。在烹制鹅肉前，一定要用沸水焯去血水和污物。

养生厨房

蒸鹅

原料 肥鹅1只，豆豉1汤匙，红腐乳1块，糖、精盐各1茶匙，玫瑰露酒或烧酒1茶匙，蒜、食用油各适量。

制用法 将肥鹅去毛后洗净，悬挂挡风处晾干；豆豉捣烂成酱状，把红腐乳、糖、精盐加入，用筷子将红腐乳捣烂，然后将各材料搅拌调合；蒜去皮，捣烂成蓉，与酒同时加入酱状味料中，用筷子搅拌混合均匀；把酱状食料全部塞入鹅的腹腔内，然后用细绳封密腔口不使味料流出。将锅置火上，烧热后注入食用油，油沸时把鹅放入，爆遍全身后，取出放入大盘内。然后再将锅置火上，烧热后注入大量清水，放入蒸架后，加盖用猛火烧沸。待水烧至大沸时，迅速掀起锅盖立即将盛鹅的大盘放蒸架上，盖上锅盖，继续用大火蒸20～30分钟即成。

功效 鹅肉软烂，味道鲜而不腻，营养丰富，适宜气血不足、营养不良者食用。

鹅肉枸杞汤

原料 鹅肉300克，土豆100克，红枣8枚，枸杞子30克，姜片、葱花、胡椒粉、味精、料酒、精盐各适量。

制用法 鹅肉洗净，剁块，汆烫；土豆去皮切块。锅中加清水烧沸，下入姜片、枸杞子、红枣和鹅肉块，烹入料酒，炖煮至七成熟，下入土豆，炖煮至熟，调入精盐、胡椒粉、味精，撒上葱花即可。

功效 《本草纲目》记载枸杞子能"补肾生精，养肝明目"，与补虚益气的鹅肉搭配，保健功效更全面。

人参炖老鹅

原料 老鹅1只，人参10克，红枣、枸杞子、精盐、味精各适量。

制用法 老鹅去内脏，洗净，切小块，入沸水中汆烫，漂净血水、浮沫。将鹅块放入锅中，加清水烧沸，转小火慢慢炖3～4小时。人参洗净，泡发后切片，与红枣、枸杞子一同放入锅中，与鹅肉同炖至烂熟，出锅前加精盐、味精调味即可。

功效 本菜品有滋阴补气、养血健脾之效，适合气虚体弱者食用。

补血汤

原料 鹅肉100克，当归、枸杞子各15克，党参、黄芪、山药各30克。

制用法 水煎，去渣，饮汤食鹅肉。

功效 此汤适合气血不足、头晕目眩、手足麻木者常饮。

鹅肉冬瓜汤

原料 鹅肉250克，冬瓜500克，精盐适量。

制用法 鹅肉洗净，切块；冬瓜洗净，去皮，切块。将鹅肉放入锅中，加清水炖煮至八成熟时，加入冬瓜，炖至熟烂，加精盐调味。

功效 滋阴止咳，延缓衰老。

兔肉
——荤中之素

【别名】菜兔肉、野兔肉。

【性味归经】性凉，味甘，归脾、胃、大肠经。

兔肉味道鲜美，营养丰富，其富含的蛋白质比一般鱼类都高，但脂肪和胆固醇含量却低于所有的肉类，所以有“荤中之素”的美称。兔吃百草，所以兔肉是一种绿色食品，是理想的保健、美容、滋补肉类食品，堪称“肉中之王”，深受人们的欢迎。

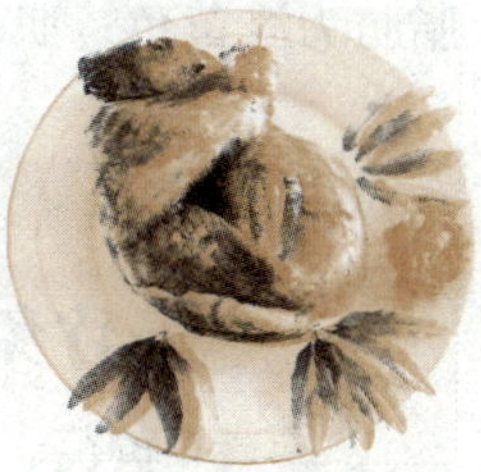

适用人群

老年人最适宜常吃，贫血者、肥胖者、糖尿病患者和心血管疾病患者也很适合食用。

营养价值

兔肉含蛋白质、脂肪、糖类、磷、钙、铁，还含有多种维生素等营养成分。它所含的蛋白质为完全蛋白质，即含有人体必需的8种氨基酸。兔肉是慢性胃炎、胃与十二指肠溃疡、结肠炎患者理想的肉类食物。吃兔肉，既能增强体质，又不会使身体发胖。

养生功效

☞ 保健益寿

兔肉中含有多种维生素和8种人体所必需的氨基酸，含有较多人体易缺乏的赖氨酸、色氨酸。常食兔肉能防止有害物质在体内沉积，使儿童健康成长，有助老年人延年益寿。

☞ 强身健体

兔肉中所含的脂肪和胆固醇低于其他肉类，而且脂肪又多为不饱和脂肪酸。常吃兔肉，可强身健体，但不会增肥，因此它是肥胖者理想的肉食。女性食之，可保持身材苗条。

☞ 保护血管壁

兔肉中胆固醇含量低，磷脂含量高。血液中磷脂高、胆固醇低时，胆固醇沉积在血管中的可能性就减少。因此，吃兔肉可以阻止血栓的形成，并且对血管壁有明显的保护作用，故兔肉又叫“保健肉”。

专家提醒 兔肉性偏寒凉，凡脾胃虚寒所致的呕吐、泄泻者忌食。孕妇及经期妇女、有四肢怕冷等明显阳虚症状的女性不宜吃兔肉。

选购指南 购买兔肉时要选新鲜的。新鲜的兔肉肌肉有光泽，红色均匀，脂肪为淡黄色；肌肉外表微干或微湿润，不粘手；肌肉有弹性，用手指按压肌肉后的凹陷能立即恢复。兔肉的贮存时间不宜过长，因为兔肉容易变质。可在购买后放入冰箱内，并在一两天内吃完。

养生厨房

玉竹兔肉煲

原料 黄芪、玉竹各30克，兔肉250克，枸杞子、龙眼各适量。精盐适量，味精少许。

制用法 兔肉放锅中，加3倍量的水，煮沸后捞出，洗净，切成小方块。黄芪、玉竹去杂质，放入洁净的纱布袋中。将兔肉块及纱布包一并放入锅中，倒入清水适量，下龙眼、枸杞子、精盐，大火煮沸后，改用小火煲，2小时后取出药包，用味精调味即可。

功效 滋阴润燥，消烦止渴。

红烧兔肉

原料 兔肉300克，葱末、姜末、精盐、黄酒、酱油、冰糖、味精、湿淀粉、花生油各适量。

制用法 兔肉洗净，切成大块，下开水锅氽一下，去掉血水。锅里倒入适量花生油，烧至温热后放入葱姜末和兔肉翻炒几下，加入黄酒、精盐、味精、冰糖，小火烧20分钟。再加入酱油调匀，用湿淀粉勾芡即可。

功效 补中益气，止渴健脾，滋阴凉血，解毒。

香菇蒸兔肉

原料 兔肉640克，香菇80克，生姜、精盐、米酒、生抽、白糖、麻油适量。

制用法 香菇剪去蒂，用水浸软，切条；生姜去皮，洗净，切丝；兔肉洗净，切小块。将兔肉、香菇放入碟中，用姜丝、精盐、米酒、生抽、白糖拌匀，放入锅中大火蒸至熟透，淋少许麻油即可食用。

功效 补益脾胃，清热除烦。能防治高血压病、动脉粥样硬化症、高脂血症。

芝麻兔

原料 兔1只，黑芝麻30克，葱白、花椒、精盐、味精、麻油各适量。

制用法 黑芝麻去杂质，炒香。与洗净的兔肉一同放入砂锅内，加清水与葱白、花椒、精盐，用大火煮沸后改用小火炖煮1～2小时，肉熟烂后投入卤水锅中，用小火继续煨炖1小时，捞出晾凉。再撒上黑芝麻，加入适量味精、麻油即可食用。

功效 可治疗肝肾两虚、消渴多饮、小便频多、头晕眼花、腰脚酸软、须发早白、大便燥结等症。

驴肉

——补益气血之佳品

【别名】毛驴肉、漠骊肉。

【性味归经】性平，味甘、酸，归脾、肝经。

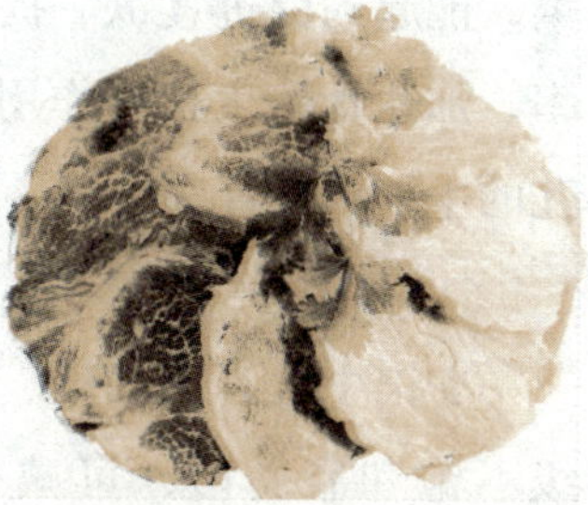

驴肉味道鲜美，肉质细嫩，是一种高蛋白、低脂肪、低胆固醇肉类，具有补益气血的功效，是较为理想的保健食品之一。民间有“天上龙肉，地上驴肉”的说法，是人们对驴肉的最高褒扬。山东、山西、安徽、河南、河北等省的许多地方形成了独具特色的传统食品和地方名吃。比如，河间驴肉烧饼、广饶肴驴肉、保定驴肉卷火烧、曹记驴肉、上党腊驴肉、高唐驴肉等。

适用人群

老少皆宜，气血不足、营养不良、身体瘦弱者更适宜。

营养价值

驴肉含蛋白质、糖类、钙、磷、铁及人体所需的多种氨基酸。驴肉蛋白质含量为20%～25%，脂肪含量小于1%，是一种理想的高蛋白、低脂肪、低胆固醇的肉类。驴肉的氨基酸含量及其比例均适合人体的需要，肌肉纤维比马、骡、骆驼的肌肉纤维细，结缔组织不甚发达，故消化吸收率高。此外，驴肉脂肪熔点较低，易被人体消化吸收，利用率较高。驴肉还含有动物胶、骨胶原和钙、硫等成分，能为体弱者及病后调养的人提供良好的营养补充。各种驴肉的营养也各有不同，拉磨干活的驴肉太硬，营养价值不高。

养生功效

☞ 促进生长发育

驴肉中含有丰富的蛋白质，其中8种人体必需氨基酸和10种非必需氨基酸的含量都十分丰富。尤其是赖氨酸、组氨酸含量要明显高于其他肉类，能起到促进食欲、提高钙的吸收率、加速骨骼生长的作用，可促进幼儿的生长和发育。

☞ 预防动脉硬化

驴肉中含有亚油酸、亚麻酸等高级不饱和脂肪酸，可减少胆固醇含量，降低血液黏稠度，对动脉硬化、冠心病、高血压等疾病有着良好的预防作用。

☞ 补血养颜

功效非凡的阿胶制品，就是用驴皮熬制而成的，它具有补血、止血、护肤、养颜的功效，是以滋阴补血见长的名贵药材。平素体质虚弱、畏寒、易感冒的人，服阿胶可改善体质，增强抵抗力。

专家提醒 孕妇以及脾胃虚寒、慢性肠炎、腹泻者最好不要食用驴肉。

选购指南 如何选购驴肉，可以通过以下三种方法：①观色泽。新鲜的驴肉，呈红褐色，脂肪颜色淡黄而具有光泽；而不新鲜的驴肉肌肉部分呈暗褐色且无光泽。②闻气味。新鲜的驴肉脂肪气味浓香；而不新鲜的驴肉脂肪平淡或无气味。③摸肉质。新鲜的驴肉肌肉组织结实而富有弹性，肌肉纤维较细；而不新鲜的驴肉的肌肉组织松软且缺乏弹性。

养生厨房

咸水驴肉

原料 驴肉5 000克，精盐、桂皮、小茴香、白芷、葱、姜各适量。

制用法 将驴肉放入水中浸泡2小时左右，捞出控干，切成500克的肉块；将肉块放入锅内，加水适量，大火烧开，去浮沫；加入精盐、桂皮、白芷、小茴香、葱、姜等，改小火煮半小时，去浮油，再焖6小时，至肉熟透；将煮熟的肉捞出，再切成片后即可。

功效 补气养血，养心安神。

驴肉芹菜包子

原料 荞麦面500克，净驴肉200克，芹菜150克，土豆50克，姜末、葱末、料酒、精盐、食用碱、味精、五香粉、汤、香油各适量。

制用法 荞麦面放入容器内，加入温水和成软硬适中的面团，静置发酵。驴肉用温水洗净，剁成末。芹菜择去根、叶，洗净，下入沸水锅中焯透捞出，投凉捞出，挤去水分，剁成末。土豆削去外皮，洗净，剁成末。驴肉末放入容器内，加入姜末、葱末、料酒、精盐、味精、五香粉、汤搅匀上劲，再加入香油、芹菜末、土豆末拌匀成馅。食用碱放入容器内，加入温水搅拌，揉入发酵的面团内。然后将面团做成包子皮，放上馅做成包子，放入蒸锅内。用大火蒸至熟透取出，装盘即成。

功效 清热解毒，除湿利胆。

砂锅炖驴肉

原料 生驴脯肉1 000克，姜8克，鲜冬笋、白果各100克，花椒、胡椒粉各0.5克，精盐5克，葱、白糖各10克，绍酒25毫升，酱油50毫升，鸡清汤、花生油各适量，大茴香、味精各1克，芝麻油3毫升。

制用法 生驴脯肉用清水洗净，切成3厘米见方的块，用铁钎在肉上扎些眼，下开水锅煮透；捞出放凉水内泡1小时，使其出尽血沫。冬笋切秋叶片，花椒、大茴香洗净后用布包好；白果下锅煮熟，去壳去芯；葱切成段。砂锅上火，加入花生油烧热后入葱、姜，放驴肉块及各种调料、鸡清汤，大火烧开，转小火炖约2小时，待肉酥烂、汤色棕黄时取出布包，撒胡椒粉，原锅上桌。

功效 壮筋力、滋肾养肝，对筋软无力、心烦症状大有裨益。

驴肉大枣淮山药汤

原料 驴肉250克，大枣10枚，淮山药30克。

制用法 驴肉洗净切小块，淮山药去皮切块。锅入油，待油热下驴肉，快炒熟时入淮山药，略炒片刻加大枣、水，烧熟即可。

功效 适合气血不足、食少乏力、消瘦者食用。

鸭蛋
——理想的营养品

【别名】鸭卵、鸭春。

【性味归经】性凉，味甘，归心、肺、脾经。

鸭蛋富有营养，完全可以和鸡蛋相媲美。鸭蛋中各种矿物质的总量超过鸡蛋很多，特别是人体所需的铁和钙在鸭蛋中更是含量丰富。另外，鸭蛋中还含有较多的维生素 B_2，是补充 B 族维生素的理想食品。它常被用来腌制咸鸭蛋、松花蛋等。

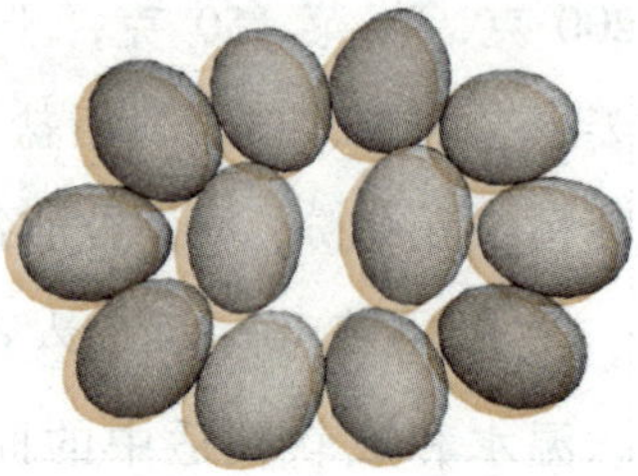

适用人群

一般人群均可食用，尤其适合肺热咳嗽、咽喉痛、泄痢之人食用。

营养价值

鸭蛋含有丰富的蛋白质、脂肪、钙、磷、铁、钾、钠等营养成分。其中，铁、钙的含量十分丰富，能预防贫血，促进骨骼发育。

养生功效

☞ 滋阴去火

鸭蛋具有滋阴补虚、清热去火之功，可清肺火，止热咳、喉痛，适用于高血压、肺阴虚所致的干咳、咽痛、心烦、失眠等疾病。

☞ 补血补钙

鸭蛋中各种矿物质的总量比鸡蛋多，特别是人体中迫切需要的铁和钙在咸鸭蛋中更是丰富，对人体骨骼发育有益，并能预防贫血。

☞ 中和胃酸

松花蛋中蛋白质分解的最终产物——氨和硫化氢使其具有独特风味，能刺激消化器官，增进食欲，使营养易于消化吸收，并有中和胃酸、清凉、降压的作用。

专家提醒 鸭蛋腥气较重，不宜吃得太多。鸭蛋的胆固醇含量较高，有心血管病、肝肾疾病的人应少吃。鸭蛋性偏凉，故脾阳不足、寒湿下痢者不宜食用。

选购指南 青皮鸭蛋基本上是新鸭子产的；外壳白色的鸭蛋是鸭龄较老的鸭子产的。鸭要吃“老”，蛋要买“新”，青皮鸭蛋是消费者的首选。内行人俗称“铁声”的鸭蛋，没有毛孔，表皮特别光滑，手指轻轻一弹或将两个鸭蛋轻轻碰磕，即发出轻微、尖锐的声响。这种蛋做松花蛋或腌制咸蛋的话那可不行，它们就是腌上1个月仍旧是鲜蛋。

养生厨房

咸蛋黄炒山药

原料 山药350克，咸鸭蛋150克，葱、姜、料酒、植物油适量。

制用法 将山药去皮，切成薄片，放植物油中炸透，呈金黄色时捞出；咸鸭蛋煮熟去壳、去蛋白，蛋黄留用。炒锅加植物油烧热，加葱、姜末炒出香味，加入料酒，放咸蛋黄炒散炒透，炒至翻油，加入山药翻炒，使山药片周身蘸满蛋黄即可。

功效 补阴滋肺，清热止咳。

鸭蛋薏米羹

原料 鸭蛋2个，薏米50克，葱、姜、精盐、水淀粉各适量。

制用法 将薏米淘洗，放入锅中加适量清水，煮至九成熟时，将鸭蛋打入，不要久搅，以免搅散。将鸭蛋煮熟，放入葱、姜末、精盐，用水淀粉勾芡，即可食用。

功效 滋阴清热。

黄沙腌蛋

原料 鸭蛋数个，黄沙500克，盐100克，食用油50克，水适量。

制用法 先将黄沙倒入盆中，加入精盐、食用油和水，搅拌成糊状；将洗净晾干的鲜鸭蛋逐个放入沾泥，待鸭蛋均匀沾上泥沙后取出，放入食品袋或其他容器内；放置3周后即可取出洗去泥沙煮食。

功效 清凉，明目，平肝。

鸭蛋苏木藕汤

原料 鸭蛋1个，苏木6克，莲藕30克。

制用法 鸭蛋煮熟，去壳；苏木、莲藕分别洗净。锅内放入苏木、莲藕，加适量水，大火烧沸，改用小火煎煮30分钟，去渣取汁，备用。砂锅内倒入苏木藕汤，放入鸭蛋，大火烧沸，改用小火煮片刻即可。吃蛋喝汤。

功效 补气摄血，适用于产后气虚引起的恶露不绝。

鹌鹑蛋
——卵中佳品

【别名】鹑鸟蛋、鹌鹑卵。

【性味归经】性平，味甘，归肺、脾经。

鹌鹑蛋虽然体积小，但它的营养价值与鸡蛋一样高，是天然补品，在营养上有独特之处，故有“卵中佳品”之称。鹌鹑蛋的蛋黄胆固醇含量小于鸡蛋、鹅蛋等。可常吃，既补养身体，又不用担心胆固醇过高。鹌鹑蛋外壳为灰白色，并杂有红褐色和紫褐色的斑点，常被制成罐头食品。

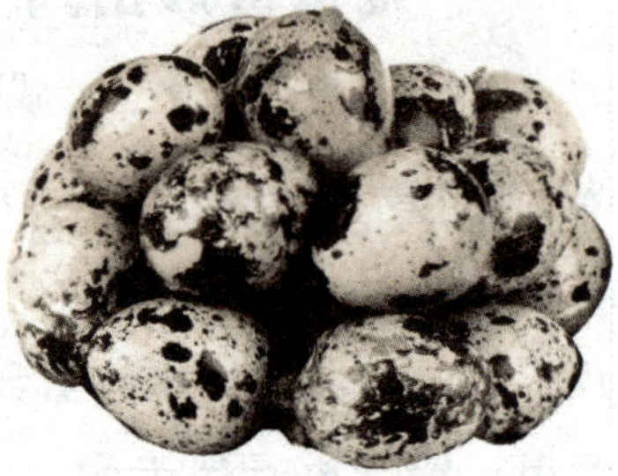

适用人群

适合老年人、产妇、小儿和体弱、贫血者食用。

营养价值

鹌鹑蛋含有蛋白质、脂肪、糖类、维生素A、维生素B_1、维生素B_2、维生素B_3、胆固醇、钙、磷、铁等。鹌鹑蛋所含赖氨酸、胱氨酸均比鸡蛋高，特别是含有丰富的脑磷脂、卵磷脂等，对机体有较好的补益作用。鹌鹑蛋中营养分子较小，所以营养比鸡蛋更易被吸收利用，是各种虚弱患者及老年人、儿童及孕妇的理想滋补食品。

养生功效

☞ 消肿减肥

鹌鹑蛋中的B族维生素可辅助治疗由糖尿病引起的水肿及胃肠病，还可促进人体三大能量的代谢，帮助肥胖的人控制体重。

☞ 健脑益智

鹌鹑蛋中的卵磷脂含量比鸡蛋高三四倍。孕妇多吃些鹌鹑蛋，对胎儿的智力发育有很好的作用。

☞ 预防动脉硬化

鹌鹑蛋富含的卵磷脂可生成溶血磷脂，能抑制血小板的凝聚作用，从而阻止血栓的形成，有保护血管壁、预防动脉硬化的作用。

专家提醒 鹌鹑蛋含胆固醇较高，因此肥胖症、脑血管病患者不宜多吃。鹌鹑蛋不宜与猪肝、菌类食物同食，否则容易诱发痔疮或使人脸上长黑斑。

选购指南 优质鹌鹑蛋色泽鲜艳、壳硬，蛋黄呈深黄色，蛋白黏稠。壳软为劣质蛋。鹌鹑蛋存储时不用煮熟，也不要清洗。蛋壳外面有天然保护膜，在常温下最多可以存放45天。鹌鹑蛋一般要先煮熟，然后剥掉外壳，再与其他食材搭配做成菜肴。

养生厨房

鹌鹑蛋银耳汤

原料 银耳（干）12克，鹌鹑蛋250克，冰糖20克。

制用法 银耳水发，除去杂蒂，放入碗内，加清水，上笼蒸透；将鹌鹑蛋放入冷水锅内煮熟，捞出，放在冷水中，剥去外壳。另用洁净小锅，加清水和冰糖，待烧开后放入备好的银耳、鹌鹑蛋，撇去浮沫即可。

功效 强精补肾，益气养血，健脑强身。

鹌鹑蛋小米羹

原料 小米、鸡肉各100克，熟鹌鹑蛋8个，鸡蛋2个，水淀粉、胡椒粉、白砂糖、香油、精盐、香菜末、高汤各适量。

制用法 小米淘净；熟鹌鹑蛋去壳，洗净；鸡蛋磕入碗中打散；鸡肉洗净，沥水，切丁，放入碗中，加胡椒粉、水淀粉拌匀。锅内倒入高汤，下入小米和鹌鹑蛋，煮滚3分钟后，放入鸡肉丁，煮熟，加入白砂糖、香油和精盐调味，用水淀粉勾芡，倒入蛋液搅匀，撒入香菜末即成。

功效 补肾消肿，可用于调养慢性肾炎、肾病综合征。

鹌鹑蛋烧肉

原料 鹌鹑蛋8个，瘦肉400克，土豆100克，葱、姜、蒜各10克，植物油、精盐、糖、酱油各适量。

制用法 鹌鹑蛋煮熟去壳，瘦肉洗净切块，土豆去皮洗净切块，葱切段，姜、蒜切片。起油锅，爆香姜、蒜，加糖略炒，下瘦肉煸炒。加适量水、精盐、酱油烧沸，改小火炖至七成熟，放入鹌鹑蛋、土豆焖熟收汁，撒上葱段即可。

功效 土豆、鹌鹑蛋、瘦肉都性平，三者都具有补血调气、和胃调中、益气强身的功效，三者配菜对烦躁、贫血、干咳有很好的疗效。

牛奶
——液体白金

【别名】牛乳。

【性味归经】性微寒，味甘，归心、脾、肺、胃经。

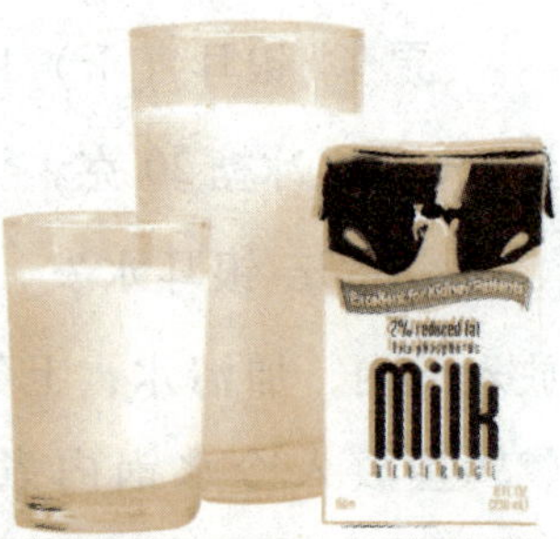

牛奶为乳牛分泌的奶汁，经消毒后供人饮用。牛奶营养丰富，还可以制成酸奶、干酪、奶油等。牛奶是最古老的天然饮料之一，不仅是儿童和青少年健康发育的理想食品，也是老年人、孕妇、乳母和患者最好的健康食品，被称为“最接近完美的食品”。每年5月的第3个星期二是“国际牛奶日”。第二次世界大战后，日本政府每天给每个小学生免费供应一袋牛奶，所以日本有句话：“一袋奶振兴一个民族。”

适用人群

老少皆宜。老年人、血压偏高者适合喝低脂奶。少儿、中等及严重缺钙者适合饮用高脂奶。失眠者、工作压力大者可多饮牛奶。

营养价值

牛奶中的蛋白质主要是酪蛋白、白蛋白、球蛋白、乳蛋白等，其中的蛋白质是全价蛋白质，消化率高达98%；乳脂肪是高质量的脂肪，品质最好，它不仅消化率在95%以上，且含有大量的脂溶性维生素；牛奶中的乳糖是半乳糖和葡萄糖，是最容易消化吸收的糖类；牛奶中的矿物质和微量元素都呈溶解状态。各种矿物质的含量比例，特别是钙、磷的比例比较合适，很容易消化吸收；牛奶中还含有可促进睡眠的L-色氨酸，有安神之效，睡觉前饮用牛奶可治疗失眠，促进睡眠安稳。

养生功效

☞ 防癌抗癌

奶制品干酪中含有一种物质，能有效破坏人体内有致癌危险的氧自由基，并迅速和细胞膜结合，使细胞处于防御致癌物质入侵的状态。同时，牛奶中丰富的免疫蛋白也有防癌功效。

☞ 防治糖尿病

血钙降低会抑制钙离子对胰岛B细胞的刺激作用。牛奶富含大量钙离子，可以补充体内的钙流失，从而缓解糖尿病患者的病情。

☞ 健脑强身

牛奶中的碘、锌和卵磷脂能大大提高大脑的工作效率，牛奶中的镁元素会提高心脏和神经系统的耐疲劳性。牛奶中的钙质容易被吸收，而且磷、钾、镁等多种矿物质的搭配也比较合理，常喝牛奶能使人保持充沛的体力，并能降低高血压、脑血管疾病的患病率。

☞ 促进发育

对青少年而言，常喝鲜奶有助于身体的发育，因为钙能促进骨骼发育；老年人更要喝牛奶，每天饮用一杯牛奶，就可补充每天对钙质需要的80%，减少骨骼萎缩，降低骨质疏松症的发生率，使身体柔韧度增加。

☞ 润肤美容

牛奶能润泽肌肤，经常饮用可使皮肤白皙、光滑，富有弹性。因为牛奶中的蛋白质和脂肪，会对肌肤组织产生滑润和营养作用。基于酵素的作用，牛奶还有消炎、消肿及缓和皮肤紧张的功效。

专家提醒 饮用牛奶的最佳时间是晚上临睡前，此时温热饮用，既可以促进睡眠，又可使牛奶的防病功效更好地发挥。婴儿喝牛奶需经过适当稀释。胃功能弱的人不宜大量饮用牛奶。

选购指南 新鲜乳（消毒乳）呈乳白色或稍带微黄色，有新鲜牛乳固有的香味，无异味，呈均匀的液态，无沉淀，无凝结，无杂质，无黏稠现象。鲜奶要煮沸饮用，最好现煮现喝，剩下的放在冰箱中保存，不然营养成分会被破坏。酸奶需要冷藏，否则容易生长细菌而使其变质。酸奶不能加热喝，加热不仅会丧失它的营养价值和保健功能，也使酸奶的物理性状发生改变，形成沉淀，特有的口味也消失了。酸奶不要空腹喝，饭后2小时左右是喝酸奶的最佳时间。喝完酸奶后要及时漱口，或者使用吸管喝，可以减少乳酸接触牙齿的机会，降低其对牙齿的腐蚀作用。

养生厨房

羊肉奶羹

原料 羊肉300克，生姜、山药各5克，牛奶适量。

制用法 将羊肉洗净切成小块，生姜切成片，一起放进砂锅，加水适量，小火炖七八个小时，搅匀，去除未烂残渣，留羊肉汤，加入切片山药，煮烂，再倒入牛奶，烧开即可。

功效 温中补气、补肾壮阳、润肠通便，适合老年人食用。

洋葱槐花牛奶饮

原料 洋葱200克，槐花50克，新鲜牛奶250毫升。

制用法 将洋葱洗净，除去根、皮，切碎，捣烂，备用。将槐花洗净，捣烂，与捣烂的洋葱同放入榨汁机中，快速绞榨取汁，盛入大碗中。锅置火上，加入新鲜牛奶，小火煮至将沸时，加入洋葱、槐花汁液，充分混匀，再煮至沸即成。每日早晚分饮。

功效 清热生津，滋阴止渴，降血糖。适用于糖尿病、高脂血症、高血压病、动脉硬化症。

牛奶蛋花粥

原料 鲜牛奶100毫升，鸡蛋1个，大米50克，白砂糖适量。

制用法 大米淘净，鸡蛋磕入碗中打散。锅中加适量清水，放入大米，大火烧沸，改用小火炖至粥将成，加入鲜牛奶、白砂糖，炖至粥成，倒入蛋液，搅匀，改用大火煮沸即可。

功效 润肺平燥，适合急、慢性支气管炎患者食用。

肉末玉米羹

原料 牛肉300克，鸡蛋1个，玉米粒8大匙，精盐、牛奶、湿淀粉、食用油各适量。

制用法 牛肉洗净，剁末；鸡蛋磕入碗内搅匀，玉米粒剁蓉。油锅烧热，牛肉末炒散，加水、精盐、牛奶、玉米蓉，烧开即下湿淀粉勾芡，再徐徐淋入鸡蛋液，淋完推匀即可。

功效 洁肤、柔肤、美白，适合爱美人士食用。

第五节
水 产 类

水产类食物在饮食中占有重要的地位，特别是鱼类，其营养丰富，肉质鲜美，深受大家的喜爱。当然，虾、蟹、螺等水产在人们的餐桌上也占有越来越重要的地位，因为虾蟹类营养丰富，特别是虾的体内含有大量的蛋白质和锌等矿物质，蟹中的蟹黄更是深受大众欢迎。水产品包括各种鱼类和虾、蟹、贝类等，它们营养丰富，是帮助儿童生长发育、成年人维持身体健康的重要食材。

鱼类含有丰富的水分和蛋白质，且比其他畜禽肉类蛋白质更易被人体消化吸收，吸收率高达97%。鱼类还可提供人体必需的氨基酸和维生素A、维生素D、B族维生素及钙、磷等矿物质。鱼类脂肪中有一种特殊的不饱和脂肪酸，能降低血脂，可用于防治动脉硬化和冠心病等。科学家研究发现，爱斯基摩人患心血管疾病的概率非常低，关键就在于他们日常食用的食物，因为他们的主要食物是富含ω-3脂肪酸的深海鱼类。ω-3脂肪酸能够降低对人体有害的胆固醇，并能减少血小板的凝集，可以降低血压、甘油三酯，并能保护心脏。

虾、蟹中蛋白质较丰富，与畜肉相近。钙、磷、钾和维生素A、B族维生素也较多，且吸收率比植物性食物高。蟹类胃肠内含有大量的病菌和毒素，死后迅速分解，细菌大量繁殖，所以死蟹不能吃。清洗蟹时还应做到“四除”，即除蟹鳃、蟹胃、蟹肠和蟹心，烹调时要烧透。

贝类不但含较多的蛋白质，而且维生素B和锌的含量远比其他食物丰富。贝类食用应选活的，用清水仔细冲洗干净，烹调时可放些酒、葱、姜，能起到一定的杀菌作用。贝类不易被人体消化，故不能生食，要煮透、烧透再吃。

另外，DHA是大脑细胞传递信息的重要物质，如果人体内DHA含量不足，就会造成记忆力和学习能力的下降。在所有食材中，水产类的DHA含量最为丰富。

草鱼

——“开荒鱼”

【别名】鲩鱼、油鲩、白鲩、混子、乌青、草苞。

【性味归经】性温，味甘，归胃、肝经。

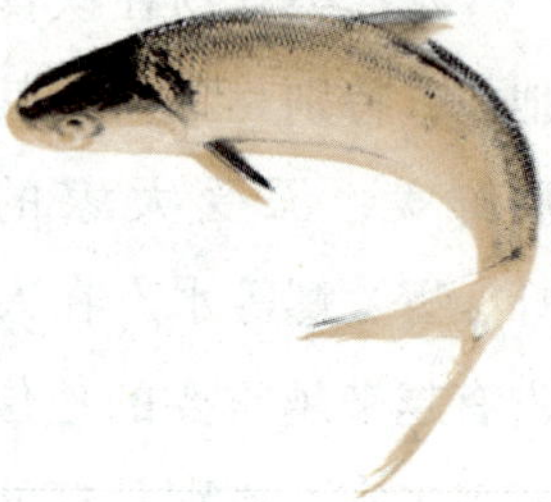

草鱼与青鱼、鳙鱼、鲢鱼并称为我国四大家鱼。草鱼大多以食草为生，在鱼塘中草鱼能将其中的杂草清除干净，使其他鱼类生长不致受阻，所以有人将其称之为“开荒鱼”。凡养殖淡水鱼的，必定要先养草鱼，利用它清除杂草。草鱼肉质肥嫩，肉味鲜美，骨刺少，是淡水鱼中的上品，适合多种烹饪方式，深受大家喜爱。

适用人群

老少皆宜，尤其适合胃寒体质、久病虚弱、头痛、食少者食用。

营养价值

草鱼中含有丰富的蛋白质、脂肪、钙、磷、铁、维生素B_1、维生素B_2、烟酸等营养成分，这使其更具食用价值。

养生功效

☞ 抗衰防癌

草鱼除含有丰富的蛋白质、脂肪外，还含有核酸和锌，有增强体质、延缓衰老的作用。研究表明，多吃草鱼还可以预防乳腺癌。

☞ 强身健体

草鱼含有丰富的不饱和脂肪酸，对血液循环有利，对心血管患者有益。草鱼含有丰富的硒元素，经常食用有养颜抗衰、平肝祛风、解毒清热、明目降压的功效，可改善体虚气弱、食欲不振，对肿瘤也有一定的防治作用。

专家提醒 草鱼肉若吃得过多，有可能诱发各种疮疖，所以不要吃得太多。草鱼胆有明显的降压和祛痰镇咳功效，但胆汁有毒，需慎食。女性在经期最好不要吃草鱼，因为会加重水肿症状，容易产生疲倦感。

选购指南 购买时选择鲜活的草鱼，

这样才能保证其营养价值。另外，草鱼同青鱼在外形上有些相似，购买时要注意区分。二者主要的区别在于体色和嘴部，草鱼体色茶黄，嘴部稍圆，而青鱼体色乌黑，嘴部稍尖。在烹制草鱼时，可以不加味精，味道就很鲜美。

养生厨房

核桃草鱼火锅

原料 核桃仁、首乌、天麻、草鱼、冬笋、豌豆苗、金针菇、黄豆芽、姜、葱、猪油各适量。

制用法 核桃仁用开水泡涨，剥去皮，洗净；首乌、天麻洗净，用纱布包好，放入沙罐中煎汁，过滤待用；草鱼去鳞、鳃及内脏，洗净切块；冬笋洗净切条；豌豆苗、金针菇、黄豆芽择洗干净，装盘。以上各料除鱼块外，均装盘围于火锅四周。净锅置火上，下猪油烧热，加入姜、葱炒香，倒入汤及药汁、草鱼块、核桃仁，用大火烧沸，加入调料，撇去浮沫，倒入火锅中，用小火保持微沸，即可烫食各种原料及喝汤。

功效 补肾平肝，祛风补气。可作为因肝肾虚损引起的腰痛、头晕、足膝酸软等症的辅助食疗。

紫菜鱼卷

原料 草鱼肉200克，猪肉150克，鸡蛋1个，紫菜、湿淀粉、料酒、精盐、味精各适量。

制用法 草鱼肉和猪肉分别洗净，剁成肉泥，放入盛有鸡蛋清、水、湿淀粉、料酒、精盐、味精的大碗中，搅拌成馅。在方片紫菜上均匀抹上馅，卷成卷，放在盘子内上笼蒸熟，食用时切开即成。

功效 有降低血压、降低血脂、调理肠胃的功效。适合精力不足、气血不足、神经衰弱者食用。

酸菜草鱼

原料 草鱼1 000克，酸菜100克，泡椒50克，大蒜、精盐各5克，味精10克，胡椒粉2克，料酒25克，姜8克，葱15克，香油适量。

制用法 把草鱼头取下，剔出脊骨，鱼肉切成片，用姜、葱、料酒、精盐腌制待用。将泡椒、蒜一起切成粒状。酸菜切成小片待用；将泡椒、蒜粒一起放入食用油锅中，再放酸菜炒出香味，加入清水，放入鱼头、脊骨一起熬15分钟以上；在锅中加入精盐、料酒、胡椒粉、味精及鱼片烧煮3～5分钟至鱼肉刚熟，淋入香油即成。

功效 平肝，祛风，治虚劳。

奶油草鱼汤

原料 草鱼350克，竹笋25克，金华火腿末25克，猪油（炼制）15克，精盐3克，大葱5克，料酒10克，姜3克。

制用法 草鱼去鳞、肠杂，加料酒、精盐略渍；葱洗净，切末；姜切片；冬笋洗净，切片。爆香姜片，入笋片翻炒，加水，沸后入草鱼，加料酒、精盐适量，文火焖至40分钟，至汤呈奶白色，撒上火腿末、葱花，淋上猪油即可。

功效 具有补虚生乳的功效，适用于妇女产后体虚、乳汁不足等症。

鲫鱼
——催乳明星

【别名】鲫瓜子、月鲫仔、土鲫、细头、鲋鱼、寒鲋。

【性味归经】性平，味甘，归脾、胃、大肠经。

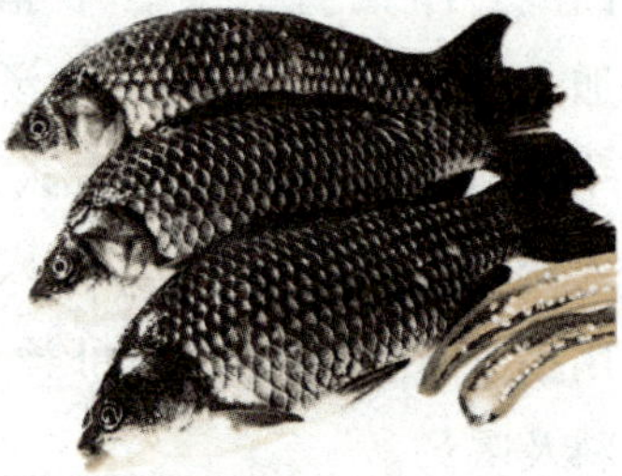

鲫鱼体形侧扁，背脊隆起，长20多厘米，是鱼类中的小不点。古时鲫鱼常被称作鲋鱼，婚礼中常用。《仪礼疏》说："鱼用鲋者，义取夫妇相依附也。"鲫鱼为我国重要食用鱼类之一，其肉质细嫩，肉味甜美，自古就是产妇催乳的最佳补品。

适用人群

老少皆宜，尤其适合缺乳的产妇，脾胃虚弱者、痔疮患者、慢性久痢者。

营养价值

鲫鱼是富含蛋白质的淡水鱼，自古以来就有"鲫鱼脑壳四两参"的说法。鲫鱼的蛋白质含量为17.1%，脂肪仅为2.7%。鲫鱼的糖分、谷氨酸、天冬氨酸含量都很高。鲫鱼中锌的含量很高，缺锌会导致食欲减退、性功能障碍等。

养生功效

☞ 抗衰老

鲫鱼含有较多核酸，常吃可以润肤养颜，抗衰老。鲫鱼含有全面而优质的蛋白质，常吃有助于维持肌肤弹性，尤其对压力、睡眠不足等因素导致的早期皱纹有奇特的缓解作用。

☞ 通乳补益

坐月子喝鲫鱼汤是中国的古老传统，一直到现在还普遍适用。自古以来鲫鱼就是产妇的催乳补品，吃鲫鱼可以让产妇乳汁充盈，对产后身体恢复也有很好的作用。先天不足、后天失调以及手术后、病后体虚形弱者，也应经常吃一些鲫鱼。

☞ 补充蛋白质

鲫鱼所含的蛋白质质优、齐全，易消化吸收，经常食用可补充营养，增强抗病能力。它更是肝肾疾病、心脑血管疾病患者补充蛋白质的最佳选择。

专家提醒 冬令时节食鲫鱼最佳，且鲫鱼不宜与芥菜同食，与豆腐搭配炖汤营养最佳。身体过于虚弱者不宜食用鲫鱼。鱼子中胆固醇含量较高，故中老年人和高血脂、高胆固醇者应忌食。

选购指南 在选购鲫鱼时，最好选择反应敏捷、好动、游动自如、体表有一层透明的黏液、各部位无伤残的鲫鱼。鲫鱼的吃法以清蒸或煮汤营养效果最佳。

养生厨房

鲫鱼豆腐汤

原料 鲫鱼300克，内酯豆腐300克，料酒25克，葱15克，姜10克，盐5克，味精10克，食用油适量。

制用法 鲫鱼开膛去内脏，洗净，沥干，用盐和料酒稍腌待用。豆腐切成1厘米厚的块；锅烧热，加食用油，将鲫鱼放入，煎至两面呈金黄色。加入葱、姜和足够水（5碗左右）。加盖，烧沸后转小火煲40分钟（如果想要汤色雪白，就在烧沸后先用大火煲10分钟）。加入豆腐，再煮5分钟，加盐和味精调味即可。

功效 此汤药用价值极高，具有和中补虚、除湿利水、补虚羸的功效。

清炖鲫鱼

原料 鲫鱼1 000克，姜、大葱、料酒、醋、精盐各适量。

制用法 将鲫鱼去鳞、腮、内脏后洗净，加入葱、姜、精盐、料酒等腌渍片刻。在砂锅中加入适量清水，放入腌渍好的鲫鱼用小火炖，至汤白鱼肉烂时，再加少许醋即可。

功效 鲫鱼含有大量的钙、磷、铁等矿物质，具有和中补虚、除湿利水、温胃进食、补虚羸之功效，适合骨质疏松症患者食用。

红枣蒸鲫鱼

原料 活鲫鱼1条（约重250克），火腿片25克，红枣12克，虾仁15克，葱、姜、精盐、鸡汤各适量。

制用法 将鲫鱼去鳞、鳃及内脏后洗净，入沸水锅内烫一下捞起；红枣用温水洗净，一并放入汤盘内，并将火腿片、虾仁也一同放入，加葱、姜、精盐、鸡汤等调料，盖好盖子，上笼蒸熟即可食用。

功效 此菜适用于脾胃虚弱所致的食欲不振、消化不良、营养不良、气短神乏、产妇缺乳等。健康人食用有增强机体抗病能力的效果。

鲫鱼川贝汤

原料 鲫鱼1条（约400克），川贝、胡椒、姜丝、陈皮各10克，精盐适量。

制用法 鲫鱼去鳞、内脏，洗净备用。川贝、胡椒、姜丝、陈皮放入鱼腹中，封口。把鱼放入锅内，加水适量，中火煮熟后，用精盐调味，将鱼腹中的材料取出，即可食肉、喝汤。

功效 此汤可清热化痰、滋阴润肺，适合肺热咳嗽、干咳少痰、咳痰带血者食用。

鲤鱼
——消肿佳品

【别名】鲤拐子、鲤子、毛子。

【性味归经】性平，味甘，归脾、肾经。

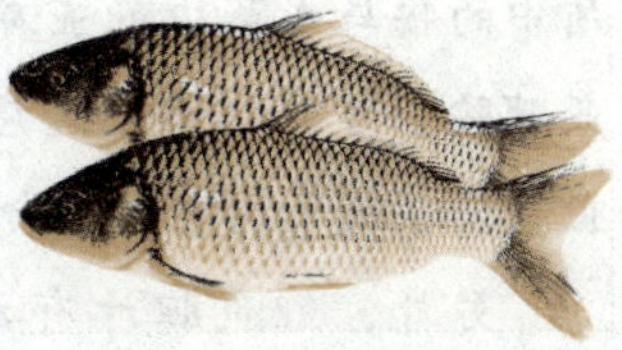

鲤鱼又称拐子、鲤子，因鳞上有十字纹理，故称鲤鱼。鲤鱼体态肥壮，肉质细嫩鲜美，被列为中国四大名鱼之首。逢年过节，家家户户的餐桌上都少不了鲤鱼，取其“年年有余”“鲤鱼跳龙门”之意，以增添喜庆气氛。鲤鱼还是一种观赏鱼，相传明朝万历年间，御花园中就养有红鲤鱼。

适用人群

老少皆宜，尤其适合水肿类疾病患者、孕产妇、咳喘者。

营养价值

鲤鱼的营养成分非常丰富，富含蛋白质、脂肪、钙、磷、铁以及多种维生素和大量的水分，其蛋白质中多种人体必需氨基酸含量都比较高，这大大提高了其营养价值。此外，鲤鱼还含有挥发性含氮物质、挥发性还原性物质、组胺以及组织蛋白酶 A、组织蛋白酶 B、组织蛋白酶 C 等成分。

养生功效

☞ 有益孕产妇

鲤鱼是孕妇的高级保健食材，对孕妇胎动不安、妊娠水肿有很好的食疗作用；鲤鱼也有通乳的作用，对于产妇乳汁缺少有帮助。常喝鲤鱼汤可使乳房丰满，适合乳房发育不全的女性。

☞ 补充钾离子

鲤鱼含有丰富的钾离子，可防治低钾血症，增强肌肉强度，帮助高血压、高脂血症患者改善肌肉疲劳状况。

☞ 预防心血管疾病

鲤鱼的脂肪呈液态，大部分由不饱和脂肪酸组成，具有良好的降低胆固醇作用，经常食用可防治动脉硬化和冠心病。

☞ 保护视力

鲤鱼中含有丰富的维生素 A，可起到保护视力的作用。同时，鲤鱼肉中大量的氨基乙磺酸，是维持人体眼睛健康、视觉正常的重要物质之一，还具有增强人体免疫力、维持血压正常、增强肝脏功能等作用。

专家提醒 鲤鱼用于通乳时应少放盐。当咸菜与鲤鱼一起煮食时，鱼肉蛋白质中的胺与咸菜中的亚硝酸盐化合为亚硝胺，可引起消化道癌肿，所以鲤鱼不宜与咸菜同食或配食。

另外，鲤鱼胆汁有毒，吞噬生、熟鱼胆都会中毒，引起胃肠症状、肝肾衰竭、脑水肿、中毒性休克，严重者可致死亡。鲤鱼为发物，素体阳亢及疮疡患者慎食，有慢性病者不宜食用。

选购指南 优质的鲤鱼，眼球突出，角膜透明，鱼鳃色泽鲜红，腮丝清晰，鳞片完整有光泽，不易脱落，鱼肉坚实、有弹性。鱼体扁平、紧实，多为肠脏少、出肉多的鱼；反之，腹膨体宽，行动迟缓，则多为子多油厚、肠脏壅积的鱼，出肉自然不多。新鲜鱼的眼略凸，眼球黑白分明，眼面发亮；次鲜鱼的眼下塌，眼球浑浊。新鲜鱼的鳃片鲜红带血，清洁、无黏液、无腐臭，鳃盖紧闭；次鲜或变质的鱼鳃片暗红、灰红、紫红或黄绿，带有黏液并伴有腥臭味，鳃盖自行张开。新鲜鱼的鳞片紧贴鱼身，体表有一层清洁、透明、略带腥味的黏液；次鲜鱼的鳞片松动易剥落，体表黏液增多，黏度增大，透明度降低，甚至发出刺鼻的臭味。新鲜鱼肚紧不破；次鲜鱼或变质的鱼肚软胀气或破裂，甚至发黑或发绿。

养生厨房

鲤鱼糯米粥

原料 鲤鱼1条，糯米30克，生姜1片，葱白、豆豉各少许，盐适量。

制用法 将鲤鱼去鳞以及肠杂，洗净后抹干水分，然后烧热锅下油，下姜片略爆，放入鲤鱼煎至两面呈金黄色时盛起放入盘中。糯米洗净，与煎好的鲤鱼和葱白、豆豉同放砂锅内，加清水适量，先大火烧开，再改小火熬煮，粥将好时下盐调味。

功效 健脾养胃，利水消肿。

清蒸鲤鱼

原料 鲤鱼1条，水发香菇、料酒各25克，蒸鱼豉油30毫升，葱15克，姜8克，精盐5克，红椒丝适量。

制用法 将鲤鱼去鳞、鳃、内脏，洗干净后放在案板上，用刀在鱼身上每隔一段斜划一刀纹，用精盐和料酒抹匀鱼身，腌渍片刻。葱去皮，洗净，切斜段。姜洗净，切片。香菇洗净，切片。将葱段铺在盘子里，放上鱼，在鱼身的切口内，放上一半切好的香菇片、姜片，另一半填在鱼肚内。淋上蒸鱼豉油，再切少许葱段和姜丝撒在鱼身的表面。蒸锅里加水，放入鱼，加盖用大火蒸到冒热气后，继续蒸8分钟，取出撒上红椒丝即可。

功效 对于孕妇胎动不安、妊娠性水肿有很好的食疗效果。

黑豆鲤鱼汤

原料 黑豆30克，姜1片，鲤鱼1条，精盐、味精、食用油各适量。

制用法 将黑豆洗净，浸3小时；姜洗净；鲤鱼去鳞、腮、肠脏，洗净，起食用油锅，略煎。把全部用料一齐放入锅内，加清水适量，大火煮沸后，小火煮至黑豆酥烂，用精盐、味精调味即可。

功效 作为肾病水肿、小便不利、口干渴、面色萎白、四肢不温等症的辅助食疗。

催乳鲤鱼汤

原料 猪蹄1个，鲤鱼1条，通草15克，葱白、精盐各适量。

制用法 将鲤鱼去鳞、鳃、内脏，洗净，粗切。猪蹄去毛，洗净剖开。将鲤鱼、猪蹄、通草、葱白、精盐一起放入锅内，加适量水，上火煮至肉熟汤浓即可。每次喝汤1碗，每日2次，连吃两三天即可见效。

功效 此汤有通窍催乳作用。适合产后乳汁不下或过少者食用。

带鱼

——防癌先锋

【别名】牙带鱼、裙带鱼、白带鱼、油带鱼、刀鱼、鞭鱼。

【性味归经】性平，味甘，归脾、肾经。

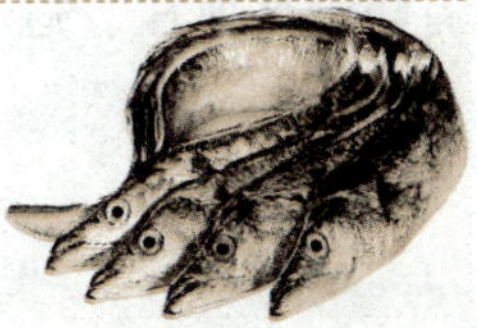

带鱼是一种咸水鱼，因其身体扁长，形似带子，故得名。它肉肥刺少，味道鲜美，营养丰富，鲜食、腌制、冷冻均可，深受人们的欢迎。带鱼数量极多，与大、小黄鱼及乌贼并称为中国的四大海产。

适用人群

老少皆宜，尤其适合老年人、儿童、孕产妇、心脑血管病患者，以及白血病、胃癌、淋巴肿瘤患者。

营养价值

带鱼富含蛋白质、钙、磷、铁、碘及维生素 B_1、维生素 B_2、维生素 B_3、维生素 A 等成分。带鱼富含蛋白质，而且鱼骨很易剔除，适合儿童食用。

养生功效

☞ 保护心脑血管系统

带鱼含镁元素丰富，对心脑血管系统有很好的保护作用，有利于预防高血压、心肌梗死等心脑血管疾病；带鱼的脂肪多为不饱和脂肪酸，具有降低胆固醇的作用。

☞ 保肝抗癌

带鱼的鳞和银白色油脂层中含有一种叫作 6-硫代鸟嘌呤的抗癌成分，对辅助治疗白血病、胃癌、淋巴肿瘤等有益。带鱼鳞中的不饱和脂肪酸还有防治高血压、冠心病的作用，所以食用带鱼时不用刮鳞，或将刮下的鳞收集起来，晾干后单独煎汤食用，既可保肝，又能抗癌。

☞ 益智美容

孕妇多吃带鱼有利于胎儿脑组织发育；儿童多吃带鱼有益于提高智力；老年人多吃带鱼则可以延缓大脑萎缩，预防老年痴呆症；女性多吃带鱼，能促进肌肤光滑润泽，使头发乌黑，面容更加靓丽。

专家提醒 哮喘、中风、溃疡患者，过敏体质者以及患有疥疮、湿疹等皮肤病的人慎食。

选购指南 选购带鱼时以体表银粉清晰、未被刮除者为佳，如银粉脱落失去光泽呈黄褐色，眼球内陷或消失，说明不新鲜了。长度以 1 米左右为好，过长的带鱼肉质会较老，味道也较差。新鲜的带鱼经过盐腌后，再置于阳光下晒干，制成带鱼干，可长期保存。带鱼腥气较重，不适合清蒸，而以红烧、糖醋、熏制为佳，油煎亦可；禁用牛油、羊油煎炸。

养生厨房

萝卜干炖带鱼

原料 新鲜带鱼500克，萝卜干150克，花椒5粒，大料2粒，干辣椒2个，葱、姜、蒜片各15克，酱油15克，白糖10克，料酒15克，醋20克，精盐2克，味精少许。

制用法 将带鱼收拾干净后切段，萝卜干切成小段。将带鱼段放入油锅中两面稍煎一下，铲出。锅中留底油，先下入花椒、大料、干辣椒爆香，然后下葱、姜、蒜片、萝卜干翻炒片刻，加入酱油、白糖、料酒、精盐、醋及少量清水，烧开后码入带鱼，焖至汤汁将干时放味精拌匀即可。

功效 带鱼含有丰富的镁元素，对心血管系统有很好的保护作用，有利于预防高血压、心肌梗死等心血管疾病。常吃带鱼还有养肝补血、润肤养发等功效。

木瓜烧带鱼

原料 带鱼350克，生木瓜200克，葱段、姜片、醋、精盐、酱油、料酒、食用油各适量。

制用法 将带鱼去鳃、内脏，洗净，切成3厘米长的段；生木瓜洗净，去皮，除去瓜核，切条。锅内倒入食用油烧热，放入葱段、姜片爆香，放入带鱼煎至金黄，放入木瓜条，调入醋、酱油、料酒，同炒至熟，加精盐调味即可。

功效 带鱼含有多种营养成分，可以缓解脾胃虚弱、消化不良。此菜清香味美，还可以帮助消化，有助于营养的充分吸收。

红烧带鱼

原料 带鱼1条，食用油、酱油、白糖、精盐各适量。

制用法 带鱼洗净，破肚去内脏，去头，切成菱形块，晾干水分。油放入锅中烧至七成热，先放少许盐于油锅中，然后放入带鱼炸至两面微黄，再加入酱油和白糖，改为中火再将带鱼煎15分钟，起锅即可。

功效 补益肝肾，强筋健骨。适合腰膝酸软无力者常食。

糖醋带鱼

原料 带鱼1条（约750克），鸡蛋2个，食用油适量，葱段、料酒各30克，姜3片，蒜片10克，大料2粒，醋、淀粉各20克，白糖25克，精盐5克，生抽15克。

制用法 将带鱼洗净后剁去头、尾，剪去鳍，切成长约8厘米的段，用精盐、料酒腌约30分钟，然后放入用鸡蛋、淀粉调成的蛋糊中上浆。坐锅热油，烧至八成热，将上浆的带鱼下锅油炸，待炸至两面呈金黄色时，捞出控油。锅内留少许底油，放入大料、葱段、姜片、蒜片爆出香味后，烹入醋，加白糖、料酒、生抽及适量清水煮开，将炸好的带鱼放进锅里，煮至汤汁剩下1/3时，拣出大料等调料出锅盛盘。

功效 带鱼富含镁元素，对心血管系统有很好的保护作用，有利于预防心血管疾病。

鳝鱼
——鱼中人参

【别名】 牙带鱼、裙带鱼、白带鱼、油带鱼、刀鱼、鞭鱼。

【性味归经】 性温，味甘，归肝、脾、肾经。

鳝鱼又称黄鳝、长鱼、海蛇，因皮色黄，故有黄鳝之称。鳝鱼味鲜肉美，刺少肉厚，食之增力。日本人爱吃鳝鱼，日本各地素有三伏天吃烤鳝鱼片的习俗。我国人民则喜食小暑前后1个月的鳝鱼，故有“小暑黄鳝赛人参”之说。

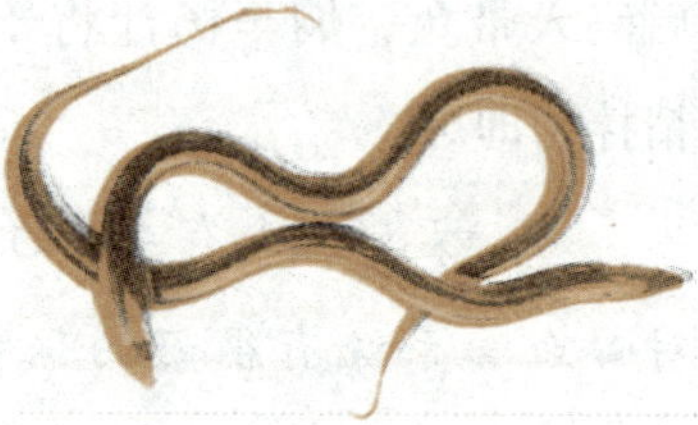

适用人群

老少皆宜，产妇、眼疾患者、糖尿病患者可多吃。

营养价值

鳝鱼营养丰富，每100克鳝鱼含蛋白质18.8克，脂肪0.9克，钙38毫克，磷150毫克，铁1.6毫克，维生素B_1 0.02毫克，维生素B_2 0.95毫克，烟酸3.1毫克。鳝鱼中还含有多种人体必需氨基酸和对人体有益的不饱和脂肪酸。另外，在常见的淡水鱼类中，鳝鱼的钙、铁含量居第一位。

养生功效

☞ 健脑益智

鳝鱼含有丰富的二十碳六烯酸（DHA）和卵磷脂，它们是构成人体各器官组织细胞膜的主要成分，而且是脑细胞不可缺少的营养成分，故食用鳝鱼肉有补脑益智的功效。

☞ 防治眼病

鳝鱼富含各种维生素，特别是维生素 A 的含量多得惊人，对眼病有很好的治疗功效。鳝鱼的血还有辅助治疗口眼歪斜症的作用。

☞ 降糖、降胆固醇

鳝鱼体内所含的特种物质“鳝鱼素”，能降低和调节血糖，对糖尿病有较好的治疗作用，加之所含脂肪极少，因而是糖尿病患者的理想食品。鳝鱼还可以降低血液中胆固醇的浓度，有效防治动脉硬化引起的心血管疾病。

专家提醒 鳝鱼虽好，也不宜食之过量，否则不仅不易消化，而且可能引发旧症。虚热或热证初愈者，痢疾、腹胀者不宜食用。

选购指南 青色鳝鱼有毒，尽量选择黄色鳝鱼。吃鳝鱼最好现杀现烹，死了的鳝鱼有毒，不宜食用。把鳝鱼放进锅里煮，煮之前在水中放入精盐、葱、姜、料酒和醋，这样做一是为了去除鳝鱼的腥味，二是可以去除鳝鱼身上的黏液。

养生厨房

黄鳝肉丝粥

原料 黄鳝 150 克，猪瘦肉 60 克，粳米 100 克，姜丝 2 克，葱末 2 克，精盐 1 克，味精 2 克，料酒 10 毫升，熟猪油 10 克。

制用法 将黄鳝洗净切段；猪瘦肉切丝；粳米淘洗干净，备用。锅内加水适量，放入黄鳝段、猪肉丝、粳米、姜丝、葱末、精盐、料酒一起煮粥，熟后调入味精、熟猪油即成。

功效 每日食用 1～2 次，长期食用，有显著的降血糖作用。适合糖尿病患者食用。

生爆鳝片

原料 大鳝鱼 2 条（约 500 克），大蒜片、料酒、湿淀粉、精盐、酱油、白糖、醋、面粉、芝麻油、植物油各适量。

制用法 将大鳝鱼剖杀后剔骨，

去头尾后用刀拍一下，然后切成菱形片，放入碗内，用精盐和料酒腌拌片刻，再用湿淀粉及少许面粉拌匀待用。炒锅置火上，放油烧至七成热，投入鳝片炸至结壳捞出；待油温回升后再复炸至金黄色，倒入漏勺内沥去油，装入盘中。锅内留少许油置火上烧热，倒入大蒜片以及用料酒、酱油、白糖、醋、湿淀粉和少许清水对成的味汁，搅匀，淋入芝麻油，浇在鳝鱼片上即可。

功效 主治体虚乏力，可补气养血、滋补肝肾、强身健体。

黄鳝红糖散

原料 黄鳝1条（焙干），红糖15克。

制用法 共研细末，温水调食。

功效 用于久痢虚证，还可用于老人虚痢。

板栗黄鳝煲

原料 黄鳝400克，板栗100克，姜片、蒜瓣、精盐、料酒各适量。

制用法 黄鳝洗净，用热水烫去黏液，切段，放精盐、料酒拌匀，备用；板栗洗净去壳，备用。将黄鳝段、板栗、姜片、蒜瓣一同放入锅内，加入清水煮沸后，转小火再煲1小时，出锅时加入精盐调味即可。

功效 黄鳝能补五脏、填精养血、除风湿、活筋骨，搭配板栗，对筋骨酸痛、浑身乏力、精神疲倦都有良好的作用。

螃蟹
——食中珍味

【别名】螯毛蟹、梭子蟹、青蟹。

【性味归经】性寒，味咸，归肝、胃经。

“自古以来蟹肉香”，秋天是螃蟹成熟的季节。此时的螃蟹经过长期的养分积累，具有肉肥、肉嫩、鲜美等特点，而且营养丰富，是公认的食中珍味，亦有“一盘蟹，顶桌菜”的民谚。

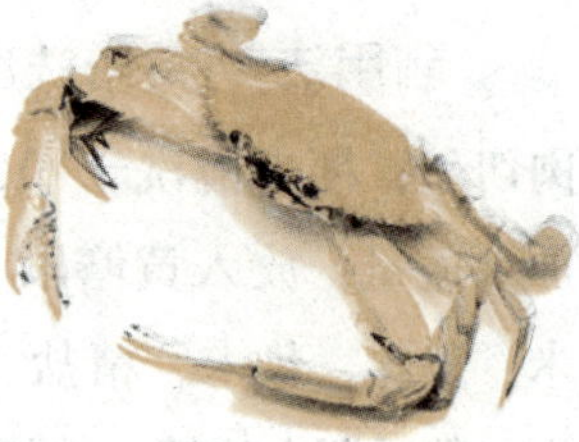

适用人群

老少皆宜。

营养价值

螃蟹含有丰富的蛋白质、维生素A、维生素B_1、维生素B_2、烟酸、维生素C及钙、磷、铁等。据测定，每100克蟹肉含有蛋白质14克，脂肪2.6～5.9克，钙130～140毫克，磷150～190毫克，胡萝卜素2～6毫克，还有少量糖类等。此外，铁的含量比一般鱼类高出5～10倍，具有较高的药用价值。

养生功效

☞ 滋补，抗结核

螃蟹富含蛋白质、微量元素等营养成分，对身体有很好的滋补作用；螃蟹还有抗结核作用，吃蟹对结核病的康复大有裨益。

☞ 化瘀养生

螃蟹可清热解毒、活血通络、滋阴养胃，对于瘀血、损伤、腰腿酸痛和风湿性关节炎等疾病有一定的效果。

☞ 强身健体

螃蟹有清热解毒、滋肝阴、充胃液等多种功效。蟹壳的提取物还具有清除体内致癌物质、重金属，吸附脂肪、降低血脂，调节血压，增加肠内益生菌、帮助消化，降低盐分摄取，抗血栓等功效。

专家提醒 伤风、发热、胃痛以及腹泻患者，不宜食蟹。冠心病、高血压、动脉硬化、高脂血症患者也不宜多吃蟹。体质过敏者不宜吃蟹。

选购指南 螃蟹中滋味最鲜美的是大闸蟹，其次是膏蟹和肉蟹。海蟹虽味美，但缺少蟹膏和蟹黄。选购螃蟹时，同样大小的越沉越新鲜，而且新鲜的螃蟹腹部和螯足内侧呈乳白色（蟹肚上有铁锈斑颜色的为老蟹），蟹鳃呈青白色，无异味。螃蟹需冷藏，可以在冰箱最下层透明抽屉的底部均匀地撒上一层芝麻，再把活蟹直接放进抽屉。这种低温饲养的方法可以让螃蟹存活较长时间。吃蟹前可把蟹放入淡盐水中浸一下，使其吐出污水和杂质。吃蟹要除去腮、胃、心、肠，这些部位多带有大量的细菌、病毒、污物，食用时必须剔除。螃蟹蒸煮食用，可搭配姜末或热酒，以制其寒性。

养生厨房

干贝蟹肉炖白菜

原料 白菜500克，蟹肉150克，干贝50克，精盐、姜、味精、大葱、猪油、鲜汤各适量。

制用法 将白菜洗净，平均切成4小段，入沸水烫透，再入凉水，捞出备用；干贝泡软洗净，蒸透，撕成丝；蟹肉撕丝，葱姜切成丝。往锅中放500毫升鲜汤，加精盐、味精、葱丝、姜丝，加白菜、猪油，先用小火炖30分钟，再放入干贝丝、蟹肉丝，再炖20分钟即可。

功效 滋阴清热，润肺化痰，解毒。

蒸螃蟹

原料 螃蟹1只，紫苏叶6克。

制用法 蒸熟，佐以姜米、醋、酒进食。

功效 用于跌打筋骨损伤，产后腹痛血不下。

爆炒泰式芙蓉蟹

原料 螃蟹1只，洋葱、青椒各1个，鸡蛋1个，葱、姜、料酒、精盐、淀粉、咖喱粉、食用油各适量。

制用法 螃蟹洗净，切块；姜洗净，切片；洋葱切丝；青椒切段；葱白与葱绿分开，葱白切段，葱绿切花；鸡蛋打散后加淀粉调匀成蛋糊汁。食用油锅置火上，烧热，洋葱、葱白、青椒与姜片入锅爆香后，将蟹块下锅，并加入咖喱粉炒香，加入料酒和适量清水，用精盐调味后，盖上锅盖焖3～4分钟。起锅前，将蛋糊汁淋入，炒至蛋糊汁与咖喱汁相溶，凝成蛋花后，再加入葱花拌匀即可。

功效 补骨添髓，通经活络，滋肝阴。

啤酒蟹

原料 螃蟹600克，鸡蛋清3个，啤酒1杯，精盐、胡椒粉、淀粉、香菜各适量。

制用法 将蟹开膛洗净后，保留蟹盖完整，蟹体剁成数块洗净，沥干。取淀粉适量将蟹块拌匀；鸡蛋清加调料拌匀，然后加入啤酒拌匀。将蟹块放入锅里，上加蟹盖，淋上蛋清啤酒液。加盖煮6～8分钟，撒上香菜即可。

功效 适宜瘀血肿痛之人食用。

甲鱼
——滋补佳品

【别名】鼋鱼、团鱼、蛋鱼、鳖鱼、老鳖、王八。

【性味归经】性平、微寒，味咸，归肝、肺、脾经。

夏季，甲鱼长得最为肥实丰满，是食用它的最佳时节。在我国甲鱼已有很长的饲养历史，3 000 多年前的西周就设有专职“鳖人”，为帝王捕捉鳖。甲鱼肉鲜味美，营养丰富，是人们喜爱的滋补佳肴。它无论蒸煮、清炖，还是烧卤、煎炸，都风味香浓。

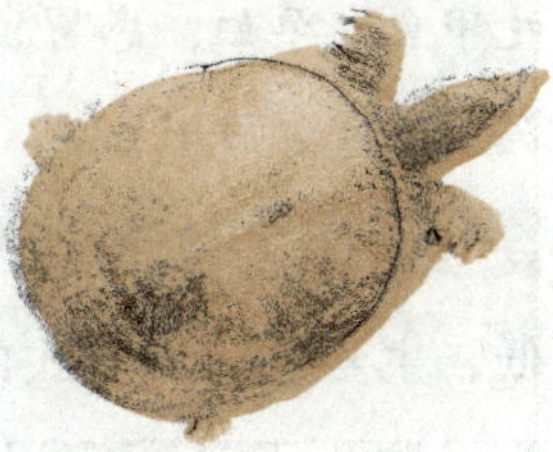

适用人群

身体虚弱的人宜食。尤其适合癌症、贫血、高血压、冠心病患者。

营养价值

甲鱼营养丰富，肉中的蛋白质含量高。据测定，每 100 克甲鱼肉内含蛋白质 14.9～17.4 克，甲鱼肉中含有人体所需的 8 种氨基酸、脂肪、不饱和脂肪酸、水分等。甲鱼肉中还含有以 EPA 和 DHA 为主的脂肪酸。研究表明，DHA 和 EPA 在甲鱼油中的含量远比海产鱼、贝类要高。

养生功效

☞ 防癌

甲鱼肉及其提取物能有效地预防和抑制肝癌、胃癌、急性淋巴性白血病，并可用于防治因放疗、化疗引起的虚弱、贫血、白细胞减少等症。

☞ 养颜、抗衰老

甲鱼富含维生素 A、维生素 E、胶原蛋白和多种氨基酸、不饱和脂肪酸，它们具有较强的抗氧化性，能提高人体免疫力，有养颜美容和延缓衰老的作用。

☞ 降低胆固醇

甲鱼有很好的净血作用，常食可降低胆固醇，对高血压、冠心病也有很好的防治作用。

☞ 壮阳补肾

用甲鱼壳熬制的胶，具有滋阴益肾、散结消痞、强筋健骨的功效，可防治肾亏虚弱、头晕遗精等症。

专家提醒 甲鱼滋腻，会减弱胃运动，故胃功能虚弱、消化不良者应少食。甲鱼含有丰富的蛋白质，肝炎患者很难吸收，而且还会加重肝脏负担，影响身体健康，所以患有肝炎的人不宜吃甲鱼。孕妇，感冒、失眠及产后泄泻者不宜食用甲鱼。

选购指南 甲鱼的市场价格有高有低，主要是饲养方式的不同造成的。为了防止无良商家以次充好，了解一些挑选甲鱼的方法是很有必要的。挑选甲鱼的注意事项：背壳呈青色的清水甲鱼比背壳呈黄色的黄沙甲鱼好。甲鱼尾部超出背壳的为雄性，反之为雌性，雄性比雌性好。一般以750克左右的雄性清水甲鱼为上乘。被蚊子叮咬过的甲鱼质量最不好。买甲鱼必须买活的，千万不能图便宜买死甲鱼，甲鱼死后体内会分解大量毒物，容易引起食物中毒，即使冷藏也不可食用。买甲鱼时，关键看它的腹部和背部是否光洁、无斑。有瘢痕的甲鱼，说明它生过病；有血点的，说明它还带着病；肚皮有血丝的，说明它被抓起来有段时间了，或者有其他问题。

养生厨房

霸王别姬（苏菜）

原料 甲鱼500克，嫩母鸡1 000克，火腿、香菇、冬笋、鲜汤、酒、精盐、葱、姜、味精、青菜心各适量。

制用法 将甲鱼宰杀洗净，入沸水锅中汆，去除血水，捞出洗净，用洁布揩干，盖上壳；嫩母鸡去内脏洗净，斩去爪子，将翅膀交叉塞在鸡嘴里汆水，去除血污，清水洗净。将甲鱼和鸡放入锅中加鲜汤、酒、精盐、葱、姜、火腿、香菇、冬笋，加盖上笼，蒸至汤浓肉烂时，捞出葱姜，加味精、青菜心稍蒸即成。

功效 甲鱼具有滋阴凉血、补肾健骨、散结消痞等作用；母鸡肉蛋白质的含量较高，种类多，而且消化率高，很容易被人体吸收利用，有增强体力、强身壮体的作用。二者同食有很好的滋阴补虚、活血养身功效。同时可作为结核病等多种疾病的调养食谱。

黄芪煲甲鱼

原料 甲鱼1只，黄芪10克，

精盐、料酒、姜片、蒜瓣各适量。

制用法 将甲鱼去内脏，洗净，剁成两大块，和黄芪一同置于砂锅之中，锅内加水1 500毫升，用大火煲半小时。然后加入精盐、料酒、姜片、蒜瓣等调料，再以小火煲15分钟即可食用。

功效 滋阴益气，祛病强身。

老干妈烧甲鱼

原料 芋头1个，甲鱼1只，蒜苗200克，葱、生姜、豆瓣酱、老干妈、高汤、酱油、精盐、鸡精、湿淀粉、食用油各适量。

制用法 芋头洗净，切滚刀块；蒜苗择洗干净，切段；生姜拍破；豆瓣酱、老干妈豆豉酱剁细。甲鱼宰杀后，放沸水中汆烫一下，捞出。刮去粗皮，取下甲壳，取出内脏，洗净，剁成小块。锅内放油烧热，放入剁好的豆瓣酱炒香，再加老干妈酱、甲鱼煸炒至水分干，加入高汤、酱油、精盐、姜、葱、芋头，小火慢烧至熟。去掉姜、葱，加入蒜苗段、鸡精略烧，用湿淀粉勾薄芡即成。

功效 滋阴益肾，强筋健骨。

蛤蜊
——百味之冠

【别名】蛤、蚬蛤、沙蜊、西施舌。

【性味归经】性寒，味咸，归肝、肾经。

蛤蜊肉鲜美无比，被称为“天下第一鲜”“百味之冠”。苏东坡有语，说是“莫谈国事，且食蛤蜊”。黄山谷有诗句云，“谁能着意知许事，且为元长食蛤蜊。”江苏民间还有“吃了蛤蜊肉，百味都失灵”之说。

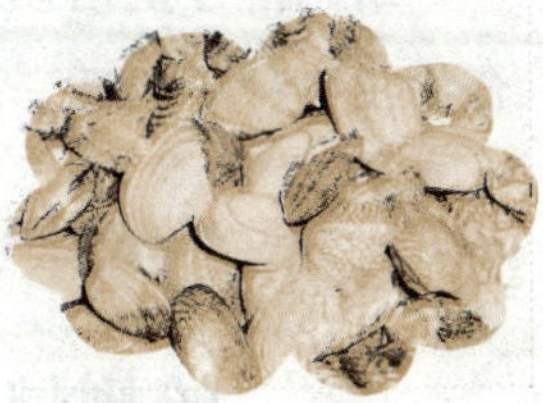

适用人群

老少皆宜，尤其适合高胆固醇、高脂血症、甲状腺肿大、支气管炎、胃病患者食用。

营养价值

蛤蜊味道鲜美，营养全面，是物美价廉的海产品。它含有蛋白质、脂肪、糖类、铁、钙、磷、碘、维生素、氨基酸和牛磺酸等多种成分，是一种低热量、高蛋白、可防治中老年慢性病的理想食品。蛤壳中则含有碳酸钙、磷酸钙、矽酸镁、碘、溴盐等。

养生功效

☞ 降低胆固醇

蛤蜊肉中含具有降低血清胆固醇作用的代尔太7－胆固醇和24－亚甲基胆固醇，它们兼有抑制胆固醇在肝脏合成和加速排泄胆固醇的独特作用，从而使体内胆固醇下降。它们的功效比常用的降胆固醇药物谷固醇更强。

☞ 预防老年慢性病

蛤蜊富含蛋白质、脂肪、碳水化合物及各种矿物质、维生素、氨基酸和牛磺酸等，是一种低热量、高蛋白、辅助治疗中老年慢性病的理想食品。

☞ 缓解压力

人们在食用蛤蜊后，常有一种神清气爽的感觉，这对消除烦恼和缓解压力，无疑是有益的。

专家提醒 烹饪蛤蜊时，要确保完全熟透后再食用。忌食未熟的蛤蜊，否则容易感染传染性病菌。有宿疾者慎食。阳虚体质和脾胃虚寒腹痛、泻泄者忌食。

选购指南 新鲜的蛤蜊，用手触摸会立即紧闭。拿蛤蜊壳互敲，声音坚实者较为新鲜。蛤蜊可浸泡在盐水中吐沙，但浸泡时间不能太长，以免影响口感。洗净吐沙后，以保鲜袋分装每次的需要量，放入冷冻室中保存。蛤蜊本身极富鲜味，烹制时不要再加味精，也不宜多放盐，以免失去鲜味。贝类中的泥肠不宜食用。

养生厨房

蛤蜊炖蛋

原料 蛤蜊250克，鸡蛋3个，葱花、精盐各适量。

制用法 蛤蜊洗净，下入开水锅中煮至壳开，取出洗净泥沙；鸡蛋打入碗中，加入精盐、葱花搅散；将蛤蜊放入鸡蛋中，入蒸锅蒸10分钟即可。

功效 润肺利咽，清热解毒，护肤美容。

蛤蜊杂烩

原料 蛤蜊100克，菜花、胡萝卜、马铃薯、洋葱、面粉、冷冻玉米、青豆、奶油、牛奶、高汤、精盐、胡椒粉、欧芹叶各适量。

制用法 用盐水清洗蛤蜊肉后沥干水分，再用1大匙的奶油略炒后移入其他盘子内。将1/4株菜花分成几小朵用沸水烫一下，将1/2个马铃薯、1/6根胡萝卜、1/4个洋葱切丁。在锅内加入各1/6杯的冷冻玉米及青豆热炒，再撒上1/2大匙的面粉，添加1杯高汤后煮软，再加1/2杯牛奶后熬煮，再添加两大匙的鲜奶油，放入蛤蜊肉、蔬菜后细火慢熬，最后用精盐、胡椒粉调味，再撒上些许的欧芹叶即可。

功效 促进肌肤红润，有补肝作用。

蛤蜊肉炒猪肉

原料 净蛤肉200克，猪肉100克，玉兰片、木耳各15克，油菜30克，植物油60毫升，酱油15毫升，料酒15毫升，鸡蛋半个，湿淀粉50克，椒油2.5毫升，精盐0.5克，葱、姜各10克。

制用法 将蛤肉洗净，清除肉毛(不可以吃腮肉)，割去黑心，切成厚3毫米的片；猪肉切成长3厘米、厚1厘米的片；玉兰片切成小骨排片；木耳发好，大的要切开；油菜切小段；葱切花，姜切末。将肉片装入碗内，加少许蛋清抓拌均匀。锅烧热加油，油热时放入葱、姜烹锅，下玉兰片、木耳、油菜煸炒，再加入蛤肉翻炒几下，加入料酒、酱油、精盐，将口味调好，加入猪肉片同炒几下，加湿淀粉勾芡，淋入椒油即成。

功效 滋生津液，润五脏，开胃。

蛤蜊氽鲫鱼

原料 净鲫鱼1条，蛤蜊20只，绿叶蔬菜25克，姜1块，精盐2克，姜末醋1碟，葱结25克，绍酒25毫升，熟鸡油10毫升，熟猪油50毫升，奶汤1 250毫升。

制用法 在鲫鱼背脊肉丰厚处，从头到尾两面各划1刀，刀深至骨。炒锅置旺火上烧热，用油划锅后，下猪油至100℃左右时，将鱼在沸水中稍烫，即放入锅略煎，迅速翻身，加入精盐、绍酒、葱结、姜、奶汤，盖好锅盖，旺火烧5分钟左右，取出鱼，装入品锅，汤汁用细筛过滤后倒入品锅。在烧鱼的同时，将洗净的蛤蜊用开水烫至外壳略开，去掉泥衣，放在鱼的两边，围上熟绿叶蔬菜，淋上鸡油即成。上桌时带姜末醋1碟。

功效 此菜河海两鲜合一，汁浓白，肉鲜嫩，汤鲜味美，营养丰富，为杭州的传统名菜。具有和胃、补虚、降逆止呕的功效。

鱿鱼
——海中标枪头

【别名】 柔鱼、枪乌贼。

【性味归经】 性平，味甘、咸，归肝、胃经。

鱿鱼，又称柔鱼、枪乌贼，是名贵的海产品。虽然习惯上称鱿鱼为鱼，其实它并不是鱼，而是生活在海洋中的软体动物，是乌贼的一种。鱿鱼几乎成了海味的代表，闻名遐迩。鱿鱼是最平价的一种海鲜，吃法多样。

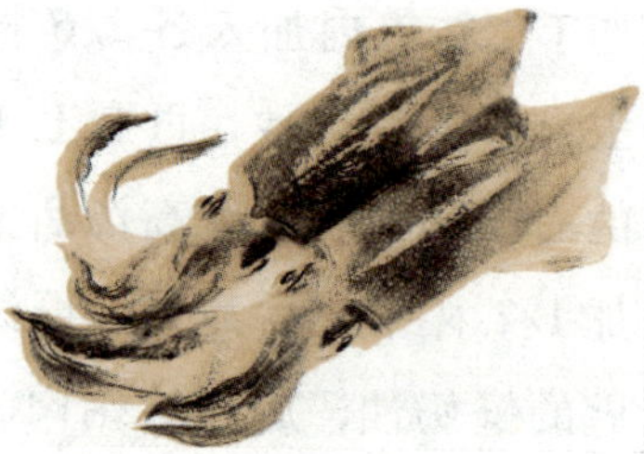

适用人群

老少皆宜，尤其适合儿童、贫血者、肝脏病患者、爱美人士。

营养价值

鱿鱼营养价值很高，鱿鱼肉的蛋白质含量极高，达16%～20%；脂肪含量极低，只有不到1%。此外，鱿鱼肉中还含有碘、锰、铜及维生素B_1等。

养生功效

☞ **预防贫血**

鱿鱼中含有丰富的钙、磷、铁元素，是维持人体健康所必需的营养成分，对骨骼发育和造血十分有益，可预防贫血。

☞ **软化血管、抗衰老**

鱿鱼富含的牛磺酸可有效减少血管壁内所累积的胆固醇，预防动脉硬化和胆结石的形成，同时还能补充脑力，预防老年痴呆症。另外，鱿鱼有调节血压、保护神经纤维、活化细胞的作用，经常食用鱿鱼能延缓身体衰老。对老年人来说，鱿鱼是有益健康的食物。

☞ 护肝明目

鱿鱼除含有人体所需的氨基酸外，还含有大量牛磺酸。牛磺酸可预防成人病，缓解疲劳，恢复视力，改善肝脏功能。鱿鱼含有的多肽和硒有抗病毒、抗射线的作用。鱿鱼对肝脏还具有解毒、排毒的功效。

专家提醒 鱿鱼应煮熟后再吃，生鱿鱼中含有一种多肽成分，生吃很可能会导致肠运动失调。另外，脾胃虚寒的人应少吃，高脂血症、高胆固醇血症、动脉硬化等心血管病及肝病患者应慎食。湿疹、荨麻疹等疾病患者忌食鱿鱼。

选购指南 鱿鱼有新鲜鱿鱼、水发鱿鱼和干鱿鱼三种。新鲜鱿鱼以体腔呈圆滚状、外层皮膜完整、肉质具弹性光泽的为好；水发鱿鱼的香气不如干鱿鱼，购买时可用手触摸鱿鱼身体，触感厚实者较佳；品质较好的干鱿鱼，外表颜色微红，有香气，且带大量的白粉。新鲜鱿鱼保存前要将内脏、软骨、皮膜全部除掉，用水洗净后，将水分擦干，包上保鲜膜，放入冰箱冷冻即可，尽量于1周内食用完毕。

养生厨房

香菇鱿鱼汤

原 料 水发鱿鱼100克，水发香菇50克，虾仁20克，肉末20克，冬笋片30克，料酒、精盐、味精、白糖、葱末、水淀粉、胡椒粉、熟猪油、香油各适量。

制用法 将水发鱿鱼切成3厘米长的斜方块，放在开水中氽一下，捞起沥干。香菇去蒂洗净切成片。锅内加入猪油烧热，将葱末、肉末、冬笋片、香菇片加入煸炒，注入清水，然后加入浸泡的虾仁及料酒、精盐、白糖，煮沸后放入鱿鱼块，用水淀粉勾稀芡，加入味精、胡椒粉，淋上香油即成。

功 效 鱿鱼含较多的蛋白质，具有滋阴养血、润燥生津的作用。香菇含有降低血脂和抗肿瘤的物质。故本汤菜除作为滋补营养菜肴外，亦可作为抗癌的保健食谱。

韭菜炒鱿鱼

原料 鲜鱿鱼1条，韭菜100克，酱油、精盐、食用油各适量。

制用法 鲜鱿鱼剖开，处理干净，切成粗条，放入开水中氽烫，捞出；韭菜洗净，切段。食用油锅烧热，放入韭菜翻炒，然后放入鲜鱿鱼，翻炒至熟，加适量精盐、酱油，炒匀即可。

功效 鱿鱼营养丰富，可预防贫血，缓解疲劳感，提高自身免疫力。

鱿鱼丝拌粉皮

原料 鱿鱼50克，粉皮150克，精盐、味精、酱油、蚝油各适量。

制用法 鱿鱼洗净，切成丝，入开水中烫熟；粉皮洗净，入水中焯一下。将精盐、味精、酱油、蚝油调匀，制成味汁。将味汁淋在粉皮、鱿鱼上，拌匀即可。

功效 补血养颜。尤其适合女性食用。

干煸鱿鱼须

原料 鱿鱼须500克，西芹150克，红椒丝少许，精盐、糖、麻油、料酒、干辣椒段各适量。

制用法 鱿鱼须洗净，用精盐、糖、料酒腌渍10分钟；西芹洗净，切段。油锅烧热，将鱿鱼须炸至呈金黄色，放干辣椒段、西芹翻炒，加精盐、红椒丝，炒至红椒丝出香味，淋麻油出锅装盘即可。

功效 此菜品具有增强免疫力的功效，适合男性食用。

海参

——海中人参

【别名】刺参、海鼠、海瓜。

【性味归经】性平，味甘、咸，归心、肾经。

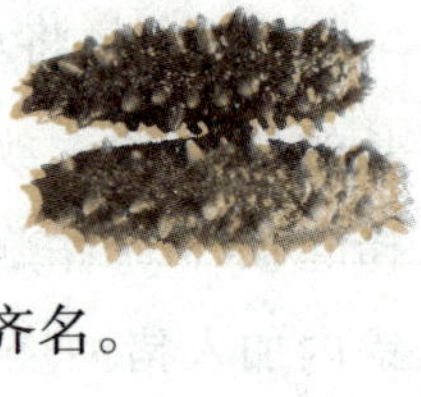

海参是一种名贵海产品，因补益作用类似人参而被称为海参。俗话说“陆有人参，水有海参”。海参与人参齐名，足见其在天然滋补品中占有的地位。其滋味腴美，风味高雅，久负盛名，是世界八大珍品之一，与燕窝、人参、鱼翅齐名。

适用人群

老少皆宜，尤其适合青少年，老年人，高血压、冠心病、肝炎、贫血、糖尿病、胃溃疡患者。

营养价值

海参营养丰富，每100克鲜海参中，蛋白质含量高达16.5克，糖类0.4克，胆固醇、脂肪的含量却不高，是一种典型的高蛋白、低脂肪、低胆固醇的食物。海参中钙、维生素E、碘、磷、铁、钒的含量也十分丰富。海参中硒的含量非常高。海参所含的蛋白质成分虽不及鱼翅，但较之其他海产品，仍是佳品。海参煮烂后，适合老年人和儿童，以及胃纳欠佳的人进食，既不油腻，又易消化。

养生功效

☞ 预防贫血

海参中微量元素钒的含量居各种食物之首，可参与血液中铁的输送，增强造血功能，预防贫血。

☞ 补肾壮阳

海参具有补肾益精、壮阳润燥、补脑益智的功效，适用于辅助治疗精血亏损、虚弱劳怯、阳痿、遗精、早泄、小便频数等症。

☞ 防癌抗癌

海参中富含微量元素硒和其他抗癌物质，对癌细胞的生长、转移具有显著抑制作用，在临床上已广泛应用于各种癌症的辅助治疗及术后的食疗。

☞ 壮骨强身

海参中富含铁，对贫血患者十分有益。此外，海参还富含钙和磷元素，经常食用海参可预防小儿软骨病、佝偻病及老年性骨折、骨质疏松症等，有壮骨强身之效。

专家提醒 海参涨发品每餐以食用50～100克为宜。海参不宜与甘草同食。海参性滑利，脾胃虚弱、痰多便稀薄者最好不要食用。买回涨发好的海参后，应反复过水冲洗，以免残留的化学成分有害健康。

选购指南 海参以肥壮、饱满、顺挺、肉质厚实、体形粗长、体内无沙者为佳品。体形细小、肉薄、腹内有沙者质量较差。可以将海参晒干，装入双层食品塑料袋中，加入几头蒜，然后扎紧袋口，悬挂于高处。

海参龙眼粥

原料 龙眼肉20克，海参30克，粳米100克，冰糖适量。

制用法 粳米淘净备用，海参洗净，用清水浸泡涨发12小时，切薄片；龙眼肉洗净，冰糖打碎。将粳米放入锅里，加水800毫升，放入海参、龙眼肉、冰糖，煮熟成粥，粥稠时出锅装碗即成。

功效 滋补肝肾，补益气血。适用于阳痿、精血亏损、小便频数等症。

凉拌豆芽海参

原料 绿豆芽200克，水发海参100克，精盐、鸡精、料酒、姜块、葱段、辣椒油、酱油、醋、葱花、鲜汤、香油各适量。

制用法 将水发海参洗净，切丝；锅内加鲜汤、姜块、葱段、料酒烧开，放入海参丝焯片刻捞出，沥干水分待用。绿豆芽去两头，洗净，放入沸水锅内焯至八成熟，捞出加少许盐拌匀，挤去多余水分。将海参丝、绿豆芽放入盆内，加精盐、鸡精、辣椒油、酱油、醋、葱花、香油拌匀，装盘即可。

功效 清热润燥，止渴生津。

笋烧海参

原料 水发海参200克，鲜笋100克，猪瘦肉汤、调料各适量。

制用法 海参切长条，鲜笋切片。将猪瘦肉汤烧开，加入海参、竹笋，小火煮片刻，加入精盐、糖、酱油、黄酒，淋入淀粉汁勾芡，汤汁透明即可。

功效 滋阴养血，养颜润肤。

海参羊肉汤

原料 羊瘦肉500克，干海参50克。

制用法 将干海参、羊瘦肉调以佐料，煮汤食。

功效 用于肾虚阳痿，也适用于妇人产后蓐劳。

第六节 调料及饮品

调料也就是调味品，传统的调味品如精盐、酱油等，还有制成品鸡精、沙拉酱、番茄酱等。调味品不仅能调和食物的五味，使之更为可口，而且有些调味品还是人体不可缺少的。

葱、姜、蒜、椒，被称为调味的“四君子”。它们不仅能够调味，而且能杀菌祛寒，对人体健康大有裨益。但在烹调中如何投放才能更提味、更有效，却是一门高深的学问。一般来说，这四种调料的食用原则为肉食多放椒；鱼类多放姜；贝类多放葱；禽肉多放蒜。

烹调时要投放各种调料使菜肴更美味可口，但是如果投放时间不对，不仅口味不好而且浪费调料，时间早了不行，晚了没用。比如，料酒的投放时间应根据原料的不同而有所不同。譬如：烧鱼应在鱼煎好后即放料酒；炒虾仁、炒肉丝，应在主料炒熟后放料酒；做汤应在汤开后放入料酒。再如，做菜时醋的最佳放法在两头，即原料入锅后立即加醋，菜肴临出锅前加醋。又比如，味精要在菜肴出锅前投放，不要放得过早，也不要放得过多。味精放得过早、过多，不仅起不到增鲜的作用，而且还会使菜肴发苦，也有碍人体健康。另外，凉拌菜放味精，要将味精溶化后再放。

饮品是经过加工制造供饮用的液体，大致可分为以下几大类：茶、咖啡、奶制饮品、豆制饮品、酒类饮品、果蔬汁以及碳酸饮料。对于大部分人来说，适量饮用饮品，不仅能解渴，为身体补充水分，而且可以为身体提供必需的营养。但是，一些饮品对某些特定人群有害，需谨慎饮用。对于一部分人群，最好不要饮酒，如脂肪肝、肝炎、肝硬化、心脏病、高血压、高脂血症、恶性肿瘤患者，以及做过外科手术的人，这些人需要做到滴酒不沾。市面上的饮料饮品大多含有食用色素和防腐剂，会使儿童的肝脏不堪重负，而且饮料中的糖分对儿童的食欲有抑制作用，所以，儿童不宜饮用饮料饮品。

葱
——佳蔬良药

【别名】菜伯、和事草、四季葱。

【性味归经】性温，味辛，归胃、肺二经。

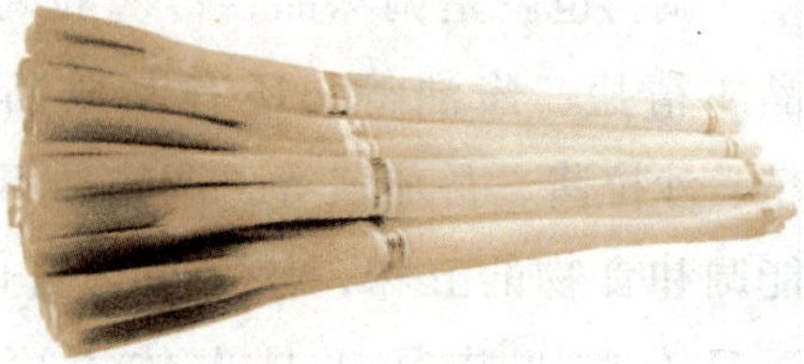

葱是厨房里的必备之物，北方以大葱为主，南方以小葱为主。葱有辛辣芳香之气，大葱辣味更浓，多用于煎炒烹炸；小葱又称香葱，味较淡，一般都是生食或拌凉菜用。相传神农尝百草找到葱后，便将其作为日常膳食的调味品，各种菜肴必加葱调和，故葱又有“和事草”的雅号。葱不仅是家庭必备的调味佐餐佳品，而且能防病治病，可谓“佳蔬良药”。北方有句俗话：“大葱蘸酱，越吃越壮。”这是许多人的养生经验之谈。

适用人群

白带过多、痛经、产后缺乳的女性，胃寒、食欲不振者，癌症患者可多吃。

营养价值

葱的主要成分有蛋白质、脂肪、糖类、维生素 A、B 族维生素、维生素 C 及钙、镁、铁等。此外，葱还含挥发油，其主要成分为葱蒜辣素，也叫植物杀菌素，具有较强的杀菌作用，对痢疾杆菌及皮肤真菌抑制作用更强。

养生功效

☞ 防癌

葱含有果胶，可明显地减少结肠癌的发生。葱内的蒜辣素也可以抑制癌细胞的生长；葱还含有微量元素硒，可降低胃液内的亚硝酸盐含量，对预防胃癌及多种癌症有一定作用。

☞ 提高人体抵抗力

葱含有具刺激性气味的辣素，有较强的杀菌能力。当辣素通过汗腺、呼吸道、泌尿系统排出时，能轻微刺激相关腺体的分泌，起到发汗、祛痰、利尿的作用，从而提高人体的抵抗力，预防呼吸道传染病，还可辅助治疗感冒。

☞ 防头晕

葱含有大量的维生素C，有舒张血管、促进血液循环的作用，经常吃葱有助于预防血压升高所致的头晕，使大脑保持灵活，并能预防老年痴呆症。

专家提醒 葱不宜与蜂蜜同食。不要过量食用葱，否则会引起头昏、视物不清，损伤视力。患有胃肠道疾病，特别是溃疡病的人不宜多食。葱对汗腺刺激性比较强，有腋臭的人在夏季应慎食；多汗的人应忌食。

选购指南 这里教大家挑选大葱的小窍门。①挑直的不挑弯的。因为，直的大葱，它的葱白部分会稍微多一点，这样更实用。②挑紧的不挑松的。判断方法很简单，我们可以捏捏，如果很紧，感觉很有水分，那么就是好大葱；如果捏起来很松，而且表皮都起褶子了，说明这个大葱已经有一段时间了，不新鲜了。

养生厨房

葱爆酸甜牛肉

原料 牛里脊肉350克，大葱150克，香油、料酒、酱油、姜丝、胡椒粉、味精、醋、白糖、食用油各适量。

制用法 将牛里脊肉洗净，剔去筋膜，切成薄片放碗中，加料酒、酱油、胡椒粉、味精、白糖、姜丝拌匀，再用香油拌匀；大葱洗净，切斜片。食用油锅烧至八成热，下牛里脊片、葱片，迅速搅炒至肉片断血色，滴入醋翻炒至熟，起锅装盘。

功效 牛肉与葱搭配，对风寒感冒、头痛鼻塞、面目水肿以及跌打损伤都有很好的辅助疗效。

葱烧海参

原料 葱120克，水发海参200克，清汤250毫升，油菜心2棵，味精、精盐、食用油、酱油、料酒、水淀粉各适量。

制用法 先将海参、油菜心洗净，用开水分别氽烫；用熟食用油把葱段炸黄，制成葱油；海参下锅，加入清汤和酱油、味精、精盐、料酒等调料炒至汤汁只剩1/3，用水淀粉勾芡浇于海参、油菜心上，淋上葱油即成。

功效 此菜具有滋肺补肾、益精壮阳的功效。适用于肺阳虚所致的干咳、咯血，肾阳虚引起的阳痿、遗精，再生障碍性贫血、糖尿病等病症的辅助食疗。

葱白山药粥

原料 山药、白扁豆、薏米、山楂各20克，葱段、精盐各适量。

制用法 山药去皮，洗净，切片；白扁豆、薏米分别淘净；山楂洗净，去核。锅内放入山药、白扁豆、薏米、山楂，加适量水，大火烧沸，改用小火煮至粥熟，加入葱段，烧沸，加精盐调味即可。

功效 温补下元，坚涩固脱。适用于慢性非典型性菌痢。

葱醋粥

原料 葱白15～20根，粳米50克，香醋5～10毫升。

制用法 连根葱白洗净后，切成小段；把粳米淘洗后放入锅内，加水煮沸；然后加入葱段，煮成稀粥；粥将熟时，加入香醋，搅匀即可。

功效 此粥具有补中益气、健脾开胃、消食化积、增进食欲的功效。适合食欲不振、消化不良、便秘、脾胃虚弱者食用。

大葱红枣汤

原料 葱白20根，大枣20枚，白糖适量。

制用法 将葱白洗净切段，大枣洗净切半。二者共入水中煎煮，起锅前加适量白糖即可。

功效 此汤具有和胃安神的功效，可辅助治疗神经衰弱所致的失眠、体虚乏力、食欲不振、消化不良等病症。

姜
——呕家圣药

【别名】 生姜、子姜、黄姜。

【性味归经】 性温，味辛，归肺、胃、脾经。

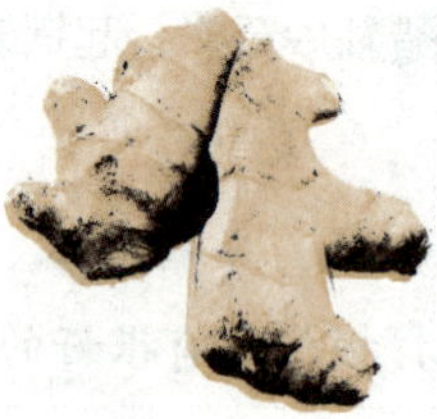

姜有独特的辛辣芳香，是一种极为重要的调料，同时也可作为蔬菜单独食用，而且还是一味重要的中药材，被誉为“呕家圣药”。孔子“每食必姜”。宋代文学家王安石称赞姜能“疆（强）御百邪”。在民间，有

“夏天一日三片姜，不劳医生开药方”“早吃三片姜，赛过喝参汤”等谚语。用姜制作的蜜饯姜、五味姜、甜酱姜、糖姜、脆姜、姜茶、姜酒、姜粥等各色食品不胜枚举。

适用人群

最适合晕动症患者，生姜是减轻晕动症最为理想的天然药物。

营养价值

姜中含有姜酮、姜醇、姜酚、姜油萜、姜烯、枸橼醛、水芹烯、柠檬醛等油性的挥发物，还含有姜辣素、维生素、树脂、淀粉、膳食纤维及少量的矿物质。这些营养元素对人体正常的生理代谢有积极的作用，并且能够大大提高身体免疫系统的工作能力。

养生功效

☞ 开胃，促消化

生姜所含的姜辣素能刺激舌头上的味觉神经和胃黏膜上的感受器，起到开胃健脾、促进消化、增进食欲的作用。

☞ 提神醒脑

在炎热的季节，姜有排汗降温、提神的作用，还可缓解疲劳、乏力、厌食、失眠、腹胀、腹痛等症状。红糖姜汤热服，祛寒发汗，可治疗因着凉导致的感冒。

☞ 杀菌治病

生姜所含的挥发油有杀菌解毒作用，炒菜时放些姜，既可调味又可解毒；而着凉、感冒时喝生姜汤，能够祛除身体里的寒气。

☞ 抗衰老

人体在进行正常新陈代谢时，会产生一种有害物质——氧自由基，促使机体发生癌变和衰老。姜中的姜辣素进入体内后，能产生一种抗氧化成分，它有很强的对付氧自由基的本领，比维生素 E 还要强得多。所以，吃姜能抗衰老。

☞ 减轻晕车晕船

姜是减轻晕动症的理想“天然药物”，姜的挥发油能增强胃液的分泌和肠壁的蠕动，从而帮助消化；姜中的烯、酮类化合物有明显的止吐作用。晕车晕船的人在肚脐处放一片姜，可大大减轻头晕、恶心的症状。

专家提醒 一次吃姜不宜过多，以免吸收大量姜辣素，在排泄过程中会刺激肾脏，并产生口干、咽痛、便秘等上火症状。另外，由于姜性质温热，有解表功效，所以只能在受寒的情况下食用，有内热者也应慎用。

选购指南 在日常的购买过程中，如何挑选生姜呢？①眼观：在购买生姜时可以看成色，选生姜颜色应挑本色淡黄的，正常生姜外表粗糙，较干。②手捏：用手捏肉质坚挺，不酥软，姜芽鲜嫩的；还可以掰开生姜，如果里面的丝状物是白亮的，就是好的，丝状物是暗黄的就不要购买。③鼻闻：用鼻子嗅一下，正常的生姜辛辣味强，若有淡淡的硫黄味或者其他异味，千万不要买。

养生厨房

姜红茶

原料 红茶1包，姜5片，蜂蜜适量。

制用法 把红茶包和姜片一起放入杯中，用90℃以上的开水冲泡。等稍温后放入蜂蜜（可加可不加）。最好饭前饮用，饭后根据个人喜好也可以喝。至于冲泡次数，也以个人口味，姜也可随个人加减。

功效 活血散寒，降脂解腻。可作为手脚冰凉人群及肥胖人群的保健饮品。

姜枣花椒汤

原料 红枣30克，花椒粒、姜片各适量。

制用法 红枣洗净，去核。锅内放入红枣，加400毫升水，大火烧沸，投入花椒粒、姜片，用小火煎汤，汤沸后再煎10分钟即成。每日1剂，分2次温服。

功效 适合痛经属气滞血瘀者食用。

姜汁拌菠菜

原料 嫩菠菜400克，鲜姜40克，精盐、味精、醋、香油各适量。

制用法 将菠菜洗净，放入开水内烫一下捞出，切成3厘米长的段，再用冷水过凉，放在盘内。然后把姜切成片，放入碗内捣成汁，加入精盐、味精、醋、香油调匀后，浇在菠菜段上面，拌匀后即可食用。

功效 开胃增食。

川椒炒姜芽

原料 鲜嫩姜芽400克，青蒜1根，干红椒10个，盐适量。

制用法 将姜芽洗净，切成丝；青蒜洗净，切成3厘米长的斜段；辣椒洗净，切丝。油锅置火上加热，放入姜芽丝、青蒜煸炒，即刻捞出。辣椒丝放入余油中煸炒出香味，把姜芽丝、青蒜和盐依次下锅，炒熟即可。

功效 温中祛寒，发汗解表，解热镇痛，温经止痛。对于辅助治疗外感伤寒、风寒咳嗽、寒凝腹痛、寒湿凝滞型痛经、经前数日或经期小腹冷痛、得热痛减、经量少、经色黯黑有块或畏冷身疼等症有很好的食疗效果。

蒜
——天然抗生素

【别名】大蒜、胡蒜、蒜头、独蒜。

【性味归经】性温，味辛，归脾、胃、肺经。

蒜，味道辛辣，有强烈的刺激性气味，与洋葱、生姜、辣椒共称“四辣”，是人们常用的调料之一。大蒜既可调味，又能防病健身，被人们誉为“天然抗生素”。印度医学的创始人查拉克说：“大蒜除了讨厌的气味之外，其实际价值比黄金还高。”俄罗斯医学家称大蒜是土里长出来的盘尼西林（青霉素）。

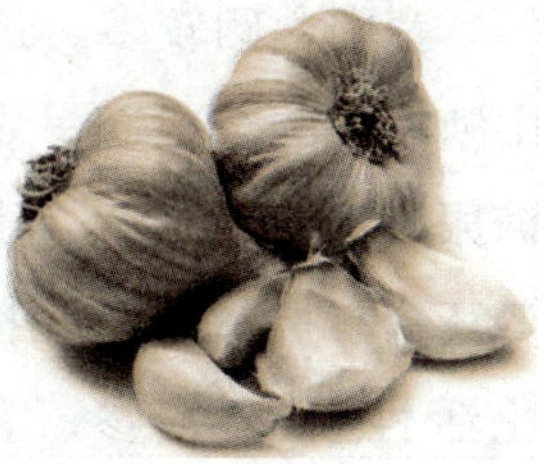

适用人群

高脂血症、糖尿病患者适宜食用。

营养价值

蒜中含蛋白质、脂肪、糖类、B族维生素、维生素C等营养成分，还含有大蒜素以及多种活性酶。此外，大蒜中钙、磷、铁等元素的含量也很丰富。俗话说：“吃肉无大蒜，营养减一半。”因此，吃肉的时候，别忘了吃几瓣蒜。蒜应该生食，熟食会破坏其营养价值。

养生功效

☞ 杀菌抑菌

大蒜中的辣素“硫化丙烯”，具有很强的杀菌能力，经常食用可预防流感，防止伤口感染。蒜辣素还具有醒脾气、消积食的作用，对肠炎等疾病有很好的预防作用。

☞ 通便、消除疲劳

蒜中的蒜素可杀菌，蒜素加上维生素 B_1，可促进肠道蠕动，帮助排便，并增加维生素 B_1 的吸收利用率，同时可消除疲劳。

☞ 防治心脑血管疾病

大蒜含有一种叫作大蒜素的物质，能有效防治心脑血管疾病，并可防止血栓的形成，对因脑血栓引起的身体瘫痪有一定疗效。常吃蒜能平衡、稀释血液。

☞ 降糖抗衰

蒜中含硒较多，这种元素对人体中胰岛素的合成起一定的作用，所以糖尿病患者多食蒜有助于减轻病情。蒜还含有抗氧化活性物质，它的抗氧化活性优于人参，常食蒜能延缓衰老。

专家提醒 大蒜本身不抗癌，与氧气生成的大蒜素能防癌，所以大蒜宜生食，应切片后在空气里放置 15 分钟以上，让其和氧气结合产生大蒜素。大蒜不宜熟食，因大蒜素是一种挥发性油类，加热会被破坏。过食蒜会动火、耗血、有碍视力，阴虚火旺者忌食。

选购指南 挑选大蒜的时候，先看颜色。建议大家购买紫皮的大蒜，因为这种大蒜其蒜味重，而且杀菌的功效要比白色的蒜更强。选择大蒜的时候，还要看外形。一般好的大蒜是圆形的，扁的或者缺口的则为不好的大蒜。从上面看大蒜。有些大蒜饱满度非常高，从上面就可以看得出来。这样的大蒜都饱满到裂开了口，一粒一粒地分散开，但还是靠下面的蒜核集中在一起，这种蒜最好。

养生厨房

姜蒜糖粥

原料 姜 15 克，蒜 30 克，粳米 150 克，白糖适量。

制用法 姜切薄片；蒜去皮，切片；粳米淘净。砂锅内放入姜片、蒜片、粳米，加 800 毫升水，大火烧沸，改用小火煮 35 分钟，放入白糖，搅匀即成。

功效 有活血行气的功效，能够祛除身体瘀血，通畅血脉，促进血液循环，改善瘀血引起的头痛、头晕、胸胁闷痛等症，还能降低血脂，防止血脂沉积于血管内壁形成脂肪斑，从而起到预防各种心血管疾病的作用。

蒜香茄子

原料 茄子1个，香菜、蒜头、葱末、姜末、植物油、酱油、白糖、精盐、料酒、味精各适量。

制用法 将茄子洗净去蒂，切成块状备用；蒜头去皮切片；香菜洗净、切段。炒锅注油烧热，下入蒜片、葱末、姜末爆锅，倒入茄子翻炒至软熟时加入酱油、白糖、精盐、料酒，炒至茄子熟透，用大火收浓汤汁，放入味精、香菜，翻匀出锅即可。

功效 有散血瘀、消肿止痛、祛风通络和止血等功效。

蒜蓉空心菜

原料 蒜5瓣，空心菜350克，葱末、精盐、香油、鸡精、植物油各适量。

制用法 空心菜洗净，切长段，蒜剁成蒜末。锅中放油烧至六成热，放入葱末和一小半蒜末炝锅，加入空心菜炒至八成熟；加入精盐、鸡精、香油翻炒至入味，出锅前加入剩下的蒜末炒匀即可。

功效 通便、解毒。

辣椒

——营养辣袋

【别名】香椒、秦椒、辣子、柿子椒。

【性味归经】性热，味辛，归心、脾经。

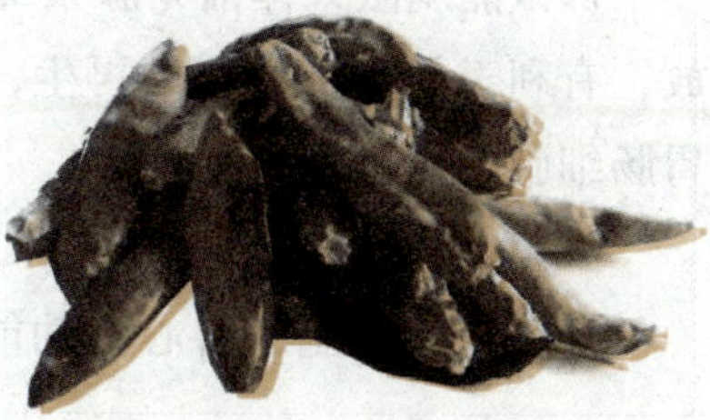

辣椒主要有红椒和青椒之分，红椒别名番椒、海椒、辣子、辣角等，印度人称之为“红色牛排”，主要作调料用；青椒主要作蔬菜食用，故又名菜椒。辣椒不仅可以用来制作各种形式的调味料，而且能烹制各种美味佳肴，让人胃口大开。我国许多地区，辣椒都是非常重要的调料。在我国善吃辣者主要集中在川、黔、贵、湘地区，俗话说“贵州人辣不怕，湖南人不怕辣，四川人怕不辣”。

适用人群

一般人都可以食用。

营养价值

辣椒含有B族维生素、维生素C、维生素P、蛋白质、胡萝卜素、铁、磷、钙、辣椒素等多种成分，尤其是维生素C的含量很高，在蔬菜中名列前茅，用于调味的干辣椒中还含有丰富的维生素A。辣椒所含的芳香物质可促使人体分泌一种“幸福激素”，使人精神振奋。

养生功效

☞ 健胃消食

辣椒有增强胃肠蠕动、促进消化液分泌、促进血液循环的功效，从而能有效地调整和促进人体排水功能，并能抑制肠内异常发酵、排除消化道中积存的气体。

☞ 防治胃溃疡

辣椒能刺激人体前列腺素E的释放，有利于促进胃黏膜的再生，维持胃肠细胞功能，防治胃溃疡。

☞ 保护心血管

食用辣椒后能改善心脏功能，促进血液循环。常食辣椒还可降低血脂，减少血栓的形成，预防心血管系统疾病。

☞ 瘦身美容

辣椒还是瘦身美体的食品，它含有一种特殊物质，能加速新陈代谢以达到燃烧体内脂肪的效果，从而起到减肥作用。这种物质还可以促进激素分泌，对皮肤有很好的美容保健作用，是女性的“补品”。

专家提醒 辣椒不宜多食，因其具有较强的刺激性，容易引起口干、咳嗽、咽痛、便秘等不适。辣椒属于大辛之品，阴虚火旺、高血压、肺结核患者不宜食用。

选购指南 正常辣椒粉呈深红色或红黄色，粉末均匀，具有辣椒固有的辣椒香味，闻之刺鼻。掺假的辣椒粉色泽浅黄，放在嘴里黏度大，扔在水中起糊。取一点辣椒粉放于锅中，缓缓加热烧灼到冒烟。正常的辣椒粉散发出浓厚的呛人气味，闻之咳嗽、打喷嚏；而掺假的辣椒粉则只见青烟，闻不到呛人气味，或者气味不浓。

养生厨房

辣椒生姜粥

原料 尖椒150克，粳米50克，生姜30克。

制用法 将尖椒洗净，切成碎末；生姜洗净，切丝。锅内加水适量，放入粳米、辣椒末、生姜丝同煮成粥。

功效 此粥有温中散寒、开胃消食、发汗解表、解热镇痛、祛风御寒的功效，适用于风寒型感冒、发热、咳嗽、腹肚受凉、头疼、食欲不振等症的辅助食疗。

辣椒叶蛋汤

原料 鲜辣椒叶60～90克，鸡蛋2个，花生油、盐适量。

制用法 将花生油置炒锅内，油热后将鸡蛋打入、煎黄，加清水300毫升，与辣椒叶一同煮汤，加盐少许调味即成。

功效 此汤温中散寒、止呃、健胃、止痛。适合感寒或脾胃虚寒、气郁等所致呃逆以及胃寒疼痛者食用。

炝拌金针菇

原料 金针菇300克，葱花适量，蒜3片，辣椒3粒，精盐半小勺，生抽1汤匙，蚝油1小勺，鸡精半小勺，香麻油少许，高汤1汤匙。

制用法 将蒜片辣椒葱剁碎，放进碗里，调入精盐、生抽、鸡精、蚝油、香麻油，加入高汤，调匀备用；汤锅内加水煮开，倒入洗净控干水分的金针菇煮3分钟左右；用筛器把金针菇捞出控干水分；将控干水分后的金针菇放入调味料里一起拌匀，再用一造型容器将所有拌好的金针菇倒扣在盘子里即可。

功效 此菜肴营养丰富，能增强抵抗力、抗衰老。

花椒
——调味要角

【别名】蜀椒、椒红、大红袍。

【性味归经】性热，味辛，归脾、肺、肾经。

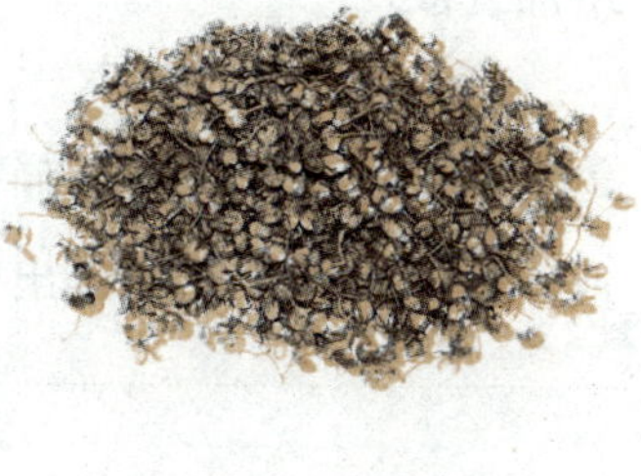

花椒是中国特有的香料，既香醇又麻、辛、辣。花椒树因为结实累累，花椒又香气浓郁，古时候就被视为多子多福的象征，用于祭祀祖先、迎神、驱疫、避邪。花椒麻辣微涩，芳香浓烈，炒熟后香味更佳，位列调料“十三香”之首，为职业厨师和家庭主妇所青睐，尤以川菜中使用最为广泛。

适用人群

胃部及腹部冷痛、食欲不振、肠鸣便溏者，女子寒性闭经和寒性痛经者，肾阳不足、尿频者均适宜食用。

营养价值

花椒的营养价值非常高，含有蛋白质、脂肪、糖类、钙、磷、铁等物质。由于它含有挥发油，所以能闻到芳香气味，也正是因为这个原因，它可以去除各种肉类的腥臊臭气，改变口感，能促进唾液分泌，增加食欲。花椒香气浓郁，在烹煮菜肴中，无论是红烧还是卤味，无论是做小菜、四川泡菜还是鸡、鸭、鱼、羊、牛肉等，它都是不可或缺的调味料。

养生功效

☞ 增进食欲

花椒含有丰富的挥发油，其芳香气味可以去除各种肉类的腥臊臭气，并改变其口感，还能促进唾液分泌，增加食欲。

☞ 驱虫暖身

花椒有健胃驱蛔虫的作用，能麻痹体内的蛔虫，使其排出体外。又有温暖强壮作用，对肾虚寒引起的腰痛、下腹痛有治疗作用。

☞ 降压

花椒能使血管扩张，起到降低血压的作用。

专家提醒 花椒富含钾、钠、镁等矿物质，人体若摄取过多的钠，易导致钾的流失。镁与维生素 A、钙、磷一起搭配，效果才会最佳。因此，只有精心挑选与花椒搭配的食材，才能获取最大的营养价值。花椒不能与防风、附子、款冬同食，也不能与杨梅、蜜糖同食，否则容易导致气壅胸闷。花椒是热性香料，多食容易消耗肠道水分造成便秘。孕妇及阴虚火旺的人应忌食。

选购指南 好花椒的壳色红艳油润，粒大且均匀，用手抓有糙硬、刺手、干爽之感，轻捏易破碎，拨弄时有“沙沙”作响声。花椒是否麻味足，主要看花椒顶端开裂程度，开裂越大的就越麻。花椒应该放在干燥密闭容器中保存，通常情况下可保存 3 个月左右。炸花椒油时要注意油温，尽量不要把花椒炸煳。

养生厨房

花椒鱼片

原料 草鱼1条，花椒30克，金针菇100克，蛋清1个，葱、姜、清汤、豆粉、精盐、胡椒粉、鸡精、食用油、料酒各适量。

制用法 草鱼去鳞、去鳃，剖腹去内脏洗净，然后去骨、去头，切成鱼片。葱切段，姜切片，金针菇洗净入沸水略煮，捞出盛入钵内打底。鱼片加料酒、蛋清、豆粉混合腌制15分钟。炒锅置大火上，加入食用油烧至六成热，下姜片、葱段爆炒出香味，掺入清汤，加料酒、精盐、胡椒粉烧沸。将腌好味的鱼片放入，煮至九分熟起锅装入钵内，放入鸡精。另锅置大火上，放食用油烧至七成热，下花椒炸香起锅淋在鱼片上即成。

功效 健脾开胃，温中散寒。

姜片花椒粥

原料 姜5片，花椒3克，粳米100克。

制用法 花椒、姜片用白净的纱布包好，与粳米同入锅内，加清水煮沸，约30分钟后取出纱布包，煮成粥即可。

功效 暖胃散寒，温中止痛。

怪味鸡丝

原料 熟鸡肉350克，绿豆芽150克，红椒、姜末、蒜末、花椒粉、白糖、醋、酱油、辣椒油、芝麻酱、鸡精各适量。

制用法 熟鸡肉切成丝；绿豆芽掐去两头洗净，下入开水锅中焯过，垫在盘底，放上鸡肉丝；红椒切成花瓣形码在盘边。将花椒粉、白糖、醋、酱油、辣椒油、芝麻酱、鸡精、姜末、蒜末调成味汁，浇在鸡丝上拌匀即可。

功效 温中止痛。

花椒猪骨汤

原料 花椒10克，猪骨500克，精盐适量。

制用法 花椒、猪骨分别洗净，同入瓦煲中，加适量清水，大火煮沸，改小火煮约50分钟，加精盐调味即可。

功效 祛风散寒，消炎止痛，通经活络。外伤性牙髓炎患者食用颇佳。

糖
——提味增色常用料

【别名】石蜜、白霜糖。

【性味归经】性平，味甘，归脾、肺经。

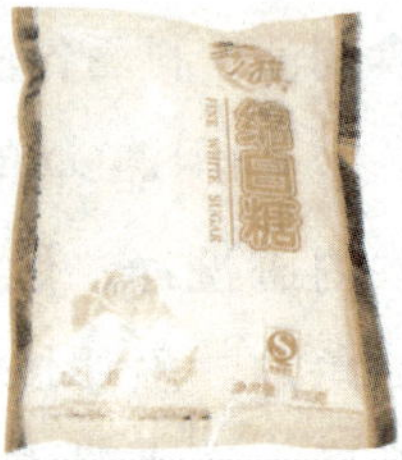

糖在人们的日常膳食中是必不可少的调味品之一。最常用的包括白糖、冰糖、红糖几种。白糖性平，纯度较高；红糖性温，杂质较多；冰糖则是糖的结晶。糖是人体的主要供能物质，在正常生理情况下，约70%的能量是由糖提供的。

适用人群

除糖尿病患者外一般人都可食用。

营养价值

白糖、冰糖的纯度比较高，其主要成分是蔗糖。红糖中除含蔗糖外，还含有叶绿素、叶黄素、胡萝卜素、铁、锰、锌、维生素 B_2、烟酸等成分。红糖中的钙含量为白糖的7.8倍，钾含量为白糖的4.8倍，铁含量为白糖的3.7倍，锌含量和铜含量分别为白糖的5.8倍和3.8倍。

养生功效

☞ 清热消炎

中医常用白糖作为清热消炎的辅助药物。现代研究发现，白糖可以改变伤口的酸碱性，促进组织细胞的生长，有加速伤口愈合的作用。

☞ 活血散寒

妇女因受寒、体虚导致痛经或是产后虚寒时，喝些红糖水，有活血止痛的作用；在受寒腹痛时，也可用红糖生姜汤来祛寒。

☞ 防治血管硬化

红糖中的黑色物质能阻止血清内的中性脂肪及胰岛素含量的上升，降低肠道对葡萄糖的过量吸收，对防治血管硬化有一定的作用。

☞ 缓解疲劳

当人工作或学习一段时间后，大脑会感到疲劳，效率降低。此时，不妨饮一杯白糖水，这样可以迅速补充糖分，提升血糖，改善大脑的工作状态。饮用含糖饮料能够使人在至少24

小时内提高短期记忆力，白糖还有助于提高老年人的记忆力，司机常吃糖，反应会更灵敏。

专家提醒 一次不宜食用太多的糖，否则会使血液中葡萄糖含量增多，从而增加脂肪在人体内的积蓄，使人易患心血管系统疾病。多食、久食有损齿、生虫之弊。糖尿病患者不可吃糖；孕妇和儿童不宜大量食用白糖；产妇适合食用红糖；老年人阴虚内热者不宜多吃红糖。

选购指南 品质优良的糖果，包装纸防潮性好，商标图案、糖名、厂名清楚，糖果包装严实、紧密、整齐，无破裂松散现象。高级糖果有几层包装，包装精美。普通糖果的包装一般，只有一层包装，有的包装纸上甚至没有厂名，质量很差。品质优良的糖果，表面光洁平整，无裂纹，无残缺，无黏结，无杂质，透明度好。夹心糖果不露馅。如果糖果大小不完整，发黏，没有透明度，则是低劣糖果。

养生厨房

白糖莲心粥

原料 白糖200克，粳米250克，莲子75克，碱1克。

制用法 将莲子入锅，加开水500毫升，放碱一起稍煮，随后捞出莲子，并用竹帚将外皮刷去，以清水清洗去除碱味，再用小刀将两头削去，用小竹签将莲子心剔出。粳米淘净，放入锅内，加莲心、清水2 000毫升，大火烧开后，以小火焖煮1小时左右，加白糖，煮至汤稠浓、莲心酥糯即可。

功效 宁心安神，适合神经衰弱者食用。

红糖阿胶汤

原料 鸡蛋50克，阿胶、麦冬各10克，大枣6枚，红糖15克。

制用法 大枣、麦冬洗净，放入锅内，加清水适量，用大火煮沸；磕入鸡蛋同煮，转用小火煲约1小时；阿胶捣碎，放入碗内，用煮沸的大枣、麦冬、鸡蛋汤溶化，加入红糖调匀即成。

功效 补气养血，润肤养颜。

糖水樱桃

原料 樱桃200克，白糖50克。

制用法 将樱桃洗净，去皮，去

核，放入锅内，加入白糖及水50克，用小火煮15分钟左右。将锅中樱桃捣烂，倒入小杯内，晾凉后食用。

功效 此汁含有丰富的维生素C、钙、铁和柠檬酸，能促进生长发育，增加食欲，帮助消化吸收，适合婴儿食用。

冰糖杏仁糊

原料 南杏仁15克，北杏仁3克，粳米50克，冰糖适量。

制用法 南、北杏仁用清水泡软后去皮。粳米用清水浸泡，与南、北杏仁一起磨浆，加适量冰糖煮成糊状服用。

功效 润肺祛痰，止咳平喘，下气润肠。适用于肺燥咳嗽、慢性支气管炎干咳、老人肠燥便秘等症。

醋
——抑菌杀菌总管

【别名】苦酒、淳酢、米醋、酢酒。

【性味归经】性温，味酸、苦，归肝、脾经。

醋，味酸而醇厚，液香而柔和，是人们日常生活中常用的调味品，以酸味而闻名，以妙用而传世。醋在我国已有2 000多年的食用历史。它的种类主要有米醋、熏醋、糖醋、酒醋、白醋等，较为知名的有山西老陈醋、镇江香醋等。

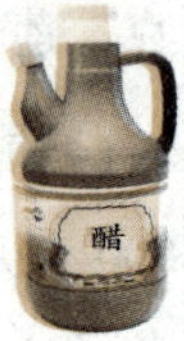

适用人群

一般人都适合食用，尤其适合高血压患者，食欲不振、消化不良者，感冒患者，慢性咽炎患者，轻微烫伤者食用。

营养价值

醋中除了含有醋酸以外，还含有对人体有益的一些营养成分，如乳酸、葡萄糖酸、琥珀酸、氨基酸、糖类、钙、磷、铁、维生素B_2等。醋用于烹饪时，可祛除腥膻味，使菜肴脆嫩可口。还能减少原料中维生素C的损失，使鸡骨、鱼刺软化。促进原料中钙、铁、磷等矿物成分的溶解，提高菜肴的营养价值，同时还可以促进人体消化液的分泌，消食化积。

养生功效

☞ 抑菌消食

多吃醋能提高胃酸浓度，有助于食物的消化和吸收，促进食欲。醋还有很强的抑制细菌能力，短时间内即可杀死化脓性葡萄球菌等细菌，对痢疾等肠道疾病、伤寒、流行性感冒和呼吸道疾病有预防作用。

☞ 护肝益神

医学研究发现，醋对保护肝脏具有良好的作用，并能促进消化液的分泌，增强肝病患者的食欲。夏天人易产生疲劳、困倦之感，多吃点醋，很快会解除疲劳，使精力充沛。

☞ 防治心脑血管疾病

醋对软化血管、降低胆固醇有很好的疗效，非常适合心脑血管患者食用。

☞ 护肤美容

醋是“可以食用的护肤品”，可以嫩肤、杀菌、美白、软化血管。醋能够很好地保护头发。中医自古就认为它能够美容、生发。

专家提醒 大量饮用醋会导致体内钙的流失。正在服用某些药物（如磺胺类药、碱性药、抗生素、解表发汗的中药等）的人不宜食醋。过敏者、低血压者、胃溃疡和胃酸过多者也不宜食用，以免诱发和加重病情。骨折患者在治疗期间也应避免食用。

选购指南 优质红醋为琥珀色或红棕色，优质白醋应无色透明。优质醋应透明澄清，浓度适当，没有悬浮物、沉淀物、霉花浮膜。食醋从出厂日期算起，3 个月内不得有霉花浮膜等变质现象。开封后的醋在保存时要避免阳光及高温，更不可在冰箱中冷藏，因为这样会降低醋酸菌的活性。食用较多的醋味菜肴后应及时漱口，以保证牙齿的健康。

养生厨房

醋熘洋葱丝

原料 芹菜 30 克，洋葱 2 个，醋 3 大匙，蒜末、辣椒丝、白糖、香油各适量。

制用法 芹菜洗净，切段，焯后捞出，沥干；洋葱去皮，洗净，切丝，备用。取一容器，将调味料调匀，加入所有材料搅拌均匀。封保鲜膜，放入冰箱冷藏约 1 小时入味，食用时取出即可。

功效 增强免疫力、消除疲劳。

糖醋山药块

原料 山药500克，醋、白砂糖、面粉、植物油各适量。

制用法 山药去皮，洗净，切滚刀块；取一碗，放入山药块、面粉，拌匀，待用。炒锅放植物油烧至六成热，放入山药块，炸至起皮呈黄色，捞出控油。原炒锅内加入醋、白砂糖，放适量水，大火烧沸，倒入山药块，收汁，裹匀山药块即成。

功效 健脾益气。

糖醋红蒜

原料 成蒜（即腌过的蒜）1 000克，白糖、醋各适量。

制用法 将成蒜在清水中浸泡半天，捞出沥干水分，放进坛中，再将白糖、醋拌匀倒入蒜中，每天翻动1次，连续3天，封坛2个月后即可食用。

功效 消食杀毒，抑菌杀菌。

醋拌莲藕

原料 莲藕300克，海带芽150克，胡萝卜100克，精盐、酱油、白醋、果糖各适量。

制用法 莲藕削去外皮，切薄片入热水中氽烫，捞起沥干待凉；胡萝卜削去外皮、切小片；海带芽以清水浸泡、精盐水洗净，以热水烫，入冷开水中浸泡一下，取出沥干水分，切小段。加入精盐、酱油、白醋、果糖调匀，即可食用。

功效 行气消食积、利水气。适合产妇食用。

酱油
——厨房中的“香水”

【别名】 酱汁、豉汁、豉油、清酱。

【性味归经】 性寒，味咸，归脾、胃、肾经。

酱油色泽红褐、香气浓郁、滋味鲜咸，为调料中的上品，是中国人餐桌上必备的调味品。酱油是我国最先发明的传统调味品，距今已有3 000多年的历史。酱油有老抽和生抽两种，老抽较咸，主要用于提色；生抽味淡，主要用于增鲜。

适用人群

老少皆宜。

营养价值

人体蛋白由20种氨基酸组成，酱油中就多达17种，尤其是酱油中含有一些人体不能合成的氨基酸。另外，酱油中还含有B族维生素和安全无毒的棕红色素，含有一定量的糖、酸、醇、酚、酯等多种复杂的香气成分。

养生功效

☞ 调味开胃

酱油特有的芳香来源于香兰素，它具有使咸味变得柔和而圆润的效果。在烹调菜肴时加入一定量的酱油，可增加食物的香味，并使其色泽更加好看，从而增进食欲。

☞ 抗氧化作用

酱油含有一种天然的抗氧化成分，它有助于减少自由基对人体的损害，功效比常见的维生素C、维生素E等抗氧化剂大十几倍。少量酱油所达到的抑制自由基的效果，与一杯红葡萄酒的作用相当。

☞ 预防心血管病

酱油含有异黄醇，这种物质可降低人体胆固醇，从而降低心血管疾病的发病率。

☞ 防癌抗癌

酱油是一种营养丰富、味道鲜美的调味品。由于酱油的主要原料是大豆，而大豆及其制品均有防癌的功效，所以，酱油有预防各种癌症的作用。

专家提醒 很多消费者认为酱油越鲜越好，于是一些生产厂家为迎合大众口味，在酱油配兑时添加水解蛋白质、谷氨酸、核苷酸等，这样做虽然可以增鲜，但对人体健康不利。因此，食用酱油，最好选用“酿造”酱油，而不要吃“配制”酱油。酱油含有钠盐，不宜多食。服用治疗血管疾病、胃肠道疾病的药物时，应禁止食用酱油烹制的菜肴，以免引起恶心、呕吐。

选购指南 发霉变质的酱油不能吃。好酱油摇起来会起很多的泡沫，不易散去，也可贴着瓶口闻气味，好酱油往往有一股浓烈的酱香味，尝起来味道鲜美；劣质酱油摇动只有少量泡沫，并且容易散去，尝起来有些苦涩。使用酱油，最好是在菜肴将出锅前加入，可以避免高温使营养成分受到破坏。生抽拌凉菜用，老抽未经加热不宜直接食用。

养生厨房

酱汁核桃仁

原料 核桃仁150克，花生油100克，香油、料酒各10克，面酱、白糖、精盐、酱油、鸡精、姜末各适量。

制用法 先将核桃仁用开水浸泡约15分钟，然后剥掉核桃仁皮；花生油入锅烧热，核桃仁放入油锅炸至金黄色，捞出沥干。把锅烧热，放入香油，再放入白糖，待其炒化之后，倒入面酱、酱油、精盐、鸡精、姜末、料酒，将炸好的核桃仁倒入锅内翻炒几下即可。

功效 补肾固精、健脑、增强记忆力、延缓衰老。

红烧猪蹄

原料 猪蹄500克，葱末、姜末各10克，酱油、白糖、精盐、水淀粉、植物油各适量。

制用法 猪蹄用水冲洗干净，斩块，下入锅内煮熟，捞出控净水备用。净锅置火上，倒入植物油烧热，下葱末、姜末爆香，烹入酱油，调入白糖，下入猪蹄烧至上色，调入精盐煸炒，加入水淀粉勾芡，起锅装盘即可。

功效 猪蹄是补充蛋白质和钙的佳品，女性常食可美容养颜。

蜂蜜

——老年人的牛奶

【别名】 石蜜、石饴、白沙蜜。

【性味归经】 性平，味甘，归肺、脾、大肠经。

蜂蜜被誉为“大自然中最完美的营养食品”，既是良药，又是上等饮料，具有延年益寿的功能。它对妇女、儿童，特别是老年人具有良好的保健作用，故被称为“老年人的牛奶”。蜂蜜对人体健康的益处早已为人们认识。《神农本草经》把蜂蜜列为食物中的上品，古希腊人认为蜂蜜是“天赐的礼物”，而印度的《吠陀经》则说蜂蜜可益寿延年。

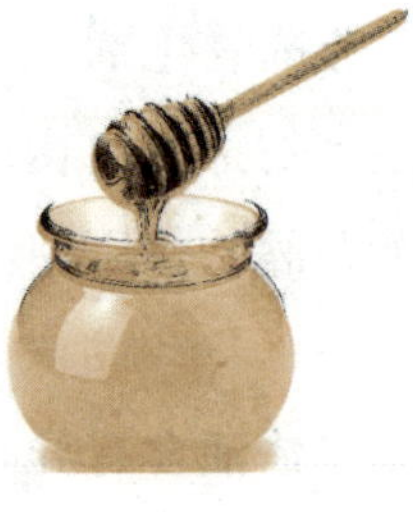

适用人群

一般人均可食用，尤其适合老年人、小孩、便秘患者。

营养价值

蜂蜜中含糖量丰富，含葡萄糖35%、果糖40%，这两种糖都可以不经过消化作用而直接被人体吸收利用。蜂蜜中含有淀粉酶、脂肪酶、转化酶等，是含酶最多的食物。蜂蜜中含有少量的蛋白质，其中含有6种人体必需的氨基酸。蜂蜜中还含有与人体血清浓度相近的多种维生素和矿物质成分。

养生功效

☞ 通大便

凡是肠胃湿热不清、内火积聚，以致大便干结，均可用蜂蜜作为润滑通便剂。

☞ 润肌肤

蜂蜜是皮肤的润滑剂。在秋冬干燥季节，将蜂蜜涂在皮肤上，可以防止肌肤燥裂。眼角干燥、唇皮干裂、鼻孔干痒，都可以用蜂蜜作为润滑剂。到冬季，如手部、足部皮肤见风燥裂干痛，或有皮屑脱落作痛，可用蜂蜜薄薄地涂搽一层，可使肌肤滑润，不再燥裂。

☞ 舒压安眠

蜂蜜中的葡萄糖、维生素、镁、磷、钙等矿物质能够调节神经系统，缓解压力，促进睡眠。

☞ 促进新陈代谢

蜂蜜中含有大量葡萄糖和果糖，并含有高生理活性的多聚糖、维生素、酶及硒等营养素。这些营养素对于消化能力减弱的老年人来说，不仅容易吸收，还可直接促进体内的新陈代谢，使衰退的组织器官功能很快恢复。

专家提醒 不同蜂蜜的抗氧化剂含量不同，颜色越深的蜂蜜抗氧化剂含量越高。夏秋季节不宜食生蜂蜜；婴儿不可食用蜂蜜，以免因肠胃稚嫩发生蜂蜜中毒。蜂蜜中糖分过高，热量也高，因此，肥胖者、糖尿病患者、高脂血症患者均不宜食用。

选购指南 蜂蜜是最常见的蜂产品，品种繁多。面对超市货架上琳琅满目的蜂蜜，很多人不知道如何挑选。好蜂蜜应该是润泽的胶状液体，有光泽，黯淡无光的不要选。蜂蜜越稠越好。因为蜂蜜的黏稠度与水分含量有关，国家标准规定水分小于20%为一级品。选蜂蜜时，可将瓶子倒过来，淌得越慢的越黏稠。蜂蜜买回家后，可用筷子挑蜂蜜，好蜂蜜拉丝很长，断流后，上端会迅速弹回。如果是假蜂蜜或劣质蜂蜜，不会迅速弹回，这样的蜂蜜下次就不要购买了。不要单凭颜色判断蜂蜜的好坏。蜂蜜的颜色取决于蜜源植物的颜色，所以有浅有深，营养各异。

养生厨房

蜜汁鸡翅

原料 鸡翅中8只，料酒、蜂蜜各150克，酱油、白糖各15克，精盐、鸡精、蒜末各适量。

制用法 鸡翅中加酱油、白糖、精盐、料酒腌约20分钟，取出用部分蜂蜜抹匀。锅中放油烧热后，放入蒜末炒香，倒入鸡翅中翻炒，再加入剩余蜂蜜、料酒和适量热水，加盖煮约10分钟，掀盖将鸡翅中搅匀，加鸡精调味，再煮约10分钟至熟即可。

功效 强身健体，增脑益智。

桑葚蜂蜜粥

原料 新鲜桑葚50克，蜂蜜50克，大米100克。

制用法 大米洗净，放入开水锅熬粥至八成熟；加入捣烂如泥的桑葚，搅熬至米烂粥稠，关火，凉至渐温时调入蜂蜜即可。

功效 此粥能健脑益智，适合学龄前的儿童食用。

蜂蜜拌芦荟

原料 芦荟100克，白果（鲜）200克，蜂蜜400克，精盐适量。

制用法 芦荟叶洗净，去皮，叶肉切成细片；白果在水中煮熟，去薄皮，除水分，加入少许盐。芦荟、白果装入瓶中，倒入一小杯蜂蜜，瓶口密封保存即成。

功效 此品甜脆爽口，有清热解毒、补虚养身的功效。

蜂蜜萝卜

原料 鲜萝卜1个，蜂蜜150克。

制用法 将鲜白萝卜洗净，切丁，放入沸水中煮沸捞出，控干水分，晾晒半日。把晾晒过的萝卜丁放回锅中，加入蜂蜜，用小火煮沸调匀，晾冷后服食。

功效 此品适用于消化不良，以及反胃、呕吐、干咳痰少等症。

豆浆

——植物奶

【别名】植物奶。

【性味归经】性凉，味苦、辛，归脾、胃、大肠经。

豆浆是人们喜爱的一种饮品，又是一种老少皆宜的营养食品。它被营养学家推荐为预防高血压、动脉硬化的理想食品，经常饮用可以预防贫血和老年痴呆症，使人的抗病能力增强，达到抗癌和保健的作用，因而豆浆又享有“植物奶”的美誉。

适用人群

气喘病患者、贫血患者、中老年妇女、青春期女性尤为适合。

营养价值

豆浆不仅蛋白质含量高于牛奶，而且还含有丰富的钙、磷、铁等多种矿物质以及不饱和脂肪酸、卵磷脂、异黄酮、白藜芦醇、大豆皂苷、B族维生素等多种有益于人体保健的物质。

养生功效

☞ 四季养生

豆浆可利水下气。春秋饮豆浆，能滋阴润燥、调和阴阳；夏季饮豆浆，能清热防暑、生津解渴；冬季饮豆浆，能祛寒暖胃、滋养进补。

☞ 排毒养颜

豆浆富含的膳食纤维，可减少食物残渣中的毒素在人体内的停留时间，还可减少面部青春痘、暗疮的发生，使皮肤白皙润泽。

☞ 减肥利尿

豆浆含有丰富的不饱和脂肪酸，能分解体内的胆固醇，促进脂质代谢，使皮下脂肪不易堆积，达到减肥瘦身的功效。

☞ 抗癌

豆浆中的异黄酮类化合物具有抗癌作用，植物激素可以协调人体的内分泌功能。以喝豆浆的方式补充植物蛋白，可以使人的抗病能力增强，从而达到抗癌和保健作用。

专家提醒 豆浆性平偏凉而滑利，故平素胃寒、脾虚，易腹泻、腹胀的人不宜饮用豆浆。有些药物，如抗生素会破坏豆浆里的营养成分，所以豆浆不能与药物同饮。

选购指南 如何挑选适宜鲜榨豆浆的大豆？一般情况下，东北大豆籽粒比较圆，颜色比较深，而且有光泽，看起来比较好看。南方的大豆相对来说，籽粒没有那么圆，一般是椭圆形，籽粒的颜色也没有东北大豆那么漂亮。用南方的大豆最好，因为南方大豆的蛋白质含量比较高。

养生厨房

山药豆浆粥

原料 豆浆120毫升，山药20克，大米100克。

制用法 山药去皮，洗净，用清水浸泡一夜，切薄片；大米淘净。锅内放入大米、山药，加600毫升水，大火烧沸，改用小火煮35分钟，加入豆浆，再煮3分钟即成。经常食用。

功效 清热利尿，减肥降脂。

豆浆莴笋汤

原料 黄豆300克，莴笋150克，植物油、精盐、味精、姜片、葱段各适量。

制用法 黄豆淘净，温水浸泡30分钟左右，用豆浆机打磨出生豆浆；莴笋去皮，洗净，切成条，用沸水略焯，捞出沥水。锅中放植物油烧至六成热，放入葱段、姜片爆香，放入莴笋条炒至断生，拣去姜片、葱段，倒入豆浆。豆浆烧开后，继续加热3～5分钟，加精盐、味精调味即可。佐餐食用。

功效 润燥清肺，美容护肤。

燕麦豆浆

原料 黄豆1/2量杯，燕麦1/2量杯，枸杞子少许，水适量。

制用法 将黄豆用水浸泡一晚后再冲洗一遍。将燕麦略微冲洗一下，和少许枸杞子以及泡好的黄豆一起放进豆浆机里，然后倒入清水，接通电源，按下按钮，待熟豆浆制成即可。

功效 燕麦豆浆含有丰富的维生素 B_1、维生素 B_2、维生素E及叶酸等，可以作用于神经系统，帮助解除压力、改善血液循环、消除疲劳、减轻眼睛的干涩感，保证热量代谢的正常进行。所以燕麦豆浆对生活节奏快、饮食不规律，且常常处于紧张状态的上班族来说，是一款兼顾营养与保健功能的健康饮品。

附　录
常见中药食材妙用

人　参

【功　效】人参性平，味甘、微苦，归脾、肺经。具有大补元气、复脉固脱、补脾益肺、生津、安神之功效，适用于体虚欲脱、肢冷脉微、脾虚食少、肺虚喘咳、津伤口渴、内热消渴、久病虚羸、惊悸失眠、阳痿宫冷、心力衰竭、心源性休克。亦可用于治疗中风、食少、倦怠、眩晕头痛、妇女崩漏以及久病不愈、一切气血津液不足之症。

食用禁忌

1. 阴虚火旺、高血压者不宜食用人参。

2. 人参过量服食会出现头痛、失眠、皮肤瘙痒，甚至腹泻、水肿和血压升高的症状。

3. 有湿热的症状，如咳嗽、有痰、发热，患有伤风感冒、高血压及心脏病时，不宜服用人参。

4. 萝卜与人参不宜一同食用。人参忌与茶叶同食。人参忌铁器、铝器，不可用铁锅、铝锅煎煮。

食疗偏方

1. 抗衰老：每日将 1 ~ 3 克的人参薄片或参须段直接放入口中，慢慢含化，待无参味时嚼服。

2. 神经衰弱：白人参 50 克（切碎），60 度白酒 500 毫升。白人参浸酒，密封 15 日以上，每日摇晃 1 次。随饮随添加白酒适量，每日晚餐饮用 10 ~ 30 毫升。

3. 气虚便秘：人参5～10克，黑芝麻25克，白砂糖适量。黑芝麻捣烂；水煎人参，去渣留汁，加入黑芝麻及白砂糖，煮沸后食用。

何首乌

【功　效】何首乌性微温，味苦、甘、涩，归肝、肾经。具有补肝、益肾、养血、祛风等功效。适用于肝肾阴亏、须发早白、血虚头晕、腰膝酸软、筋骨酸痛、遗精、崩带、久痢、慢性肝炎、痈肿、瘰疬、肠风、痔疮等症。

食用禁忌

大便溏薄者、有湿痰者忌食何首乌，忌同猪肉、羊肉、萝卜、葱、蒜同食。何首乌忌用铁器煮食。

食疗偏方

1. 血虚、头发早白：制首乌30克，鸡蛋1～2个。将首乌水煎2次，去渣，入鸡蛋煮熟服用，每日1次，连服1～2个月。

2. 高脂血症：何首乌30克，加清水300毫升煎20分钟左右，取药汁150～200毫升，每日2次温服。

3. 便秘：何首乌20克，黑芝麻适量，加入清水300毫升煎至100毫升，每日服1次，一般3～5日即见效。

4. 美容：绿茶、何首乌、泽泻、丹参各等量，加水共煎，去渣饮用。每日1剂，随意分次饮完。

枸杞子

【功　效】枸杞子性平，味甘，归肝、肾经。可滋补肝肾，益精明目，用于虚劳精亏、腰膝酸痛、眩晕耳鸣、内热消渴、血虚萎黄、目昏不明等症。

食用禁忌

1. 由于枸杞子温热身体的效果相当强，高血压患者，性情太过急躁的人或平日大量摄取肉类导致面泛红光的人，最好不要食用。

2. 脾虚泄泻之人忌食；感冒发热期间忌食；阴虚精滑之人慎食。

食疗偏方

1. 肝硬化：枸杞子30克，红枣10枚，加水适量，小火炖1小时，磕入2个鸡蛋煮成荷包蛋。每日2次，吃蛋喝汤。

2. 高血压：枸杞子的茎、叶500克。枸杞茎、叶加适量水煎煮，煮好后喝其汁液。

3. 慢性萎缩性胃炎：取枸杞子适量，洗净，烘干打碎，用瓶或铁罐装好。每日20克，分早、晚2次空腹嚼服，一般宜在饭前半小时服用。

黄芪

【功　效】黄芪性微温，味甘，归肺、脾经。可补气固表，托毒排脓，利尿，生肌。用于气虚乏力、久泻脱肛、自汗、水肿、子宫脱垂、慢性肾炎蛋白尿、糖尿病、疮口久不愈合。

食用禁忌

感冒发热、胸腹满闷者不宜服黄芪。肺结核有发热、口干唇燥、咯血症状者不宜单独服。痈疽初起或溃后热毒尚盛，不宜服。孕妇不宜长期大量服。

食疗偏方

1. 气虚咳嗽：黄芪30克，麦冬15克，五味子、乌梅各6克。煎水取汁，以蜂蜜调。

2. 胃溃疡：黄芪10～30克，水煎2次，每次煮沸30分钟，代茶饮。

3. 肢体疼痛：黄芪30克，赤芍、桂枝各15克，姜10克，大枣10枚，煎汤饮。

4. 胎动不安（腹痛、小便如米汁）：黄芪、川芎各30克，糯米100克，用水1升，煎至半升，分次服下。

当归

【功　效】当归性温，味甘、辛，归肝、心、脾经。具有补五脏、生肌肉、益中气、补血养血、调经止痛、润燥滑肠等功效。可用于治疗月经不调、经闭腹痛、崩漏、血虚头痛、眩晕、肠燥便秘、跌打损伤、冠心病、心绞痛、风湿痛、各种瘀滞作痛等症。由于当归既能补血，又能养血；既能通经又能活络，许多妇科疾病都须用当归治疗，因此，当归被称为“妇科专用药”“女性人参”。

食用禁忌

1. 通常补血用当归身，活血用当归尾，和血用全当归。

2. 湿盛肿满、慢性腹泻、大便溏薄者忌食。

食疗偏方

1. 肠梗阻：当归15克，乌药9克，桃仁、青皮、陈皮各6克。五料加水500毫升，煎取200毫升，口服。每日1剂，分2次服。

2. 贫血、失血过多：当归60克，川芎30克，每用15克，加水七分，酒三分，煎取七成趁热服下，日服2次。

3. 月经不调：当归30克，熟地黄50克，红花15克，肉桂6克，甜酒1 000克。用甜酒浸泡各药1~2周以上即成。

4. 肝血不足，头晕眼花：当归、制何首乌、枸杞子各15克，鸡肉250克，加水煮服，吃肉喝汤。

茯苓

【功　效】茯苓性平，味甘、淡，归心、脾、肾经。具有渗湿利水、益脾和胃、宁心安神之功，是治疗小便不利、水肿胀满、痰饮咳逆、呕哕泄泻、惊悸健忘的要药。《用药新法》载："茯苓，淡能利窍、甘以助阳，除湿之圣药也。"

食用禁忌

气虚下陷、水涸口干、阴虚者忌食；肾虚、小便不利或不禁，或虚寒精清滑者忌食。

食疗偏方

1. 脾胃虚弱者：取茯苓30克，切碎，浸入500毫升黄酒中，7日后每天早、晚各服1~2匙。

2. 止遗：白茯苓120克，去皮，切小块，隔水蒸熟，空心细嚼，徐徐咽下。

3. 骨质疏松：茯苓60克，白酒500毫升。将茯苓泡入白酒中，浸泡7天后即可饮用。

4. 低血压眩晕：茯苓15克，五味子12克，甘草6克。3味药水煎服，每日2次，或泡茶饮用。

5. 心悸、失眠：猪心1只（剖开，洗净），茯苓15克。茯苓研末，放猪心中，置瓷碗内，隔水蒸熟透，调味食用。

燕窝

【功　效】天然燕窝性平，味甘，归肺、胃、肾经。其功效为养肺阴、化痰止咳、补中益气、治虚损劳，可用来整肠健脾、调理呼吸道及强化肺功能等。女性尤其是孕产妇、小孩、病后康复者及吸烟者等最为适宜。

食用禁忌

肺胃虚寒、痰湿停滞者忌食。

食疗偏方

1. 身体虚弱，全身无力：水发燕窝10克，冰糖1克，隔水蒸1小时后服用；或干燕窝10克（泡发、去杂质），瘦肉50克，鸡汤2碗，加调料共炖，食之。

2. 肾虚遗精、气短无力：燕窝3克（泡发），红参1克，大枣3枚，灵芝1.5克，冰糖30克，放入有水的碗中，隔水炖至燕窝起丝为度，食之；或燕窝、莲子、熟地黄各10克，芡实1克，黄精15克，共炖熟，加适量白糖服用。

金银花

【功　效】金银花清香飘逸、沁人心脾，是人们喜爱的观赏植物，也是一种常用的中药，其花、茎、叶、藤均可入药，享有“药铺小神仙”之誉。金银花性寒，味甘，归肺、胃、大肠经。其甘寒清热而不伤胃，芳香透达可以祛邪；既能宣散风热，又善清解血毒，可治疗各种热性病，如身热、发疹、发斑、热毒疮痈、咽喉肿痛及热毒血痢等症，效果显著。

食用禁忌

金银花茶药性偏寒，不适合长期饮用，仅适合在炎热的夏季暂时饮用，以防止痢疾。

2. 虚寒体质及月经期间不能饮用，否则可能会出现不良反应。

食疗偏方

1. 风热咳嗽：金银花、杏仁各30克，蜂蜜30毫升。将金银花、杏仁洗净，加水500毫升，煎汁去渣，冷却后加蜂蜜调匀。分次服完。

2. 肺炎：金银花30克，蜂蜜30毫升。金银花加水500毫升，煎汁去渣，冷却后加蜂蜜调匀饮用。重症肺炎：将30克金银花煎汁去渣，放凉。将12克水牛角锉成末，每日分2～3次服用，用金银花汁液冲服。

3. 胃火牙痛：金银花6克，野菊花、茉莉花、白糖各适量。将金银花、野菊花、茉莉花一起放入水中煮沸5分钟或用沸水冲泡，加白糖，代茶饮。

4. 预防流感：金银花30克，菊花、板蓝根各15克，柴胡12克，水煎服，每日1剂，日服2次，连服3天，流感初期服用也有效。

葛 根

【功 效】葛根性凉，味甘、辛，归脾、胃经。具有退热、透疹、生津、升阳止泻的功效。葛根主要用于外感发热头痛、项背强痛、口渴、消渴、麻疹不透、热痢、泄泻及高血压颈项强痛等。早在汉代张仲景的《伤寒杂病论》中就有“葛根汤”这一著名方剂，至今仍是重要的解表方。

食用禁忌

1. 不可多服，恐损胃气。

2. 其性凉，易于动呕，胃寒者当慎用；夏日表虚汗多尤忌。

食疗偏方

1. 足癣：葛根、白矾、千里光各等份。上药烘干，共研为细末，分袋包装，每袋40克，密封。每次1袋，倒入盆中，加温水约3 000毫升混匀，每晚泡脚20分钟。7日为1个疗程。用药期间不用其他药物。

2. 小儿风热呕吐、惊悸、夜啼：葛根30克，加水1 500毫升，煎取汁，去滓下米100克，煮粥食之。

3. 伤寒：葛根120克，加水400毫升、豆豉煎汁200毫升，同煮，煎取汁100毫升饮服。加生姜汁更好。

4. 糖尿病：葛根20克，白术12克，水煎服。

冬虫夏草

【功　效】冬虫夏草性平，味甘，归肺、肾经。具有益肾壮阳、补肺平喘、止血化痰等功效。主要适用于以下病证：肾阳虚，症见腰膝酸痛、阳痿遗精；肺虚或肺肾两虚，症见劳嗽痰血、喘咳气短等；病后体虚，症见体虚自汗、倦怠乏力、易感外邪等。

食用禁忌

食用冬虫夏草时，需要较长时间的水煮，有效成分才能充分析出，补养功效才更强。

食疗偏方

1. 久咳：冬虫夏草6克，仙鹤草15克，百合20克，冰糖适量，水煎服。

2. 咯血：冬虫夏草6克，白及10克，粳米50克。二药研细末，粳米加水煮稀粥，米近熟时加入药末，煮至米熟粥稠。

3. 慢性肾炎：冬虫夏草5～10克，水煎1小时，分早、中、晚服用。

4. 慢性肝炎：冬虫夏草5克，焙干后研为细粉，分为3份，早、中、晚用温开水送服。

几种常见营养素搭配宜忌

营养素	搭配宜忌	原 因	举 例
维生素	忌：维生素 E + 铁	妨碍维生素 E 的吸收	香菇 + 猪脚；竹笋 + 羊肝
	宜：维生素 E + B 族维生素	消除疲劳，防止动脉硬化	色拉油 + 火腿；松子 + 牛肉
	宜：维生素 A + 维生素 E	延缓衰老，降低癌症发生率	生菜 + 橄榄油
蛋白质	忌：蛋白质 + 蛋白质	容易导致消化不良	猪肉 + 鹌鹑肉；狗肉 + 鲤鱼；猪肉 + 鲫鱼
	宜：蛋白质 + 维生素 C	有助于蛋白质的吸收	虾仁 + 白芷；黄鳝 + 青椒；瘦肉 + 白菜
	忌：蛋白质 + 醋酸	容易造成消化不良、肠胃不适，甚至腹泻	海参 + 醋；羊肉 + 醋；鸡肉 + 柠檬
	忌：蛋白质 + 果酸	容易使蛋白质凝固，影响消化	鸡蛋 + 菠萝；牛奶 + 柠檬；鸭肉 + 杨梅；牛奶 + 香蕉
	宜：蛋白质 + 蛋白酶	促进人体消化吸收	猪肉 + 菠萝
糖类	忌：糖类 + 高蛋白质	二者同食易形成尿酸	啤酒 + 螃蟹
	宜：糖类 + 蛋白质	有很好的美容效果	花椰菜 + 豆浆
膳食纤维	忌：膳食纤维 + 锌	会使锌的吸收减少 65% ~100%	蚕豆 + 牡蛎
	宜：膳食纤维 + 蛋白质	补虚养身，补血益气，减少胆固醇的吸收	韭菜 + 蚕豆；豆角 + 猪肉；西蓝花 + 鹅肉；

续表

营养素	搭配宜忌	原　因	举　例
钙	忌：钙＋草酸	长期食用会影响人体对钙的吸收	豆腐＋菠菜；黄鳝＋竹笋；罗非鱼＋菠菜
	宜：钙＋维生素C	提高钙的吸收率	鸭蛋＋苦瓜；鸭蛋＋冬瓜
	忌：钙＋鞣酸	同食会生成不易消化的鞣酸钙，刺激胃而出现呕吐等症状	虾＋菠萝
	宜：钙＋磷	强健骨骼和牙齿	虾仁＋花生米；莲子＋糯米
铁	忌：铁＋单宁酸	降低人体对铁的吸收	赤豆＋茶叶；猪心＋茶叶
	宜：铁＋维生素C	补血养颜，预防贫血，增强体力	生菜＋海带；樱桃＋哈密瓜
	宜：铁＋叶酸	预防贫血，促进生长，消除疲劳	猪肝＋菠菜
锌	忌：锌＋维生素C	加速维生素C的氧化作用，导致营养流失	乌鸡肉＋苋菜
	宜：锌＋蛋白质	促进发育，预防感冒	花生米＋猪蹄